Endlich alt!

Jutta Oppermann/Frank Tippelt:
Endlich alt!

info@j-kamphausen.de
www.weltinnenraum.de

Lektorat: Helmut Dörfler
Typografie, Satz: Wilfried Klei
Umschlag-Gestaltung:
KleiDesign
Druck & Verarbeitung:
Westermann Druck Zwickau

Deutsche Ausgabe:

Die Deutsche Bibliothek – CIP-Einheitsaufnahme

Ein Titeldatensatz für diese Publikation
ist bei der deutschen Bibliothek erhältlich.

1. Aufl. - 2005

ISBN 3-89901-041-8

Dieses Buch wurde auf 100% Altpapier gedruckt und ist alterungsbeständig.
Weitere Informationen hierzu finden Sie unter www.weltinnenraum.de

Jutta Oppermann | Frank Tippelt

Endlich alt!

Jetzt mache ich, was ich will!

Ein Lese- und Ideenbuch
für und über Menschen
in der zweiten Lebenshälfte

Vorwort

Ein Wahn grassiert in Deutschland: jung, jünger, am jüngsten. Mit 40 Jahren ist die Sekretärin nicht mehr attraktiv genug, der Ingenieur ist mit 50 verbraucht und die 65-Jährigen liegen eh nur im Garten und der arbeitenden Bevölkerung auf der Tasche. Entsprechen solche gängigen Urteile der Realität? Gehören Menschen mit 50 oder 60 wirklich zum alten Eisen? Sind sie den Herausforderungen unserer Gesellschaft tatsächlich nicht mehr gewachsen? Haben sie die Fähigkeit verloren, innovativ und visionär zu denken? Sind Menschen in der zweiten Lebenshälfte also von gestern?

Hand aufs Herz: Manche waren doch froh, als man ihnen den Vorruhestand anbot. Dass sie, statt auf Schicht oder ins Büro zu gehen, bereits einige Jahre vor dem regulären Rentenstart den ganzen Tag ungeniert genießen konnten, um weite Reisen zu unternehmen, ausgiebig den eigenen Hobbys nachzugehen und ganz ohne Stress endlich Zeit für den Garten und das Kreuzworträtsel zu haben.

Andere wiederum fürchten sich mit dem Älterwerden vor innerer Leere und äußerem Stillstand und schmieden deswegen schon Jahre im Voraus konkrete Pläne fürs Alter. Wieder andere wollen sich nicht in den Ruhestand abschieben lassen, sondern erwarten mehr vom Leben, und sie sind bereit, sich aktiv dafür einzusetzen. Ob vorzeitig in Rente geschickt oder ungewollt arbeitslos – viele Menschen nutzen inzwischen die frei gewordene Zeit aktiv, lustvoll und selbstbewusst, um sich weiterzubilden, sich beruflich neu zu orientieren oder um sich ehrenamtlich zu engagieren. Lebensläufe nehmen dabei nicht selten eine überraschende Wendung. Einige Geschichten von solchen Menschen, die im Alter noch einmal Gas gegeben haben, und von Unternehmen oder Unternehmern, die das Potenzial der Älteren absichtlich und gezielt nutzen, werden in diesem Buch erzählt.

In unserem Land rührt sich etwas: Aus dem Erfahrungspool der Älteren erwachsen immer mehr ungewöhnliche, mutige und zukunftsweisende Ideen und Initiativen. Nicht zuletzt die demografische Entwicklung in Deutschland rüttelt die Öffentlichkeit wach und verdeutlicht den gesellschaftlichen Stellenwert dieser Aktivitäten. Viele Menschen haben inzwischen erkannt: Es hängt entscheidend vom Engagement der Generation 50 plus ab, welches Niveau der Wohlstand und die Lebensqualität unserer gesamten Bevölkerung künftig erreicht.

Auf die Erfahrung, die Kompetenz und die Energie der „Best Agers", wie die Werbung sie nennt, kann in unserem Land, in dem sich Jüngere immer rarer machen, in Zukunft niemand mehr verzichten. Denn, so lauten die Prognosen des Statistischen Bundesamtes aus dem Jahr 2003: 2050 wird die Hälfte der Bevölkerung in Deutschland älter als 48 Jahre und gut 30 Prozent älter als 60 Jahre sein. Es wäre gesellschaftspolitischer Wahnsinn, ließen sich all diese Menschen aufs Abstellgleis schieben. Die Lösung ist vielmehr ein Abkommen zwischen den Generationen, bei dem sich die Lebenserfahrung und die Souveränität der Älteren mit der Spontaneität und Unbefangenheit der Jungen verbünden.

Dass dieser Pakt vielfach bereits zu Stande kommt, zeigt dieses Buch mit konkreten Beispielen. Es macht deutlich, dass Ältere ganz und gar nicht dem gängigen Klischee vom Rentner entsprechen, der sich zum Rosenzüchten in den Garten zurückzieht. Im Gegenteil: Viele von ihnen steuern selbstbewusst, neugierig und engagiert auf ihr Alter zu, sprühen nur so von Ideen, nutzen mit ungebremster Kraft und Lust ihre Chancen oder melden sich in der Öffentlichkeit trotzig zu Wort. Dieser Ratgeber gibt zahlreiche Anreize und Hilfen, um es solchen Menschen nachzutun.

Wer hier nicht das Passende findet, dem sei das Internetportal *www.endlich-alt.de* empfohlen. Diese Plattform für engagierte Ältere und solche, die sich darauf freuen, alt zu werden, ist eine Fundgruppe für Ideen und für reizvolle kleine und große Initiativen. Zugleich ist sie ein Treffpunkt für freie Geister und Menschen mit ungewöhnlichen Lebensläufen und Einfällen, die ihre Erfahrungen austauschen wollen.

Lassen Sie sich in diesem Buch und auf dem Internetportal *www.endlich-alt.de* inspirieren vom Einfallsreichtum engagierter Älterer – von Menschen aus der Nachbarschaft, die eine Vorreiterrolle in einer sich verändernden Gesellschaft spielen, weil sie sich die mit dem demografischen Wandel verbundenen Herausforderungen zu Eigen machen. Für sie ist die Zukunft bereits jetzt Wirklichkeit. Sie empfinden die neu gewonnene Lebenskultur des Alters als Ausdruck einer neuen Lebenslust in der zweiten Lebenshälfte.

Sollte Ihnen die Wirklichkeit an der einen oder anderen Stelle zu überspitzt und positiv gezeichnet sein, dann ist das durchaus gewollt. Dieses Buch möchte nicht zeigen, was nicht geht. Beispiele dafür kennen wir alle zur Genüge. Vielmehr will es Perspektiven und Wege eröffnen und Lösungsmöglichkeiten im Hinblick auf eine sich wandelnde Bevölkerungsstruktur anbieten. Klagen und ohnmächtiges Verharren helfen niemandem weiter, nur das Besinnen auf die eigenen Stärken und engagiertes Handeln bringen uns nach vorn.

Jutta Oppermann
Bielefeld, März 2005

EINLEITUNG

Die Zeiten, in denen 80-Jährige als Launen der Natur galten, sind endgültig vorbei. Wir Menschen werden immer älter – und wir bleiben dabei biologisch jünger. Während unsere Vorfahren sich als Arbeiter auf dem Feld oder in Industriebetrieben buchstäblich den Buckel krumm geschuftet und dabei ihre Gesundheit ruiniert haben, sind die meisten 50-Jährigen, wenn sie einigermaßen achtsam gelebt haben, dank zunehmender Technisierung und medizinischen Fortschritts heute fitter denn je. Und die Lebenserwartung steigt von Jahr zu Jahr. Diese Entwicklung ist überaus erfreulich, bedeutet aber zugleich eine beispiellose Herausforderung für unser Gesellschaftssystem, der wir uns in den kommenden Jahrzehnten engagiert stellen müssen.

Einmalig in der Menschheitsgeschichte: Die Alterspyramide steht Kopf

Die demografische Entwicklung in Deutschland und in anderen Industrienationen stellt die Alterspyramide in den nächsten Jahrzehnten auf den Kopf – ein in der Geschichte der Menschheit noch nie da gewesener Vorgang. Die Ursachen: anhaltend niedrige Geburtenraten und eine stetig zunehmende Lebenserwartung. Schätzungen zufolge werden die Deutschen in den nächsten 45 Jahren durchschnittlich sieben Jahre länger leben. Einige Experten meinen sogar, dass diese Prognosen aufgrund des steigenden medizinischen Fortschritts noch weit übertroffen werden.

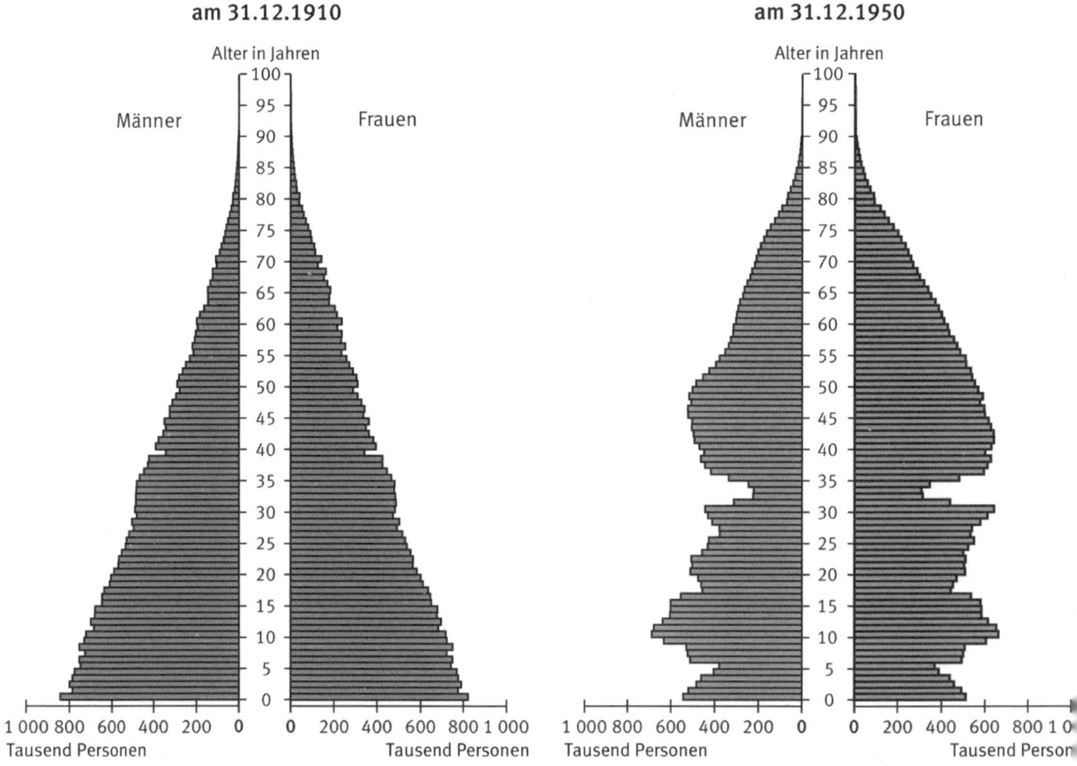

1 Altersaufbau der Bevölkerung in Deutschland

Selbst ohne revolutionäre Entwicklungen im Gesundheitswesen werden in etwa 50 Jahren mehr als die Hälfte aller Einwohner in Deutschland 48 Jahre und älter sein. Damit laufen die Älteren den Jüngeren zahlenmäßig zum ersten Mal den Rang ab. Das ist jedoch nur vorläufig die Spitze des Eisbergs. Die alternde Bevölkerung werde „bereits in den nächsten beiden Jahrzehnten eine große Herausforderung für Wirtschaft, Gesellschaft sowie vor allem für die sozialen Sicherungssysteme darstellen", teilte der Präsident des Statistischen Bundesamtes, Johann Hahlen, auf einer Pressekonferenz am 6. Juni 2003 mit. Nach Berechnungen dieser Behörde werden im Jahr 2020 18 Millionen Menschen älter als 65 und fast 20 Millionen zwischen 50 und 65 Jahre alt sein. Den 38 Millionen ab 50 stehen 15 Millionen bis 20 und gut 30 Millionen Menschen zwischen 20 und 50 Jahren gegenüber (Quelle: Statistisches Bundesamt, 2003).

Einmalig in der Menschheitsgeschichte: Die Alterspyramide steht Kopf

Konkret bedeutet das: Wird in Deutschland wie bisher die Mehrzahl der Älteren von der Erwerbstätigkeit ausgeschlossen und frühzeitig in die Arbeitslosigkeit oder in den Vorruhestand entlassen, so werden die wenigen Arbeitnehmer bereits in 15 Jahren die Unterhaltslasten der vielen Alten und der Kinder nicht mehr schultern können. Die rasant steigenden Renten-, Krankenkassen- und Pflegebeiträge können den Erwerbstätigen von morgen nicht mehr zugemutet werden. Es ist also höchste Zeit! Die Weichen müssen jetzt und nicht erst in 15 Jahren gestellt werden.

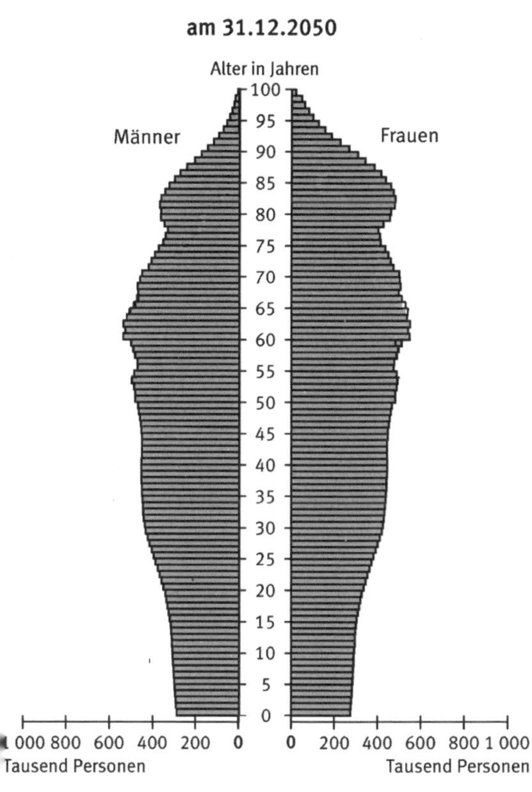

Jung und Alt: Gemeinsam sind sie stark

Die Wirtschaft, allen voran die Gesundheitsbranche und die Reiseveranstalter, hat die Zeichen der Zeit erkannt: Die Generation 50 plus stellt künftig ein marktbestimmendes Käuferpotenzial. Sichtbar wird der beginnende Run auf die lukrative Altersgruppe in der Werbung: Das einstige Monopol der blutjungen Mannequins ist dahin. Unter die schmalhüftigen Beautys mischen sich mehr und mehr ältere Models, die ihre Falten selbstbewusst zeigen. Vor allem Anbieter von Gesundheitsprodukten und -dienstleistungen bereiten sich auf einen unvergleichlichen Boom vor – Heil- und Pflegetätigkeiten werden die Berufe der Zukunft sein.

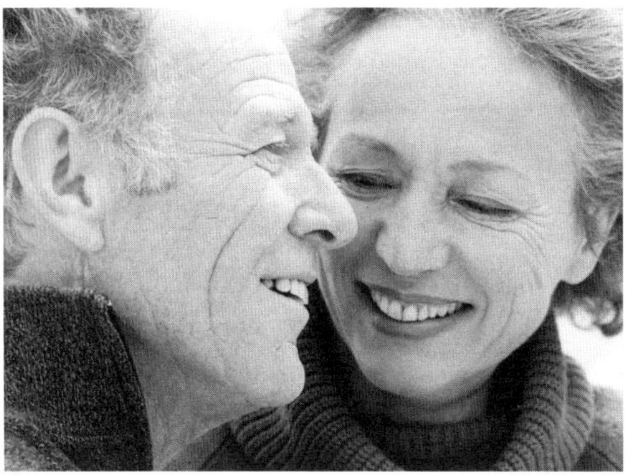

2 Models zeigen ihre Falten zunehmend selbstbewusst.

Die über 50-Jährigen können auch von den Politikern immer weniger ignoriert werden. Sie sind es, die künftig Wahlen entscheiden und mit ihren Stimmen der Politik, der Kultur und dem Sozialsystem in unserem Land ihren Stempel aufdrücken. Wenn die jetzt 40-Jährigen in die Jahre kommen, wird es vermutlich vorbei sein mit dem heute vorherrschenden Jugendwahn. Ältere werden dann nachhaltig auf vielen Ebenen die Geschicke des Landes prägen. Und genau hier lauert eine Gefahr: Missbrauchen die Älteren ihre demografische Macht, klagen sie allzu egoistisch auf Kosten der Jugend ihre Rechte ein, ohne sich zugleich ihrer Pflichten bewusst zu sein, steht die Stabilität unseres gesamten gesellschaftlichen Gefüges auf dem Spiel. So weit darf es nicht kommen: Nur durch die ernsthafte Verständigung zwischen den Generationen, die in gegenseitiger Rücksichtnahme mit- und nicht gegeneinander leben, kann verhindert werden, dass der Jugendkult von heute morgen in eine Diktatur der Älteren umschlägt.

Eines wird klar: Das Finanzielle, also die eigene Alterssicherung (Rente, Krankenversicherung, Pflege), zeigt nur die eine Seite der Medaille. Die andere und mindestens ebenso wesentliche Seite ist, wie Jung und Alt in Zukunft ihr Zusammenleben und Zusammenarbeiten organisieren. Wollen die geburtenstarken Jahrgänge des vergangenen Jahrhunderts, die „Babyboomer" der 50er und 60er Jahre, in 10 bis 30 Jahren auch ihren Ruhestand genießen, dann kann das mit Sicherheit nicht auf die gleiche Weise geschehen wie bei den jetzt 60- und 70-Jährigen. Die Lebensweise der Freizeitsenioren von heute wird überholt sein. Die nächste Generation der Älteren wird sich mit sehr viel mehr Energie und Kreativität in der Gesellschaft engagieren müssen.

50 plus liegt brach – ökonomischer Wahnsinn made in Germany

Mit seinen Voraussagen zur demografischen Entwicklung hat Frank Schirrmacher, Mitherausgeber der Frankfurter Allgemeinen Zeitung, die Menschen wachgerüttelt. Sein 2004 publiziertes Buch „Das Methusalem-Komplott", in dem der Autor eine gesellschaftliche Revolution und den Generationenkrieg auf uns zukommen sieht, erschien gerade zur rechten Zeit. Denn: Noch können wir auf den demografischen Wandel und seine Folgen reagieren. Wir müssen es nur tun! Deutschland steht vor einer spektakulären Kulturwende, so die These des Buches.

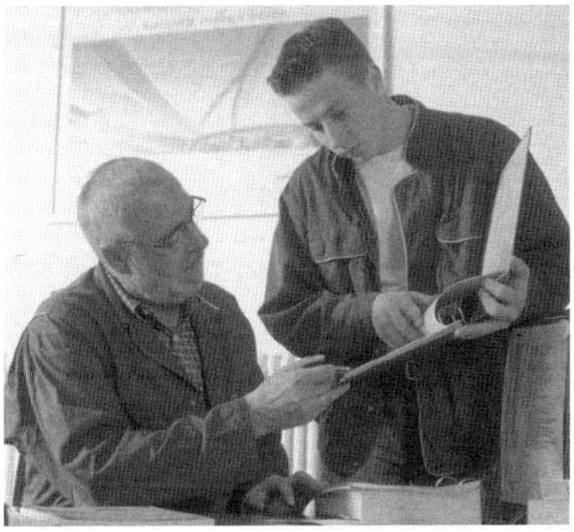

3 Erfahrung, Wissen und Zeit – in der Generation 50 plus schlummern viele Qualitäten.

Nicht erst seit Schirrmacher fordern einige Experten, die kostbaren Ressourcen der älteren Generation – Erfahrung, Wissen und Zeit – effektiver zu nutzen. Mit der Verwendung oder Verschwendung dieses enormen Potenzials steigt und fällt die Lebensqualität der gesamten Bevölkerung in unserem Land. Oder zugespitzt ausgedrückt: Es ist ökonomischer Wahnsinn, wenn wir die Älteren weiterhin im eigenen

Garten, auf der Parkbank oder im Café sitzen lassen, anstatt deren reiche Lebenserfahrung und immense berufliche Kompetenz zu nutzen. Damit setzen wir die Existenz der gesamten Gesellschaft aufs Spiel.

Die Zahlen sprechen für sich. Derzeit stehen nur 43 Prozent der 55- bis 64-Jährigen dem Arbeitsmarkt zur Verfügung, sind also erwerbstätig oder suchen eine Arbeitsstelle (Quelle: Bertelsmann Stiftung, 2004). Menschen über 50 machten Anfang 2004 ein Viertel aller Arbeitssuchenden aus – mit äußerst geringen Vermittlungschancen, denn 50- oder 60-Jährige sind in den meisten Unternehmen als Mitarbeiter nicht mehr gefragt. Und das vor dem Hintergrund, dass qualifizierte Erwerbstätige trotz hoher Arbeitslosigkeit in vielen Branchen händeringend gesucht und mangels Nachwuchs in naher und ferner Zukunft noch stärker gebraucht werden. Ein solcher Umgang mit älteren Arbeitnehmern ist kurzsichtig und grob fahrlässig. Deutschland leistet sich bei leeren öffentlichen Kassen den Luxus, die Menschen mit durchschnittlich Anfang 60 in den Ruhestand zu schicken, und besetzt damit einen traurigen Spitzenplatz auf der Skala des niedrigsten Renteneintrittsalters in Europa (Quelle: Bertelsmann Stiftung, 2004).

Körperlich und geistig bestens gerüstet – alles andere ist Schnee von gestern

Antriebslos, gebrechlich, vergesslich, senil, schwach, krank, langsam, ideenlos, verbraucht – so lauten die Attribute, die Älteren in unserer Gesellschaft jahrzehntelang zugeschrieben wurden und die dazu geführt haben, dass Berufstätige in immer jüngeren Jahren aus dem Erwerbsleben gekickt wurden. Dabei sind solche Klischees seit langem widerlegt. Mehr noch: Die ältere Generation ist in hohem Maße dafür qualifiziert, produktiv, innovativ und selbstbewusst zu arbeiten und ihr in Jahrzehnten erworbenes Wissen in den Dienst der Gesellschaft zu stellen. Arbeitgeber mit Weitsicht haben das längst erkannt und setzen auf den Erfahrungsschatz und die soziale Kompetenz ihrer langjährigen Mitarbeiter. Sie rüsten sich für die Zukunft, indem sie Modelle entwickeln, um Ältere besser in den Arbeitsprozess zu integrieren. Ständig wechselnde, neue berufliche Anforderungen in unserer schnelllebigen Zeit werden dabei mit zusätzlicher inner- und außerbetrieblicher Weiterbildung aufgefangen.

Körperlich und geistig bestens gerüstet – alles andere ist Schnee von gestern

Auch aus wissenschaftlicher Sicht ist das Bild von den geistig trägen 50- oder 60-Jährigen längst überholt. Zwar lernen Jüngere in der Tat schneller, aber Ältere bauen das Erlernte besser in ihr vorhandenes Wissen ein. Diesen Vorsprung des „vernetzten Denkens" haben sie allerdings nur dann, wenn sie das Denken regelmäßig trainieren – getreu dem Sprichwort „Wer rastet, der rostet". Wird das Gehirn in Form gehalten, nehmen Denk- und Lernfähigkeit im Alter keineswegs so früh und stark ab wie bisher angenommen: Erst etwa vom 80. Lebensjahr an wird die Lernfähigkeit im Allgemeinen stärker beeinträchtigt und zugleich schwinden bei den meisten Menschen das Wohlbefinden und die Zufriedenheit mit dem Leben, wie die „Berliner Altersstudie" Mitte der 90er Jahre ermittelt hat (Quelle: Sabine Etzold, 2003).

Alter bedeutet Vorsprung

Das beweist die erste Riege in Politik, Wirtschaft und Kultur. Es sind die über 50-Jährigen, die in den Parteien den Ton angeben. Sie bestimmen in den Vorständen und Aufsichtsräten der Unternehmen die Geschäftspolitik. Auch Schauspieler werden häufig erst im höheren Alter zu wirklichen Charakterdarstellern. Und Modeschöpfer lassen sich mit 50 keinesfalls ihre Kreativität absprechen. Diese Eliten bringen tagtäglich Höchstleistungen. Sie tun es gerne, mit Lust, Leidenschaft und häufig mit einer Kraft und Energie, die so manchen Jüngeren staunen lässt.

Sollten wir uns in diesem Zusammenhang nicht fragen, ob ein 35-jähriger Familienvater wirklich belastbarer und flexibler ist als etwa ein 55-Jähriger, dessen Kinder bereits aus dem Haus sind? Bringt ein 30-jähriger Langweiler tatsächlich mehr Kompetenz mit in den Betrieb als ein altgedienter Abteilungsleiter, der seine Firma seit vielen Jahren aus dem Effeff kennt? Oder zählt am Ende doch nur das Gehalt, das bei Berufserfahrenen in aller Regel höher ausfällt als bei Neulingen? Der Gedanke liegt nahe, denn geistig und körperlich sind Ältere heute bestens gerüstet: Biologisch sind sie um Jahre jünger, als es ihre Altersgenossen in früheren Generationen waren. Und im Ausdauersport nimmt es so mancher durchtrainierte 50-Jährige bei entsprechender Gesundheitsvorsorge locker mit einem 35-Jährigen auf. Mit der „Alten-Eisen-Generation" der früheren industriellen

Epoche haben die Älteren von heute kaum mehr etwas gemein. 60-Jährige besteigen den Himalaja, 85-Jährige suchen im Triathlon die körperliche Herausforderung und die Generation 65 aufwärts setzt sich unverdrossen den Strapazen langer Reisen aus. Und diesen Zeitgenossen trauen wir nicht zu, ihre Energie ein paar Jahre länger in den Dienst der Gesellschaft zu stellen? Stattdessen sprechen wir ihnen sogar schon Jahre früher, mit 45 oder 50 Jahren, die Kreativität sowie mentale und physische Stärke ab. Es ist unglaublich!

Die Zukunft hat bereits begonnen

Die Zeiten, in denen sich Ältere allein auf staatliche Zuwendungen oder auf familiäre Fürsorge verlassen konnten, gehören der Vergangenheit an. Es wird immer wichtiger, frühzeitig zu planen, wie man im Alter leben, wohnen und schließlich betreut werden möchte. Nicht der staatlichen oder kommunalen Steuerung, sondern dem Aufbau individueller Netze, die entsprechend den eigenen Bedürfnissen gestaltet werden, gehört die Zukunft. Horst W. Opaschowski, Professor für Erziehungswissenschaft an der Universität Hamburg und Leiter des British-American-Tobacco-Freizeit-Forschungsinstituts in der Hansestadt, setzt dabei auf Mehrgenerationen-Netzwerke, die nach dem Prinzip „Ich helfe dir, damit du mir hilfst" funktionieren (Quelle: A. Dilk, 2004).

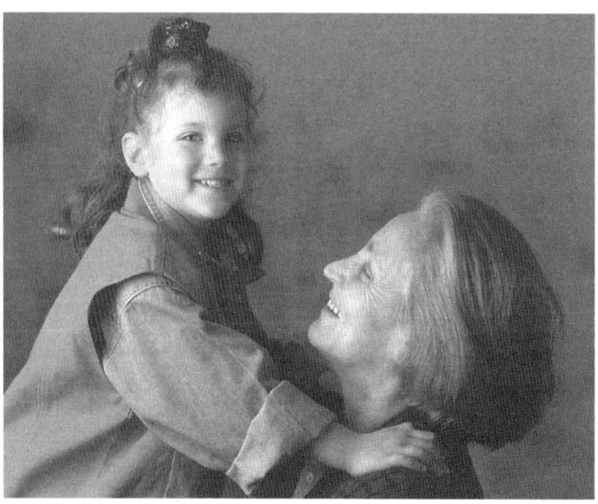

4 Oma-Opa-Dienste halten Senioren jung, helfen den Eltern und machen allen Parteien Spaß.

Gemeint ist damit nicht ausschließlich die gegenseitige Hilfe in Familien. Durchaus eigennützige Zweckbündnisse, die zwischen völlig fremden Menschen geschlossen werden, stehen hier im Vordergrund. Zeitungsannoncen wie „Suche Gleichgesinnte zur Gründung einer Wohngemeinschaft zum Zusammenleben im Alter" zeigen die Tendenz eines solchen Wandels ebenso wie Oma-Opa-Dienste und generationenverbindende Zukunftsprojekte, in denen Freizeit und Alltag gemeinsam organisiert werden sollen.

Eigeninitiative und freiwilliges bürgerschaftliches Engagement werden verstärkt das Miteinander der Generationen in den nächsten Jahrzehnten bestimmen: auf Vereinsebene, in Parteien, in der Familie, in Selbsthilfegruppen, in sozialen Einrichtungen und als Nachbarschaftshilfe. Wenn Ältere wieder aktiv am sozialen Leben teilnehmen und es mitgestalten, wenn sie dabei ihre Energie und ihr Wissen in die Waagschale werfen, dann wird sich ihr Bild wie von selbst wandeln: die Alten, wie in anderen Kulturen, als die Erfahrenen, Klugen, Weisen, Richtungsweisenden. Die Alten als Mitmenschen, die länger über den Sinn des Lebens nachgedacht haben, die Orientierung und Hilfe geben in einem von Umbruch und Unsicherheit geprägten Land und die Zukunftsmodelle einer funktionierenden Bürgergesellschaft entwickeln – das ist die Vision.

Viele haben diese Herausforderung schon angenommen. Nach dem Motto „Endlich alt" orientieren sie sich neu, entdecken die Lust am Älterwerden und verwirklichen Träume. Sie zeigen bürgerschaftliches Engagement und bieten einzeln oder in Gruppen Lebenshilfe an. Sie lassen sich auch bei der Suche nach einem Job nicht unterkriegen, sondern gehen ungewöhnliche Wege bei der Bewerbung oder bei dem Schritt in die Selbstständigkeit. Sie nutzen ihre lebenslange Erfahrung und bringen sie erfolgreich in eigene oder fremde Projekte ein. Selbst in einigen Wirtschaftsunternehmen hat das Umdenken bereits begonnen. Immer mehr Firmenchefs setzen auf das Knowhow einer selbstbewussten älteren Generation. Wie das funktioniert? Lesen Sie selbst...

1

ENDLICH ALT!
... UND VOLLER IDEEN:
ERWERBSTÄTIGKEIT IN DER ZWEITEN LEBENSHÄLFTE

Als Spitzenpolitiker, Topmanager, Vorstandsvorsitzende und Unternehmer haben Menschen mit graumelierten Schläfen die besten Chancen. Sie vollbringen Höchstleistungen und werden dafür fürstlich honoriert. Der Erfahrungsschatz der Älteren ist in den obersten Etagen von Politik und Wirtschaft gefragt. Worauf es ankommt, das bezeichnen Fachleute als vernetztes Denken, als soziale und emotionale Kompetenz. Dass das, was für die Elite gilt, auch auf jeden „normalen" Menschen in höherem Alter zutreffen kann, ist eigentlich nahe liegend, wurde bislang jedoch kaum beachtet. Bislang – denn eine kleine Revolution bahnt sich an: Ob als Arbeitnehmer oder Selbstständige, Ältere setzen ihren Wissens- und Erfahrungsvorsprung auf dem Arbeitsmarkt immer wirkungsvoller in Szene.

Wissen zahlt sich aus: Die Renaissance der Erfahrung in Unternehmen und Behörden

Experten warnen: Bereits in zehn Jahren wird der demografische Wandel deutliche Spuren auf dem deutschen Arbeitsmarkt hinterlassen. Der Geburtenrückgang in den 80er und 90er Jahren lässt die Zahl der jungen Erwerbstätigen schrumpfen. Weil der Nachwuchs fehlt, kommt es zu einem Arbeitskräftemangel. Vor allem qualifizierte Fachkräfte werden zunehmend knapp. Statistisch gesagt: Im Jahr 2020 werden die 50- bis 64-Jährigen mit fast 40 Prozent des Arbeitskräftepotenzials erstmals die größte erwerbstätige Gruppe in Deutschland bilden (Quelle: Statistisches Bundesamt, 2003).

Spätestens in diesem Moment kommt niemand mehr an den älteren Arbeitskräften vorbei. Die Zeiten, in denen die Frühverrentung inflationäre Ausmaße annahm und durch hohe Altersarbeitslosigkeit massenhaft wertvolles Wissen vergeudet wurde, sind dann definitiv vorbei. Denn Wirtschaftswachstum und Wohlstand für alle lassen sich nicht mit immer weniger jungen Erwerbstätigen aufrechterhalten. Das haben die Politiker inzwischen erkannt und erste Weichen gestellt: Frühverrentung in der heutigen Form wird es wohl bald nicht mehr geben. Schon jetzt werden befristete Arbeitsverträge für Ältere erleichtert und es gibt Lohnzuschüsse von der Arbeitsagentur als Einstellungsanreiz für die Wirtschaft. Zudem wird Weiterbildung für Ältere öffentlich gefördert.

Die Bundesagentur für Arbeit fördert die Weiterbildung von Arbeitnehmern, die älter als 50 Jahre sind. Informationsbroschüren zu diesem Thema und zu Lohnkostenzuschüssen für Ältere sind über die Homepage der Agentur (www.arbeitsagentur.de) erhältlich.

Fortschrittliche Unternehmer tun ein Übriges: Mit neuen flexiblen Arbeitsorganisations-Modellen setzen sie den Erfahrungsaustausch zwischen jungen und alten Arbeitnehmern in Gang, mit Weiterbildungsangeboten schöpfen sie die Leistungsmöglichkeiten der Älteren besser aus und mit variablen Arbeitsbedingungen integrieren sie Junge wie Alte optimal in den Arbeitsprozess. All das geschieht natürlich mit der Absicht, ertragsorientierter zu arbeiten, denn zu verschenken haben Unternehmer in wirtschaftlich schwierigen Zeiten nichts. Bei den „Global Playern" oder in kleineren Betrieben – überall rührt sich was. Es werden Arbeitseinheiten gebildet und neue Modelle entwickelt: einzig und allein mit dem Ziel, herauszufinden, wie das Potenzial der Älteren in der Wirtschaft künftig effektiver genutzt werden kann.

„Auf einmal bin ich hellwach geworden"

In den Ingelfinger Bürkert-Werken stehen Arbeitnehmern in jedem Alter viele Wege offen

Es ist ein Aufstieg, wie ihn sich Tausende seiner Generation in Deutschland hart erarbeitet haben: Auf der Karriereleiter vom Lehrling zum Abteilungsleiter kennt Heinz Uhl jeden Stolperstein. Jahrelang hieß es: tags arbeiten, abends Familie, nachts

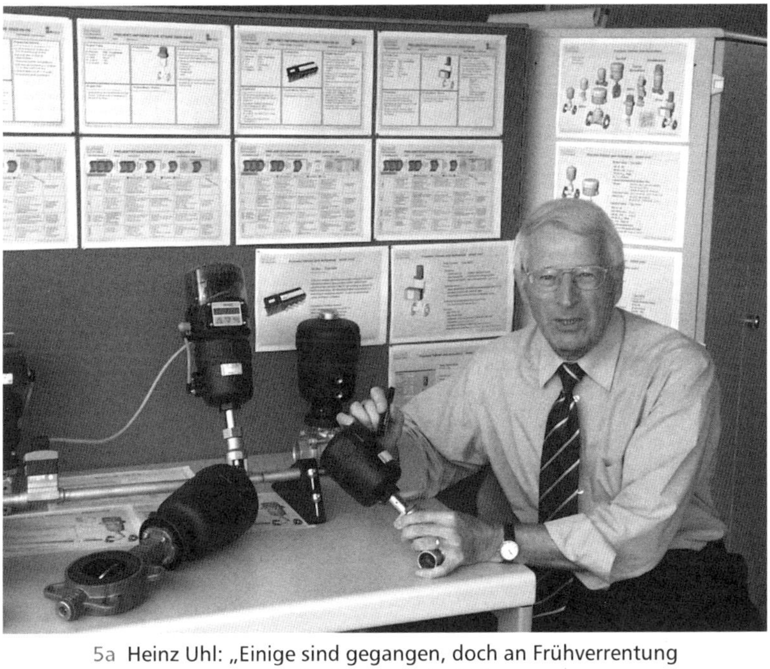

5a Heinz Uhl: „Einige sind gegangen, doch an Frühverrentung habe ich nie gedacht."

büffeln für die nächste Etappe. Und plötzlich heißt es: Alles wird anders. Karrierewege müssen nicht vertikal verlaufen. Manchmal führen auch Umwege ans Ziel. Heinz Uhl hat mit Mitte 50 diesen Weg eingeschlagen und trotz Schwierigkeiten nicht einen Schritt bereut.

Im Hohenloher Land, eingebettet in weiche Hügel zwischen Neckar und Tauber, prägen Burgen, Herrensitze und Schlösser das Bild. In Ingelfingen, auf halbem Weg zwischen Schwäbisch Hall und dem Kurbad Mergentheim, hat das Unternehmen Bürkert, innovationsfreudiger Hersteller von Mess-, Steuer- und Regeltechnik für flüssige und gasförmige Medien, seinen Sitz. Elektrische Brutapparate und Fußwärmeplatten waren die ersten Produkte, die Christian Bürkert 1946 in der „Münze", der früheren Münzwerkstatt der Fürsten zu Hohenlohe-Ingelfingen, auf zehn Quadratmetern herstellte. Heute hat das Unternehmen fünf Werke, sieben Niederlassungen in Deutschland und 33 Auslandsvertretungen; die rund 1700 Beschäftigten stellen Ventile, Sensoren, Regler und Systeme her – Hightech made in Schwaben. Dazu gehören Benzoldampf-Rücksauger an Tankstellen ebenso wie Kondensatableitungen in Brennstoffzellen, Wasser- und Luftsteuereinheiten für Dentalstühle beim Zahnarzt und Steuereinheiten für das Abfüllen von Fruchtsäften oder Joghurt.

Heinz Uhl war bei Bürkert fast von Anfang an dabei. 1957 begann er mit 17 Jahren seine Ausbildung in der Lehrwerkstatt neben dem Firmengelände; Kontakt zur Fabrik hatten die Burschen erst im dritten Lehrjahr. Recht bald tauschte Heinz Uhl die Feile gegen den Bleistift, wechselte wenige Monate nach Abschluss der Lehre ins Büro, machte seinen Industriemeister, später die Ausbildung zum Refa-Techniker. 20 Jahre leitete er die Arbeitsvorbereitung des stetig wachsenden Unternehmens. Bis Anfang der 90er Jahre die größte Strukturreform in der Geschichte der Bürkert-Werke ihren Anfang nahm.

Dezentralisierung – unter dieser Überschrift wurde ein neues Firmenkapitel aufgeschlagen. Was nichts anderes hieß, als die Arbeit der Zentrale in die operativen Abteilungen einzugliedern. „Auf einmal bin ich hellwach geworden", sagt Heinz Uhl. Denn plötzlich war er ein Abteilungsleiter ohne Abteilung. Dafür aber von der Chefetage mit der interessanten Aufgabe betraut, die Logistikketten zu optimieren. Das Unternehmen hatte Uhl, wie allen anderen Kolleginnen und Kollegen, deren Stellen vakant waren, mit dem Angebot signalisiert, dass er gebraucht wird.

Gewiss, er hätte auch in Rente gehen können. Schließlich war der Umbruch bei Bürkert gravierend, und nicht jeder brachte dazu die nötige Flexibilität mit. „Einige sind gegangen, doch an Frühverrentung habe ich nie gedacht", sagt Heinz Uhl – und legte mit Mitte 50 noch einmal richtig los. Seine PC-Kenntnisse erweitern und sich ins Internet einarbeiten, Intranet inklusive, und sich einfuchsen in das neue Arbeitsgebiet. Zwei Jahre hieß es nochmals „Lehrzeit" – im Betrieb und auch daheim. Zeitgleich neue Aufgaben: Schnittstellenmanager („Key-user") in der Produktion bei der Umstellung auf SAP-R/3 und die Anpassung der Auftragsabwicklung an die geänderten Strukturen – das waren die ersten Stationen. Und

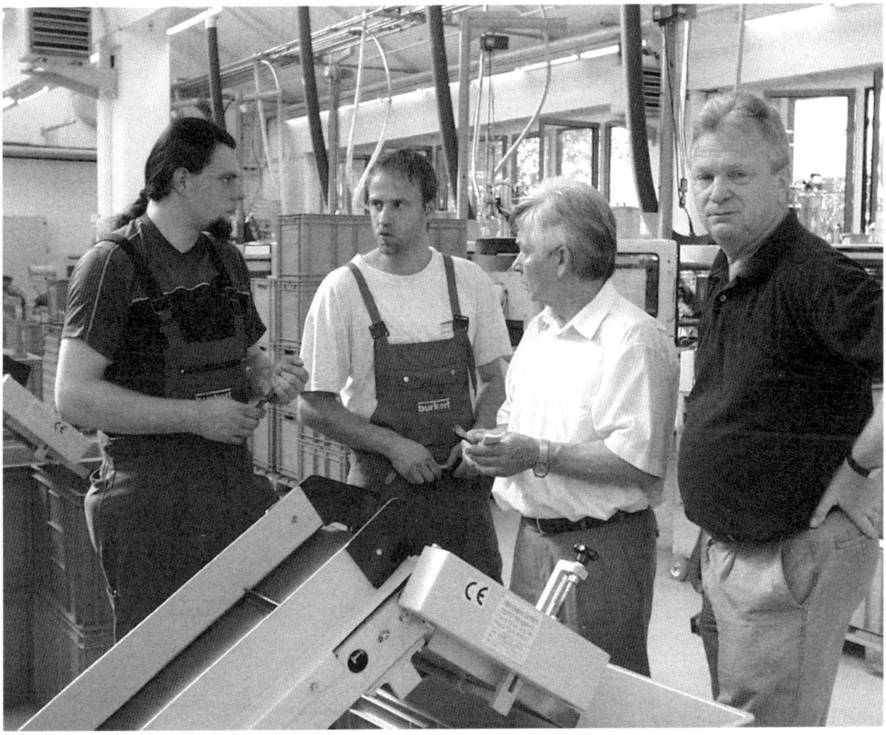

5b Die Ingelfinger Bürkert-Werke setzen bewusst auf ältere Arbeitnehmer als Bestandteil des Ganzen, auf Menschen, die mit ihrer Erfahrung zum Erfolg der Firma beitragen.

nun, seit 2001, quasi als Scharnier zwischen der Forschungs- und Entwicklungsabteilung, dem Werkzeugbau und der Produktionsvorbereitung, begleitet er die Neuentwicklungen in die Produktionsphase. Und Heinz Uhl spürt: Hier wird er gebraucht.

„Diversity" heißt das Stichwort, das bei Bürkert seit Jahren konsequent in die Tat umgesetzt wird. Während andere Arbeitgeber in der Regel Vorruhestands-Kandidaten wie Heinz Uhl mit goldenem Handschlag in die Verantwortung der Solidargemeinschaft verabschieden, setzt das Ingelfinger Unternehmen auf ältere Arbeitnehmer als unverzichtbarer Teil der Belegschaft. Auf Menschen wie Uhl, die mit ihrer Erfahrung und ihrem Lebenshintergrund zum Erfolg der Firma beitragen. So ist es kein Zufall, dass im Werk Gerabronn ein Fünftel und im Werk Öhringen ein Viertel der Werksbelegschaft zwischen 50 und 60 Jahre alt ist.

Für jeden Mitarbeiter gibt es bei Bürkert seit 2000 ein Personalentwicklungsprogramm, „individuelle Entwicklungsplanung" genannt, das auf jährlichen Mitarbeitergesprächen basiert und Potenzialanalysen erstellt. Auf dieser Grundlage werden geeigneten Mitarbeitern meist berufsbegleitend entsprechende Weiterbildungsangebote gemacht. Die Kosten trägt das Unternehmen. Das Interesse daran ist groß: 90 Prozent der Belegschaft beteiligt sich an der innerbetrieblichen Weiterbildung, wobei nicht alle in die individuelle Entwicklungsplanung integriert sind. Betriebsintern gibt es auch ein Werkabend-Schulungsprogramm. Es wird jedem Mitarbeiter in seiner Freizeit kostenlos angeboten und ist gut frequentiert.

Zudem hat sich Bürkert von alten Denkmustern längst verabschiedet. Monokultur in der Produktion? Fehlanzeige. Dafür hat Rotation zwischen den Abteilungen Einzug gehalten: Wenn etwa ältere Mitarbeiter mit neuen technischen Entwicklungen Schwierigkeiten haben, werden sie in der Produktpflege oder in der Kundenbetreuung eingesetzt, wo sie ihre Erfahrungen zur Geltung bringen können. Ebenfalls abgeschafft ist das vertikale Karriereschema – flache Hierarchien und Lean Management, Teamarbeit und Dezentralisierung ermöglichen flexibles Arbeiten und schnelle Entscheidungen.

Beim Auf- und späteren Ausbau ihres Programms einer altersdifferenzierten Personalentwicklung und individuellen Laufbahnplanung hatte die Bürkert-Unternehmensleitung hauptsächlich den demografischen Wandel und die regional relativ niedrige Arbeitslosenquote (Juli 2004: 5,9 Prozent im Hohenlohekreis, 10,3 Prozent in Deutschland) im Blick. Gegen den absehbaren Mangel an qualifizierten Arbeitskräften in der Region entwickelten der frühere Personalleiter Prof. Klaus Frink und Betriebsratobmann Josef Irsigler ein Konzept, das sich zwei Ziele setzte: „Betriebsbindung bei jüngeren Mitarbeitern" und „Arbeitsfähigkeit bis zur Rente". Ein Konzept, das sich für alle auszahlt. Für das Unternehmen, das das Know-how der älteren Mitarbeiter Gewinn bringend nutzen kann, die ihrerseits wissen, dass sie mit 50 nicht, wie in vielen deutschen Betrieben, abgeschrieben werden.

Expertenkreise sind das jüngste Kind aus der Ingelfinger Ideenschmiede. Mitarbeiter jeden Alters und in jedem beruflichen Stadium mit Expertenwissen auf einem Fachgebiet treffen sich in moderierten Gesprächsrunden zu 10 bis 15 Teilnehmern. Dabei werden Dokumentationen erarbeitet und in einer Datenbank erfasst, die das Erfahrungswissen der Mitarbeiter bündeln. Auch Heinz Uhl nimmt bei speziellen Themen an den Expertenkreisen teil. „Aus meiner Praxis kenne ich die Schwachstellen, die zu Fehlern führen können“, weiß er um die Stärken, die er den Jüngeren voraushat.

Erfahrungswissen bündeln

Die kennen sich dafür in den Tiefen des Computers aus, Details, die Heinz Uhl, wie er einräumt, nicht mehr ergründen wird: „Aber man kann viel tun, um mitzukommen.“ Sagt es und nennt zum Abschied seine E-Mail-Adresse: „heinz dot...“ Dot, nicht Punkt. Selbst in der „Generation PC“ ist das nicht jedem geläufig.

Viele alte Eisen im Feuer

Ingenieure über 50 sind für den schwäbischen Unternehmer Otmar Fahrion Juwelen

Den meisten Industriebetrieben sind sie nichts als teurer Ballast, bei der Arbeitsagentur gelten sie als kaum vermittelbar: zu alt. Auch die Rentenkasse winkt müde ab: zu jung. Für Arbeitssuchende jenseits der 40 wird die Luft dünn. Otmar Fahrion dagegen nennt seine älteren Angestellten „Juwelen". Der Unternehmer aus dem baden-württembergischen Kornwestheim stellt gezielt auch Ingenieure ein, die längst die 50 überschritten haben.

Einer von ihnen ist Walter Schmidt. Der Maschinenbau-Techniker aus Korb bei Waiblingen hat ein Berufsleben lang Erfahrungen in der Kältetechnik- und Klimabranche gesammelt, war zuletzt für lange Zeit Projektleiter im Kundendienst einer Firma für Klimaanlagen. Weil 1999 dieser Kundendienst an ein US-Unternehmen verkauft wurde, das mehr an hohen Renditen als an einem dichten, zuverlässigen Kundendienstnetz interessiert war, musste Walter Schmidt nach 28 Jahren gehen. Da war er 57. Illusionen über seine Chancen auf dem Arbeitsmarkt machte er sich nicht. Vielleicht, weil er zu diesem Zeitpunkt noch nichts von der ungewöhnlichen Personalauswahl des Unternehmers Otmar Fahrion gehört hatte. Der nämlich schaltete ab Frühjahr 2000 Anzeigen, mit denen er Ingenieure über 50 suchte. „Bis 65" ermunterte Otmar Fahrion Bewerber zum Einstellungsgespräch. Und weit über 500 ließen sich nicht lange bitten – ein Fundus, aus dem sich lange schöpfen lässt.

Sie haben Berufserfahrung und die nötige Übersicht, sind flexibel und häufig mehrsprachig. Sie haben gute Manieren und zugleich Ansprüche, die nicht in den Himmel wachsen. All diese Eigenschaften bringen junge Ingenieure selten mit, so die Erfahrung des Unternehmers aus Kornwestheim – der 30 000 Einwohner zählenden Stadt im Kreis Ludwigsburg, in der 1885 ein gewisser Jakob Sigle anfing, Schuhe zu produzieren, die später unter der Weltmarke „Salamander" Generationen von Füßen bekleideten. Fahrions 100 Mitarbeiter zählendes Ingenieurbüro für innovative Fabrikplanung entwickelt Produktionsanlagen und komplette Fabriken der Metall und Kunststoff verarbeitenden Industrie rund um den Globus. Namhafte Unternehmen aus der Autobranche wie Daimler-Chrysler, Porsche und Audi gehören ebenso zu den Kunden wie die Flugzeugfabrik von Airbus, der amerikanische Landmaschinenhersteller John Deere, der Elektro-Konzern Bosch und die Lebensmittelfabrik Hengstenberg. Dafür braucht Otmar Fahrion gestandene Leute – Mitarbeiter mit generalistischem Hintergrund, die mit Firmenchefs auf gleicher Höhe und, wenn nötig, in einer Fremdsprache verhandeln können, die Augenmaß, Souveränität und Flexibilität auch bei nicht geplan-

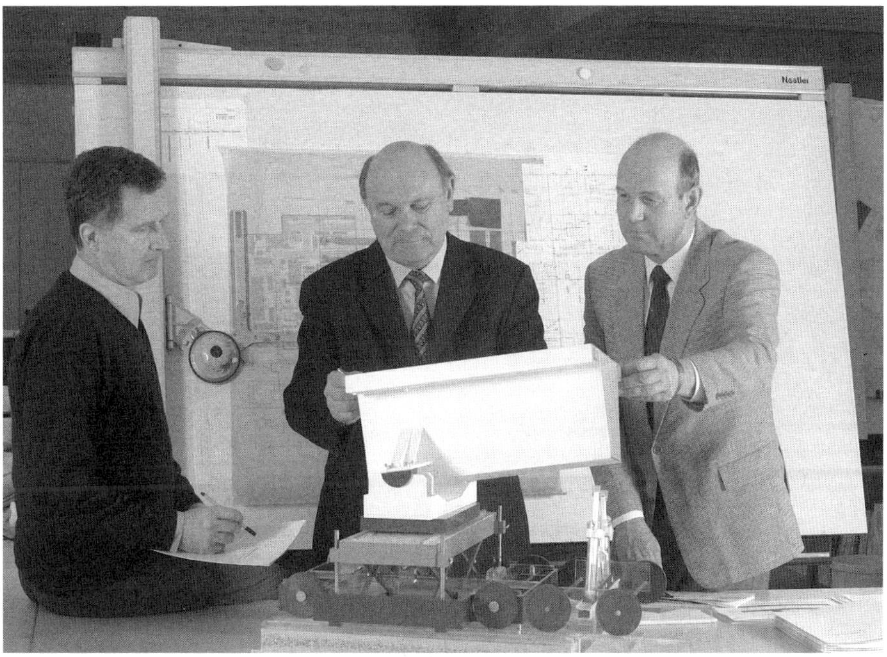

6 Der Unternehmer Otmar Fahrion (Mitte) stellt bevorzugt ältere Ingenieure ein.

ten Entwicklungen beweisen und die sich nicht scheuen, längere Zeit im Ausland zu arbeiten. Für Fahrion Gründe genug, sich gegen den Jugendkult in der deutschen Industrie zu stemmen.

Oft waren die Ingenieure zuvor auf Abteilungsleiterebene tätig, in der Planung oder in der Konstruktion. Erfahrene Spezialisten, die plötzlich auf der Straße standen, weil sie bei einer Umstrukturierung oder Fusion des Unternehmens, bei Verkäufen oder Firmenpleiten überflüssig geworden waren. In dem roten Klinkerbau an der Kornwestheimer Remsstraße öffnen sich ihnen die Türen. „Wenn sie viele

Branchen kennen, sind sie mir am liebsten", sagt Otmar Fahrion, der sich seit seiner Anzeigenkampagne über Personalmangel nicht beklagen kann. Die Idee dazu hatte er, als die New Economy Ende der 90er Jahre unersättlich Ingenieure vom Markt gesaugt hatte und sich fast zeitgleich Anfang 2000 bei Fahrion Engineering kleinere Aufträge häuften, die allesamt erstklassig besetzt werden mussten. Fahrions personelles Potenzial war bald erschöpft, er brauchte eine schnelle Lösung.

Um bei dem großen Angebot an Ingenieuren, das ihm inzwischen zur Verfügung steht, nicht den Überblick zu verlieren, hat der 64 Jahre alte Unternehmer eine Datenbank angelegt, in der 700 Bewerber nach Qualifikation und Spezifikation erfasst sind; die Hälfte davon ist über 50 Jahre alt.

Und so ist es folgerichtig, dass ein Drittel der Fahrion-Belegschaft älter als 48 Jahre ist, acht von ihnen haben die 60 überschritten. Das macht Otmar Fahrion nicht, weil er ein Sozialeiferer ist. Er muss rechnen, will er im harten Wettbewerb bestehen. Und deshalb kann er es sich nicht leisten, junge Mitarbeiter jahrelang einzuarbeiten, um sie hinterher an große Unternehmen zu verlieren. Das sind zu teure Investitionen in „Human Capital". Fünf bis sechs Jahre Einarbeitung braucht ein junger Projektingenieur, bis ihm die Verantwortung der Planung einer Fabrikhalle übertragen werden kann, Projektleiter benötigen die doppelte Zeit.

Walter Schmidt musste nicht, wie viele Menschen in seiner Altersgruppe, 30, 40 oder mehr Bewerbungen schreiben. Er hatte das richtige Zeitfenster erwischt: Die Anzeige, mit der Fahrion Ingenieure suchte, stand in der Zeitung, bevor Walter Schmidt auch nur einmal beim Arbeitsamt war. Mit gemischten Gefühlen ging er ins Vorstellungsgespräch, befürchtete, Leute seines Alters aus der Technischen Gebäudeausrüstung würden nicht gebraucht. Ein Satz von Otmar Fahrion wischte diese Bedenken weg: „Wann können Sie anfangen?", fragte er den Ingenieur nach dem Einstellungsgespräch. „Das hat mich umgehauen", sagt Schmidt. Heute ist er bei Fahrion Engineering Projektingenieur, hat unter anderem eine Planung für Daimler-Chrysler und Porsche begleitet und eine Werft in Athen mit gebaut.

Hahnenkämpfe gibt es nicht in den altersgemischten Teams bei Fahrion Engineering, im Gegenteil: „Die jungen Mitarbeiter bringen modernes Wissen mit, die älteren die Erfahrung, die Weitsicht, das

Charisma", sagt Otmar Fahrion und deutet damit dezent an, wie die Aufgaben innerhalb der Arbeitsgruppen verteilt sind: Die jungen Ingenieure übernehmen Arbeiten in der Projektierung, bauen so allmählich ihr Wissen auf und überlassen ihren älteren Kollegen gern den Vortritt bei Reisen ins Ausland, die mitunter mehrere Monate dauern. „Die Jüngeren bauen lieber ihr Nest und kümmern sich um die Familie, sie gehen selten gern länger als vier Wochen weg", sagt Otmar Fahrion, der damit das Vorurteil, Ältere seien nicht flexibel, gerade rückt. Ebenso falsch sei die weit verbreitete Ansicht, bei Älteren gebe es eine höhere Fehlquote. Gewiss, mit den Lebensjahren komme das eine oder andere Reißen, aber „die Jungen haben eben öfter Sportunfälle", so Fahrion, bei dem der Krankenstand in guten Jahren bei gerade zwei Prozent liegt, und legt sofort nach: „90 Prozent aller Fehlzeiten werden von zehn Prozent der Belegschaft verursacht." Das sei eine Mentalitätsfrage, zu beobachten in jedem Unternehmen: „Krankheit hat nichts mit Alter zu tun, so, wie die Leistungskraft mit Mitte 50 nicht von heute auf morgen einbricht."

Erfahrung, Weitsicht und Charisma

Dass ausgerechnet die, die gebetsmühlenartig die Formel von verkürzten Arbeitszeiten und vom Vorruhestand aufsagen, oft 70 Stunden schaffen gehen, bringt Fahrion auf die Palme. „Selbst Gewerkschaftsbosse haben keine 35-Stunden-Woche", sagt er und schont auch das eigene Lager nicht: „Es ist paradox: Personalchefs im fortgeschrittenen Alter, die niemanden über 35 einstellen, fielen doch schon bei der Vorsortierung durch, würden sie sich in der eigenen Firma bewerben." Dieselben Leute, die kurz vorm Rentenalter zehn Stunden und mehr am Tag die Geschicke von Unternehmen lenken, trauen es Gleichaltrigen nicht zu, nach Tarifzeit zu arbeiten? Für Otmar Fahrion ist das ein Witz. In der Beseitigung dieser Doppelzüngigkeit, im Abbau der Vorurteile zwischen den Generationen und in der Hoffnung, dass Leistungswille künftig nicht durch tarifliche Schranken eingeengt wird, sieht Otmar Fahrion die Chance, das Land auf einen besseren Weg zu führen.

Aufwind unter den Flügeln

Lufthansa Passage Airlines und die „vergessenen Manager"

Blättern spätere Generationen einmal in der Chronik der Deutschen Lufthansa AG, so werden sie lesen, dass der blaue Kranich 1997 Kurs Richtung Börse nahm und erfolgreich in den Depots von 400 000 Privatanlegern gelandet ist. Dass es in diesen Jahren zu einer ebenfalls bedeutenden Kurskorrektur abseits der Öffentlichkeit in einem kleinen, aber nicht minder gewichtigen Personenkreis kam, das steht vermutlich in keiner Festschrift. Eigent-

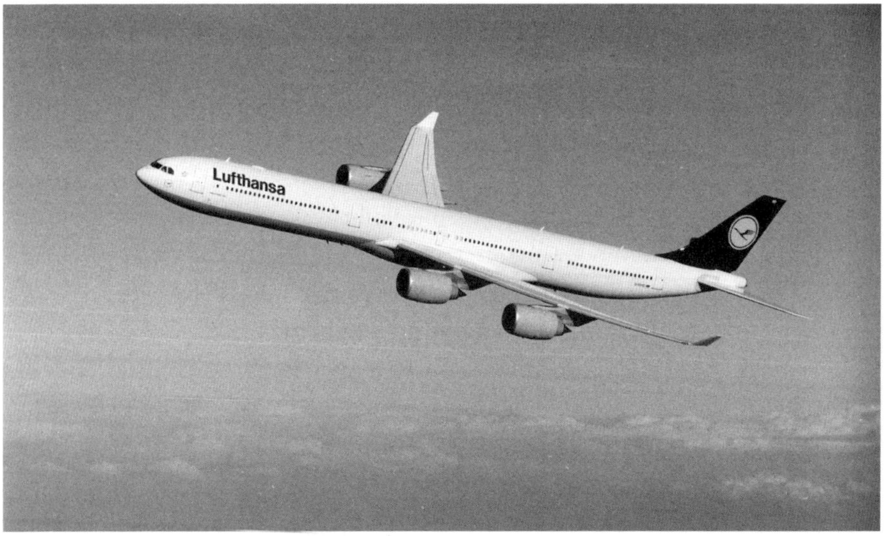

7 Manager im Steilflug: Mit einem speziellen Trainingsprogramm machte Lufthansa Passage Airlines ihre leitenden Mitarbeiter fit für die Aufgaben der Zukunft.

lich schade, denn es ist bemerkenswert, wie sich damals die Denkhaltungen in der Vorstandsetage geändert hatten.

Das Dilemma, vor dem die Lufthansa in den 90er Jahren stand: hier Heerscharen junger Nachwuchskräfte mit bester Hochschulbildung, aber bar jeder Praxis, die an die Türen der Führungsetagen klopften, da acht Dutzend gestandene Manager der mittleren Leitungsebene, die von der Pike auf das Unternehmen kannten, aber über Jahre von der Substanz zehren mussten, weil gezielte Weiterbildung für diesen Personenkreis nicht auf der Agenda stand. Sollte sie auch nicht. Deutschland taumelte im Jugendwahn Richtung drittes Jahrtausend – wer hielt sich da noch mit 50-Jährigen auf? Ein Zustand, den Petra Euler aber so nicht akzeptieren wollte.

„Die Leute standen voll im Saft, die waren absolut leistungsfähig", sagt die frühere Leiterin Personalentwicklung bei Lufthansa Passage Airlines, die heute bei Amadeus Germany in Bad Homburg Personalchefin ist. Ihr Ansatz: Gute Leistungsträger werden nicht schlechter, weil sie ein bestimmtes Alter erreicht haben. Es fehlen vielmehr Strategien, um diese Führungskräfte auf internationales Level zu heben. Dass die Leute gebraucht werden, war Petra Euler klar: Allein der Erfahrungshintergrund der Altgedienten ist in jeder Branche Gold wert. Und sie hat festgestellt, dass es im fortgeschrittenen Berufsalter keinesfalls an Motivation und Leistungsbereitschaft mangelt.

„Die Leute standen voll im Saft."

Es war folgerichtig, die „vergessenen Manager" in die Personalentwicklung einzubinden – Added Experience Program (AEP) nannte Lufthansa Passage Airlines, mit 29 000 Mitarbeitern größte und wichtigste Tochter der Lufthansa AG, das Personalentwicklungs- und Trainingsprogramm für rund 100 Abteilungsleiter zwischen 50 und 55, denen zeitgemäße Managementtechniken ebenso fremd waren wie der Umgang mit neuen Kommunikationswerkzeugen. Zusätzliche Erfahrung – die wörtliche Übersetzung des Namens war zugleich Inhalt des Programms. Kompetenzerweiterung im Management einerseits, Aktivieren und Einbinden von in langen Berufsjahren gemachten Erfahrungen in neue Denk- und Verhaltensmuster andererseits: So formulierte die Unternehmensspitze die Zielstellungen.

Training, Workshop, Dialog mit dem Topmanagement – in diesem Rahmen bewegten sich die fünf Module „Coaching", „neue Trends im Unternehmen/Dialog mit der Geschäftsleitung", „Verhandlungsführung", „PC als Management-Instrument" und „Selbstmanagement". Hört sich trocken an, für die Teilnehmer ebenso wie für das Unternehmen fiel die gute Saat auf fruchtbaren Boden – noch während des Fortbildungs- und Trainingsprogramms übernahm die Mehrzahl der Teilnehmer erfolgreich Elemente aus diesen Bausteinen in die Praxis.

Über ein Jahr erstreckte sich das Programm mit jeweils einwöchigen Modulen. Ein wichtiges Arbeitsergebnis in der langen Laufzeit war die Bildung von Netzwerken unter den Teilnehmern aus allen Geschäftsbereichen, in denen sie das Gelernte in der Praxis anwenden konnten. Damit wurde einer spezifischen Struktur von Lufthansa Passage Airlines entsprochen: Die Mehrzahl der Mitarbeiter arbeitet nicht, wie in vielen anderen Unternehmen, in einer Zentrale, sondern sie sind als Entsandte der Fluggesellschaft rund um den Globus tätig. Sie konnten auf informeller Ebene und während der Treffen untereinander mit ihren Kollegen in Deutschland Hilfe zur Selbsthilfe leisten und erhalten.

Gewiss, da gab es anfangs erstaunte Stimmen, die meinten, AEP sei ein Feigenblatt des Unternehmens und eigentlich nicht ernst gemeint. Gar von einem als Weiterbildung getarnten Assessment-Center war die Rede. Und sie hatten auch einigen Grund zur Skepsis: Zehn Jahre ohne Weiterbildung lagen hinter den Führungskräften der mittleren Leitungsebene. Jahre, in denen sie ohne fachliche Anleitung den Einstieg in eine Arbeitswelt meistern mussten, die zunehmend von scharfem Wettbewerb, neuen Kommunikationswerkzeugen, starkem Kostendruck, wachsenden Kundenansprüchen und nicht zuletzt von jungen, selbstbewussten Mitarbeitern geprägt wurden, die sich gegenüber Abteilungsleitern alter Schule wenig tolerant zeigten. Es kostete das Unternehmen einige Mühe, die Vorbehalte abzubauen. Doch das Misstrauen schwand rasch. Die Manager begriffen das Programm als Chance, sich den Umgang mit neuen Führungs-Werkzeugen anzueignen und ein modernes Arbeitsverständnis zu gewinnen.

Coaching zum Auftakt und als Abschluss des Programms hielt die drei mittleren Module wie eine Klammer zusammen. Nicht ohne Grund: Mitarbeiterführung als primäre Managementaufgabe setze Coaching als Grundlage voraus, so Petra Eulers Überzeugung. Die neuen Leadership-Instrumente verzichten auf hierarchische Machtstrukturen und erfordern das Zusammenspiel von Teams mit ihren jeweiligen Stärken und Schwächen, die Lösungswege selbst erarbeiten und weniger die Weisung von oben erwarten. Voraussetzung für die erfolgreiche Anwendung dieser Fertigkeiten sei allerdings, so Petra Euler, dass sich der Coach selbst coachen kann. Das Modul „Selbstmanagement" behandelte deshalb die Themen: persönliche Zielsetzungen als Grundlage eines funktionierenden Zeitmanagements, Konfliktverarbeitungsmechanismen, Stressmanagement und Leistungsmotivation.

Obwohl der Computer schon seit vielen Jahren zur Büro-grundausstattung gehörte, hatten die Teilnehmer selten klare Vorstellungen von seiner Nutzung als Management-Werkzeug. Hier waren die Manager mit einer rasanten Entwicklung konfrontiert, mit der sie nicht Schritt halten konnten. Basics über Internet, Intranet und mobile Arbeitsplatzgestaltung mittels Laptop ließen bald den Albtraum vom PC verfliegen, machten aus Zauderern begeisterte User. Bedurft hatte es dazu lediglich einiger Erklärungen und etwas Übung.

Der Nutzen des Fortbildungsprogramms war beidseitig: Lufthansa Passage Airlines hatte erkannt, wie wertvoll und unverzichtbar das Erfahrungswissen der älteren Manager ist, das ihr nötige Impulse für neue globale Aufgaben lieferte. Die Teilnehmer gingen, wie eine Befragung sechs Monate nach Abschluss des Programms zeigte, mit gestärktem Selbstwertgefühl und neuer Kompetenz in die nächste Runde ihres Arbeitslebens – Aufwind unter den Flügeln der Manager im Sinkflug.

Weniger arbeiten bringt Gewinn für alle

Die Nürnberger Verkehrsbetriebe reduzieren ihre Fehlquote durch Arbeitszeitverkürzung

Es war ein denkwürdiger Tag, zu dem das „Directorium der Ludwigs-Eisenbahn-Gesellschaft" um „Punct 9 Uhr" auf die „Tribüne im Verwaltungs-Locale" eingeladen hatte: Mit der Eröffnung der ersten deutschen Eisenbahnstrecke, der Königlich privaten Ludwigs-Eisenbahn am 7. Dezember 1835 in Nürnberg, wurde ein neues Kapitel in der deutschen Verkehrsgeschichte aufgeschlagen. 170 Jahre nach dem historischen Montag ist an fast derselben Stelle erneut ein Novum zu bestaunen. Gab der eigens für den Betrieb der sechs Kilometer langen Strecke eingestellte englische Ingenieur William Wilson auf dem Führerstand des „Adler" seinem Nürnberger Heizer Johann Georg Hieronymus noch in vornehmem Frack und Zylinder strengste Anweisungen, so kommt die jüngste Nürnberger U-Bahn-Generation, die Linie 3, heute gänzlich textilfrei daher – schlicht: Es gibt gar keinen Fahrer mehr. Der Zug fährt vollautomatisch.

„Ein schrecklicher und zugleich guter Arbeitsplatz fällt weg." Das sagt Dr. Werner Ell, leitender Betriebsarzt bei den Nürnberger Verkehrsbetrieben. Seit Jahrzehnten beobachtet und verbessert der Arbeitsmediziner das Zusammenspiel von ungünstigen Arbeitszeiten, wenig körperfreundlichen Arbeitsplätzen und den hohen Anforderungen an die Aufmerksamkeit insbesondere bei älteren Fahrerinnen und Fahrern auf den Nürnberger U-Bahn-, Straßenbahn- und Omnibuslinien. Augenfällig war bei seinen Studien die hohe Fehlquote durch Krankheit, als deren Ursache Dr. Ell die hohe Belastung im Fahrdienst ohne die Möglichkeit zu Kurzpausen und für gelegentliche Schonung ausmachte. Die Geschäftsleitung akzeptierte seinen Vorschlag: Fahrer ab 57 müssen seit 1987 bei gleichen Bezügen nur noch vier Tage am Stück fahren und haben dann zwei Tage frei. Vorher waren es fünf Tage mit anschließend einem freien Tag.

Das Konzept ging auf. Die Fahrzeitverkürzung wirkte sich derart positiv auf die Gesundheit des älteren Fahrpersonals aus, dass sie heute „den geschenkten Teil zurückgeben, indem sie weniger Fehlzeiten haben", stellt Dr. Ell fest. Und zwar deutlich weniger: Gab es 1985 im Schnitt 49 Fehltage bei den über 55-Jährigen, so lag der Krankenstand nach der Fahrzeitverkürzung bei 27 Tagen. Und nicht nur das: Weil die berufstypischen Erkrankungen zurückgingen, können seit der Einführung des verkürzten Fahrdienstes ältere Arbeitnehmer länger in ihrem Beruf gehalten werden. Früher wurden sie bei Fahrdienst-Untauglichkeit bei gleichem Gehalt innerbetrieblich auf wenig zufrieden stellende Posten umgesetzt.

In Zahlen rechnet sich das so: Vor der Fahrdienstreform mussten mehr als 40 Angestellte des Fahrpersonals pro Jahr aus gesundheitlichen Gründen vorzeitig den Dienst quittieren. Nach Einführung der kürzeren Arbeitswoche sind es gerade mal 20. Weil diese Arbeitnehmer nicht entlassen werden dürfen, an ihrer Statt aber neues Fahrpersonal eingestellt werden muss, berechnet Mediziner Ell 180 000 Euro Mehrkosten für die Verkehrsbetriebe pro Mitarbeiter über 10 und mehr Jahre verteilt. Macht im Schnitt 360 000 Euro jährlich – ein handfester Betrag, der der zahlenden Kundschaft erspart werden

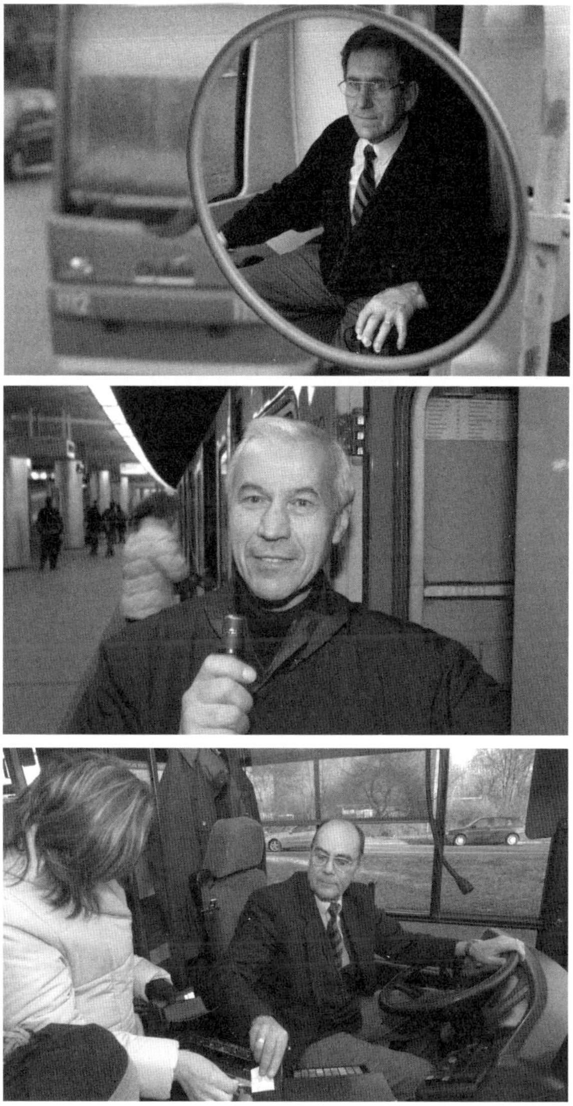

9 Die Einführung verkürzter Arbeitszeiten für ältere Fahrer hat die Fehlquote bei den Nürnberger Verkehrsbetrieben nachhaltig gesenkt. Konrad Singer (Straßenbahn), Rudolf Kröger (U-Bahn) und Günther Hübner (Stadtbus) stehen beispielhaft für das ältere Fahrpersonal in Nürnberg.

kann. Als Gründe für die hohen Kosten nennt Dr. Ell alte Tarifverträge, nach denen Fahrpersonal zu den sehr gut Verdienenden gehört.

Um diesem Kostendruck auszuweichen und allgemein die Gesundheit zu verbessern, gibt es parallel zur Fahrzeitverkürzung diverse Erleichterungen für Ältere beim Nürnberger Nahverkehrs-Dienstleister. So können die städtischen Chauffeure ab 50 Mischarbeit aufnehmen. Soll heißen: Die Hälfte ihrer Arbeitszeit sitzen sie hinterm Lenkrad, die andere Hälfte arbeiten sie als Schaffner, Kartenverkäufer oder in der Beratung. Schichtdienstfreier Fahrdienst ist ein weiterer Baustein des Programms. Mitarbeiter mit Schlafstörungen fahren zwischen 6 und 22 Uhr; sie sind vom Nachtdienst, der bis 1 Uhr dauert, ebenso befreit wie von ganz frühen Diensten, die um 4 Uhr beginnen. Fahrpersonal jeden Alters kann sich seit Ende 2004 beim Dienstplan selbst einteilen. Und wer durch den Fahrdienst gesundheitliche Schäden erlitten hat, dem wird Arbeitsminderung angeboten oder, etwa zur Vermeidung von Arbeitsunfähigkeit vor einer Bandscheibenoperation, halber Dienst bei voller Bezahlung. Allerdings müssen die Fahrerinnen und Fahrer in Nürnberg auch Entscheidungen akzeptieren, die wenig populär, dafür nicht minder arbeitnehmerfreundlich sind. Das Unternehmen genehmigt seinen Mitarbeitern über 50 keine Nebentätigkeiten mehr. Taxi fahren, Versicherungstätigkeiten und kleinere Dienstleistungen, so die Nürnberger Verkehrsbetriebe, tragen in höherem Alter zum vorzeitigen Verschleiß der Arbeitskraft bei und verursachen Kosten, auf denen letztlich der Arbeitgeber sitzen bleibt.

„Zuverlässig, erfahren und weniger krank"

„Wir mussten handeln, weil unsere Belegschaft altert", sagt Dr. Ell und liefert weitere Zahlen: Bundesweit schließt das Fahrpersonal im Schnitt mit 50 Jahren für immer die Wagentür. Die Nürnberger Verkehrsbetriebe arbeiten erfolgreich gegen den Trend. In manchen Betriebsteilen sind mittlerweile zwei Drittel der Belegschaft über 50, Busfahrer über 45 werden bevorzugt eingestellt. „Sie sind zuverlässig, erfahren und weniger krank", so die Einschätzung des Mediziners.

Damit das so bleibt, wurden auch die Arbeitsplätze in den Fahrzeugen gründlich verbessert. Cockpit 2000 hieß eines der Nürnberger Projekte, das einen optimierten Sitz, ein verstellbares Armaturenbrett, eine minimierte Zahl von Schaltern und ein kleines Lenkrad zum Ergebnis hatte. Diese Ausstattung ist mittlerweile Standard in der deutschen Fahrzeugindustrie.

Vielleicht markiert die erste fahrerlose U-Bahn in Deutschland zwischen Gustav-Adolf-Straße und Maxfeld den Beginn eines neuen technischen Zeitalters im kommunalen Verkehr, der Überlegungen zu Schichtdienst und anstrengenden Arbeitsplätzen hinter dem Lenkrad von öffentlichen Verkehrsmitteln überflüssig macht. Ohne Frage, das wäre ein messbarer Fortschritt für die körperliche Gesundheit des Fahrpersonals. Bleibt die Sorge, dass mit der Rationalisierung Arbeitskräfte aller Altersschichten allmählich aufs Abstellgleis geschoben werden und die Seele Schaden nimmt. Diese gesellschaftspolitische Frage zu lösen, wird die Aufgabe der Zukunft sein.

Ohne Job? So werden Sie fit für den Arbeitsmarkt!

Wem man lange genug einredet, er sei unflexibel, von gestern und nach 20 oder 30 Berufsjahren verbraucht, der glaubt irgendwann nicht mehr an sich selbst und verabschiedet sich innerlich langsam aus dem aktiven Arbeitsleben. Was Shakespeare eine sich selbst erfüllende Prophezeiung nannte, nimmt dann unweigerlich seinen Lauf. Mit dem abnehmendem Selbstbewusstsein und der geringer werdenden Lebensenergie schwinden nach und nach auch Leistungsbereitschaft und Leistungsfähigkeit. Wer dagegen auf sich und die eigenen Stärken vertraut, die Faust in der Tasche ballt und zu sich sagt: „Jetzt erst recht!", der hat die Chance, in der zweiten Lebenshälfte seiner Berufung zu folgen.

Jetzt erst recht!

Und warum sollten wir uns dabei nicht an prominenten Vorbildern orientieren? An den vielen Politikern und Managern etwa, die die 60 schon lange überschritten haben und die weiterhin die Geschicke von Staaten oder großen Unternehmen bestimmen – oder an Alan Greenspan: Der Herr über die Finanzwelt Amerikas hat 2004, im stolzen Alter von 78 Jahren, für weitere fünf Jahre das Vertrauen der Bush-Regierung als US-Notenbankchef gewonnen. Seine Kompetenz, Erfahrung und Weitsicht haben den Mann, der dieses Amt seit 1987 bekleidet, Regierung für Regierung überstehen lassen.

Niemand braucht sich gleich das Ziel setzen, der Karriere Greenspans nachzueifern. Aber eines lässt sich aus dem Beispiel lernen: Die Weisheit und Erfahrung der Älteren kann in unserer Gesellschaft durchaus gefragt sein. Um dabei die Nase möglichst weit vorn zu haben, raten Experten älteren Arbeitnehmern, ihre Kenntnisse durch regelmäßige Fortbildung zu vertiefen, und zwar am besten bereits dann, wenn sie noch nicht arbeitslos sind. Sie sollten nicht darauf warten, dass sie ihr Arbeitgeber dazu ermuntert, sondern selbst aktiv ihre Weiterbildung einfordern. Nur so halten Ältere Anschluss an den technischen Fortschritt – eine Karte, die sonst junge Fachkräfte gerne als Trumpf ausspielen. Und nur auf diese Weise gestalten ältere Menschen ihre Berufsperspektiven facettenreich genug, um im Falle einer Kündigung für den hart umkämpften Arbeitsmarkt gerüstet zu sein.

Neben ihrer Qualifizierung und Berufserfahrung können Ältere zwei weitere Trumpfkarten im Wettbewerb um einen Arbeitsplatz ins Rennen werfen: ihre in vielen Lebensjahren erworbene soziale Kompetenz und ihre familiäre Ungebundenheit. Denn nur selten haben sie in diesem Alter noch Verantwortung für minderjährige Kinder zu tragen. Das zahlt sich vor allem dann aus, wenn es um den flexiblen Einsatz an unterschiedlichen Arbeitsorten geht.

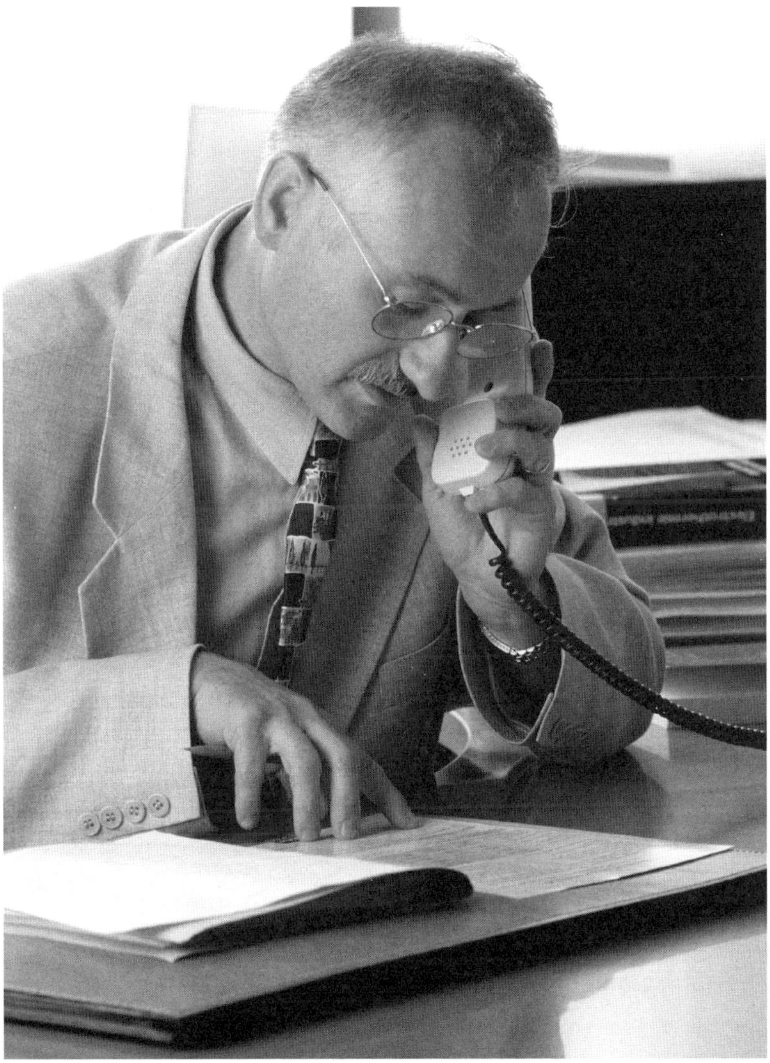

9 Soziale Kompetenz und familiäre Ungebundenheit sind Trumpfkarten, die Ältere im Wettbewerb um einen Arbeitsplatz ins Rennen werfen können.

Was jedoch ist zu tun, wenn der Arbeitgeber bereits die rote Karte gezogen hat und der Job weg ist? Unverzichtbar für eine erfolgreiche Stellensuche ist es, sich eingehend über die Lage am Arbeitsmarkt, über Arbeitsangebote und Weiterbildungschancen zu informieren: bei den regionalen Arbeitsagenturen, bei privaten Arbeitsvermittlern und Leiharbeitsfirmen, in Internet-Jobbörsen und in anderen Medien. Ungewöhnliche Ideen lassen sich vor allem beim Stöbern im World Wide Web finden. Das Internet ist eine Fundgruppe für lokale und überregionale Kooperationen und Netze, die vielfältige Hilfen anbieten und in Chats und Foren Kontakte zu Gleichgesinnten herstellen.

Für Arbeitslose lohnt es sich auch, sich direkt auf den Internetseiten von Unternehmen umzusehen. Dort erfahren sie für die Bewerbung Nützliches über Zielsetzungen und Ansprüche der Firmen. Außerdem finden sich dort vielfach Seiten mit Stellenangeboten. Der Besuch von Fachmessen kann ebenfalls hilfreich sein, um den Anschluss an aktuelle Trends nicht zu verlieren oder interessante Kontakte anzubahnen.

Darüber hinaus zahlen sich Hartnäckigkeit und das Einschlagen unkonventioneller Wege aus. Wer eine Stelle sucht, sollte stets die Ohren offen halten, beharrlich sein und sich nicht scheuen, jedem, der es hören oder auch nicht hören will, zu sagen, dass sie oder er neue berufliche Herausforderungen sucht. Beziehungen zu knüpfen, das ist überhaupt das A und O für die erfolgreiche Arbeitssuche. Wer eine pfiffige Idee hat, kann sich mitunter die Öffentlichkeit der Medien zunutze machen. Ob Sie nun beim Fahrradfahren auf Ihrem Trikot oder auf Ihrem Auto Ihre eigene Stellenanzeige zu Markte tragen oder sich mit Risikobereitschaft und einem außergewöhnlichen Einfall selbstständig machen – vieles hängt von der Fantasie des Einzelnen ab, der bekanntlich keine Grenzen gesetzt sind. Statt auf ausgetretenen Pfaden zu wandern, sollten Arbeitslose ruhig auch einmal in Nachbars Garten wildern und nach Stellen Ausschau halten, die nicht unbedingt dem eigenen Berufsprofil entsprechen. Schon oft haben Menschen auf diese Weise unverhofft ihren Traumjob gefunden.

Wer schließlich die erste Hürde genommen hat und im Bewerbungsgespräch seinem potenziellen Arbeitgeber gegenübersitzt, der sollte einen Fehler nicht machen: an sein Alter denken und sich einschüchtern lassen. Zaudern – das sollten Ältere getrost den unerfahrenen Jungen überlassen.

Auf den Seiten 48 bis 62 laden wir Sie ein, einige Ältere auf ihrem ganz persönlichen Lebensweg zu begleiten, die bei der Arbeitssuche erfolgreich waren oder andere Menschen erfolgreich vermittelt haben. Von ihnen mögen einige nachträglich vielleicht sogar gedacht haben: Etwas Besseres konnte mir gar nicht passieren.

Sieben Tipps für die erfolgreiche Rückkehr in den Job

► Das Fundament: **Die Bewerbung**

Die richtige Präsentation der Bewerbungsunterlagen und Ihrer eigenen Person sind die Eintrittskarte in das Auswahlverfahren. Informieren Sie sich bei Ihrer Arbeitsagentur über Kurse zum Bewerbungstraining und zum Schreiben von Bewerbungen. Viele Volkshochschulen haben das Thema Bewerbung auf dem Programm. Als zusätzliche Informationsquellen bieten sich Fachbücher und das Internet an.

► Grübeln ist der Feind jeden Erfolges: **Denken Sie positiv!**

Wer missmutig ist und mit wenig Optimismus seine Bewerbungen schreibt oder pessimistisch zum Vorstellungsgespräch geht, der hat von vornherein verloren. Entwickeln Sie eine positive Lebenseinstellung. Erwarten Sie alles mit Zuversicht, blicken Sie entspannt und mit Lust in die Zukunft – egal, was sie letztlich bringen wird.

► Haben Sie Vertrauen: **Werden Sie sich Ihrer Stärken bewusst!**

Mit eingezogenen Schultern können Sie keinen Personalchef von sich überzeugen, auch wenn Sie beruflich noch so kompetent sind. Schließen Sie Freundschaft mit sich selbst. Entfalten Sie ein gesundes Selbstbewusstsein! Führen Sie sich immer wieder Ihre positiven Fähigkeiten vor Augen. Das können zum Beispiel sein: Lebenserfahrung, Wissen, Gelassenheit, Geduld, Zähigkeit, Zuverlässigkeit, soziale Kompetenz, Flexibilität und Zeit.

► Was wollen Sie wirklich: **Nachdenken lohnt sich!**

Überlegen Sie, welche Arbeit Ihnen liegt und für Sie in Frage kommt. Machen Sie sich Ihre Ziele klar. Vielleicht gibt es einen Beruf, an den Sie bislang noch nicht gedacht haben und bei dem Sie neue Chancen wittern.

► Ohne Scheu ans Werk gehen: **Machen Sie Ihr Anliegen publik!**

Wer Arbeit sucht, sollte dies bei jeder sich bietenden Gelegenheit sagen. Scheuen Sie sich nicht, Verwandten, Bekannten, ehemaligen Kollegen oder wem auch immer Sie begegnen, Ihr Anliegen vorzutragen (und sie gegebenenfalls auch damit zu nerven). Nutzen Sie alle Möglichkeiten, um Ihre Arbeitskraft anzubieten: in Fachzeitschriften, auf Internet-Jobbörsen, bei regionalen Arbeitsagenturen, bei Leiharbeitsfirmen, bei privaten Arbeitsvermittlern und vor allem mit Initiativbewerbungen bei interessanten Unternehmen.

► Die richtigen Verbindungen knüpfen: **Vernetzen Sie sich!**

Erkundigen Sie sich nach Initiativen für ältere Arbeitslose (siehe S. 204ff.) oder gründen Sie doch einfach selbst Ihr Netzwerk nach dem Vorbild der Initiative Arbeit50plus (siehe S. 51ff.).

► Wissen ist Macht: **Bilden Sie sich weiter!**

Wenn Sie schon keine Arbeit haben, dann nutzen Sie die Zeit zur Weiterbildung. Machen Sie sich dafür bei Arbeitsagenturen und Volkshochschulen, bei Berufsverbänden, Handelskammern und Universitäten schlau. In vielen Städten gibt es außerdem Vereine und Seniorennetzwerke, die zum Beispiel EDV- oder Berufsorientierungskurse anbieten. Zudem vermitteln die Berufsfortbildungswerke der Gewerkschaften Qualifizierungsmöglichkeiten. Über Beratungsstellen in Ihrer Nähe informiert das Bundesministerium für Bildung und Forschung auf der Internetseite www.iwwb.de/beratung/.

■

Mit 57 Jahren problemlos eine neue Arbeit gefunden

„Ein gesunder Wald besteht nicht nur aus jungen Bäumen"

Ich konnte mir mit 57 Jahren nicht vorstellen, nie wieder zu arbeiten", sagt Siegfried Fleig aus dem baden-württembergischen Ettenheim. Was war passiert? Der Elektroingenieur war in leitender Stellung bei dem Weltkonzern EMTEC (früher BASF) tätig, als er Anfang 2002 nach 20-jähriger Betriebszugehörigkeit erfuhr, dass er und viele seiner Kollegen ihre Stellen verlieren würden. Im Rahmen eines Sozialplans wurde der Personalabbau bis Ende des Jahres vollzogen. Sorgen ums finanzielle Überleben musste er sich zum Glück nicht machen. Dank einer großzügigen Abfindung und der zu erwartenden Betriebsrente blickte er in eine sichere Zukunft. Aber ein Leben ohne Arbeit? Das wollte er nicht akzeptieren. Siegfried Fleig gab daher in der Zeitschrift der IHK Südlicher Oberrhein „Wirtschaft im Südwesten" ein Inserat auf.

Ein paar Wochen danach – Szenenwechsel: Ullrich Sautter und der Unternehmensberater Hugo Frey saßen in den Räumen von Sautter Industrietechnik in Kenzingen zusammen und entdeckten in „Wirtschaft im Südwesten" zufällig eine Anzeige: „57-jähriger Ingenieur sucht..." stand dort geschrieben. „Reagier doch mal auf die Anzeige! Es gibt gute Leute über 50", spornte Frey den Unternehmer Sautter an. Hugo Frey legte sich schon seit längerem mächtig für die ältere Generation ins Zeug. Mit Hilfe seiner Initiative Arbeit50plus (siehe S. 51ff.), die er 2003 in Karlsruhe aus der Taufe hob, hatte er bereits erfolgreich für die beruflichen Fähigkeiten von Älteren geworben und vielen eine Arbeit vermittelt. Auch Ullrich Sautter konnte er von dem Potenzial überzeugen, das er in den über 50-Jährigen sah. Der Unternehmer antwortete auf das Zeitungsinserat...

Ein paar Tage später fuhr Siegfried Fleig von Ettenheim aus ins benachbarte Kenzingen, wo er zum Vorstellungsgespräch eingeladen war. Ullrich und Nathalie Sautter merkten bei dem Treffen schnell, dass die Chemie zwischen ihnen und dem Bewerber stimmte. „Wir wollen Sie fest einstellen", sagte das Unternehmerehepaar dem überraschten Siegfried Fleig nach dem Gespräch. Seine neue Stelle trat er Mitte Februar 2003 an – nach gerade einmal sechs Wochen Arbeitslosigkeit. Sautter Industrietechnik war nicht die einzige Firma, die sich damals für den Elektroingenieur interessierte. Dass er keine Schwierigkeiten hatte, eine neue Stelle zu bekommen, führt Siegfried Fleig auf seine Erfahrung und seine breit gefächerte Ausbildung zurück. Er konnte auf die langjährige Führungsposition bei EMTEC verweisen, hatte in seinem Beruf zwei Jahre Auslandserfahrung in Hongkong gesammelt und eine Qualifizierung für Qualitätssicherung in der Tasche. Seine stärksten Argumente waren aber wohl die theo-

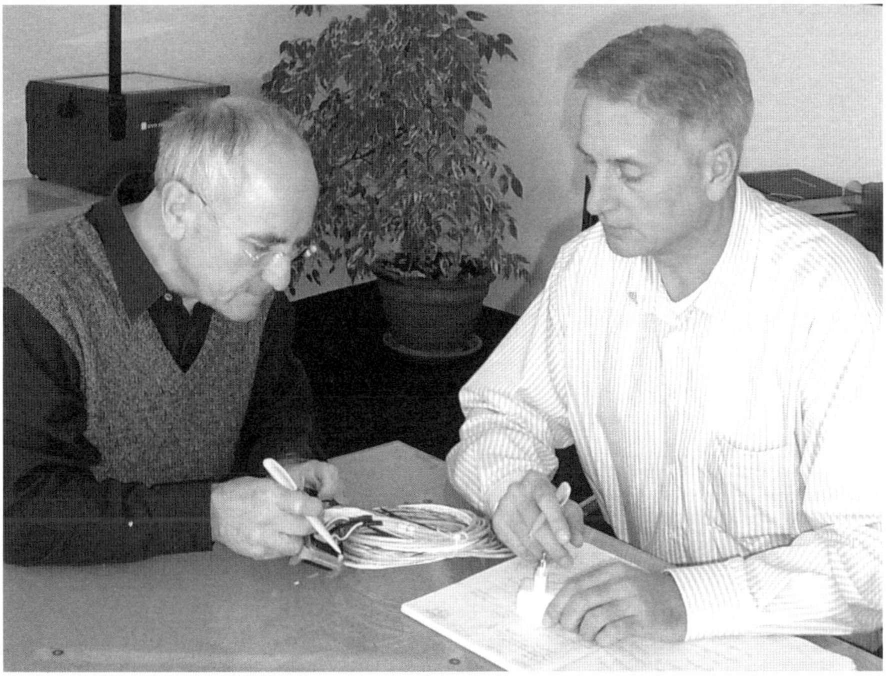

10 Siegfried Fleig und Unternehmer Ullrich Sautter im Gespräch

retischen und praktischen Kenntnisse, die er während seines Fachhochschulstudiums und in der Lehre als Radio- und Fernsehtechniker erworben hatte.

Bei Sautter Industrietechnik war Siegfried Fleig nach eineinhalb Jahren hervorragend integriert. Er baute in dieser Zeit eine Abteilung für Kabelbaumproduktion auf. Das war Neuland für das Kenzinger Unternehmen, bis dato ein reiner Dienstleistungsanbieter, dessen Kerngeschäft die Installation und Wartung von Produktionsanlagen, Industrie-Maschinen, Netzwerken sowie Alarm- und Brandmeldeanlagen war. Bereits innerhalb eines Jahres hatte sich der Unternehmenszweig Kabelbaumproduktion zu einem wichtigen Standbein der Firma entwickelt. Damit war anfangs nicht zu rechnen.

Sieben Mitarbeiter stehen Siegfried Fleig, der sich als „Mädchen für alles" um Ein- und Verkauf bis hin zum Ausstellen von Lieferscheinen und um die Produktionsbetreuung kümmert, mittlerweile zur Seite. Begonnen hatte alles mit einem einzigen riesigen Kabelbaum, den ihm ein Unternehmen, das Feuerwehrfahrzeuge baut, als Muster zur Verfügung stellte. Das „Monster", wie der Kabelbaum unter den Mitarbeitern genannt wurde, bestand aus 600 Metern Kabel und 130 verschiedene Leitungen. „Wenn ihr das bauen könnt, erhaltet ihr weitere Aufträge", ließ der Fahrzeugbauer wissen. Siegfried Fleig machte sich sofort ans Werk und konnte nach ein paar Wochen den ersten funktionstüchtigen Kabelbaum präsentieren. Seitdem hat sich das Durchschnittsalter bei Sautter Industrietechnik stark erhöht, denn für den neuen Produktionszweig wurden bevorzugt Menschen ab 50 Jahren eingestellt. Allerdings nicht nur ihrer Erfahrung wegen, sondern auch aus Kostengründen. Da anfangs nicht klar war, ob sich das Geschäft rechnen würde, bediente sich Sautter Industrietechnik aus dem reichhaltigen Pool älterer Arbeitsloser, deren Lohn die Arbeitsagentur bezuschusste.

Das gewichtigste Pfund: Kenntnisse in Theorie und Praxis

Auch Siegfried Fleig erhielt Zuwendungen von der Arbeitsagentur, weil er nach sechswöchiger Arbeitslosigkeit eine neue Stelle antrat, die niedriger entlohnt war als seine vorherige Beschäftigung. Trotz Zuschuss verdient er heute allerdings weit weniger als früher, aber auf das Geld kommt es dem Ettenheimer nicht so sehr an. Das scheint nicht jeder so zu sehen. Einmal wollte er einem Kollegen, der wie er dem Stellenabbau bei EMTEC zum Opfer gefallen war, einen Job vermitteln – der aber hatte kein Interesse daran. Siegfried Fleig ist mittlerweile davon überzeugt, dass Ältere, die „sich ernsthaft bemühen, auch Chancen haben, wieder eine Arbeit zu finden. Zur Not muss man eben etwas ganz anderes machen."

Zum Glück für Sautter Industrietechnik blieb Siegfried Fleig seiner Branche treu. Ullrich Sautter hat die Entscheidung, den erfahrenen Elektroingenieur einzustellen, nicht bereut. Warum seine Belegschaft zuvor nur aus unter 40-Jährigen bestanden hatte? Das war, so versichert er heute, keine Diskriminierung. Er habe einfach nicht darüber nachgedacht. Als er das Unternehmen vor 16 Jahren gründete, war er selbst 25 und hatte Menschen in seiner Altersgruppe um sich geschart. Heute, mit 42 Jahren, ist er um einige Erfahrungen reicher und setzt auf eine gesunde Mischung aus Jung und Alt: „Ein gesunder Wald besteht schließlich auch nicht nur aus jungen Bäumen."

Die Initiative Arbeit50plus bietet Hilfe zur Selbsthilfe

„Den Deppen werde ich's beweisen"

Menschen über 50 sind nicht mehr vermittelbar." Als Hugo Frey diesen Satz Anfang 2003 in einer TV-Talkrunde aus dem Munde einer bekannten Führungspersönlichkeit der Bundesarbeitsagentur hörte, war er empört. „Den Deppen werde ich beweisen, dass das doch geht", sagte sich der damals 46-jährige Unternehmensberater aus dem badischen Lautenbach – wohl wissend, dass er selbst bald in diese Altersklasse gehören würde. Der Mann, der früher im Management der Brauerei Warsteiner und der Peterstaler Mineralquellen tätig war und heute lukrative Sponsoren für Bundesligisten in verschiedenen Sportarten sucht und Unternehmen konzeptionell berät, schritt gleich zur Tat. Die ersten 15 Menschen hatte der selbsternannte „Netzwerker" schnell vermittelt. Über die Fäden, die er dabei zog, stolperten bald die Medien; die Kunde, dass es da jemanden gab, der sich für ältere Arbeitslose einsetzte, verbreitete sich wie ein Lauffeuer.

Seine Tätigkeit als Unternehmensberater geriet über sein Engagement, das seit Juli 2003 auch einen Namen hat, zunehmend ins Hintertreffen: Die Initiative Arbeit50plus – mit ihrem Gründer Hugo Frey, 15 aktiven Mitstreitern und dem Lehrstuhl für Betriebsinformatik und Operations Research der Technischen Universität Karlsruhe im Rücken – hat vorwiegend im baden-württembergischen und im rheinland-pfälzischen Raum innerhalb von einem guten Jahr mehr als 250 älteren Menschen eine Stelle vermittelt.

Hugo Frey war schnell klar: Was er am Anfang aus Dickköpfigkeit und Trotz angezettelt hatte, konnte er nun nicht mehr so einfach beenden. Das hätten ihm die Arbeitssuchenden übel genommen. Da er die Last der Vermittlungstätigkeit auf Dauer jedoch nicht in der bisherigen Intensität tragen konnte, hat er im Sommer 2004 den Verein Initiative Arbeit50plus mit Sitz in Karlsruhe aus der Taufe gehoben. Die zwölf ehrenamtlichen Gründungsmitglieder – Unternehmer, Arbeitnehmer und Erwerbslose – haben der Arbeitslosigkeit in Deutschland den Kampf angesagt. Vier Monate nach seiner Gründung hat der Verein bereits mehr als 100 Mitglieder, darunter vorwiegend Arbeitssuchende, und um den Vereinssitz in Karlsruhe haben sich Regionalgruppen in Kaiserslautern, Stuttgart, Bad Homburg und Frankfurt am Main geschart. Ziel ist es, einen bundesweit tätigen Verein mit regionalen Verbänden als „Hilfe zur Selbsthilfe" zu etablieren. Er soll insbesondere ältere Arbeitslose aus ihrer Isolation holen und nimmt inzwischen unter anderem folgende Funktionen wahr:

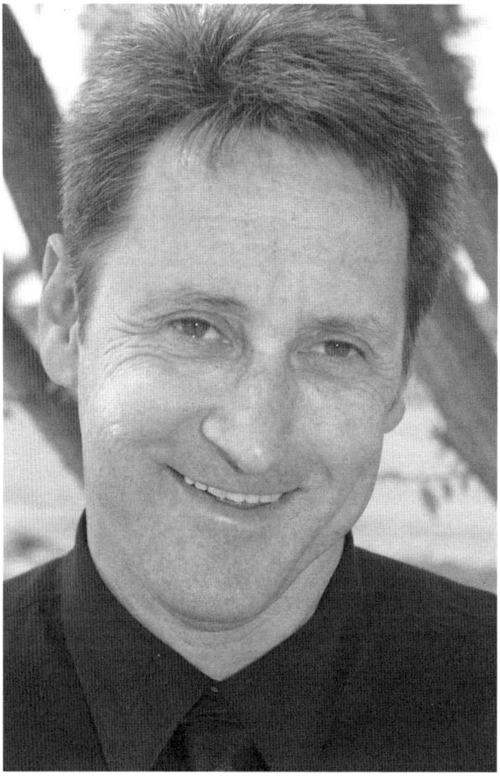

11 Hugo Frey ist Gründer der Initiative Arbeit50plus.

- Herstellung von Kontakten zwischen Arbeitssuchenden und Unternehmen;
- Organisation von regionalen Veranstaltungen zum Ideenaustausch, zur Informations- und Arbeitsvermittlung, zum Beispiel mit einer regelmäßig in Kooperation mit dem Radiosender SWR1 Rheinland-Pfalz veranstalteten Ü40-Jobbörse;

- Aufbau eines Netzwerkes, bestehend aus Unternehmen, Arbeitsagenturen, der Industrie- und Handelskammer und anderen Fachorganisationen;
- juristische Beratung von Arbeitssuchenden und
- Hilfen bei der Bewerbung.

Hugo Frey investiert nicht nur Zeit, sondern auch eigene finanzielle Mittel in die Initiative Arbeit50plus. So steckt er Geld in den Verein, das er als Berater im Rahmen eines vom Europäischen Sozialfond getragenen Förderprogramms zur Arbeitsplatzsicherung Älterer in Unternehmen erhält – aus der tiefsten Überzeugung, etwas äußerst Sinnvolles in Bewegung zu setzen. Er hat die Erfahrung gemacht, dass Unternehmen auf Dauer nur wettbewerbsfähig bleiben, wenn sie das Wissen und die Erfahrung von Älteren nutzen und sich die Belegschaft aus einer gesunden Mischung junger und alter Mitarbeiter zusammensetzt. Hugo Frey ist optimistisch, dass sich diese Erkenntnis in der Wirtschaft immer mehr herumspricht und durchsetzen wird.

Jung und Alt: Die Mischung macht's!

Allerdings sieht er Defizite bei der derzeitigen Praxis der Arbeitsvermittlung. Sein Rezept lautet: „Wer Menschen erfolgreich in Arbeit bringen will, muss den Wettbewerb bei der Bewerbung ausschalten.“ Soll heißen: Empfehlen sich höchst unterschiedlich qualifizierte 100 bis 200 Erwerbslose für eine einzige Stelle, dann hat nicht nur die Firma die Qual der Wahl, aus einer Vielzahl von mehr oder weniger aussagekräftigen Bewerbungen die besten herauszufischen, vielmehr hat auch ein geeigneter Bewerber nur geringe Aussichten, im Unternehmen vorzusprechen.

Hugo Frey, der die Initiative Arbeit50plus nicht als Konkurrenz, sondern als Ergänzung zum Wirken der Arbeitsagenturen und anderen Arbeitsvermittlungen sieht, setzt stattdessen darauf, exakte Anforderungsprofile zu erstellen. Weiß er, was die Unternehmen suchen, und kennt er die Fähigkeiten der Erwerbslosen, dann bringt er beide schnell zusammen, ohne dass dafür Hunderte von Bewerbungen unnötig den Adressaten wechseln müssen. Das funktioniere, so Frey, jedoch nur dann reibungslos, wenn der Stellenvermittler vor Ort in engem Kontakt sowohl mit den Arbeitssuchenden als auch mit den Arbeitgebern stehe. Als Unternehmensberater kennt Hugo

Frey die Wünsche vieler Unternehmen sehr genau. Ohne diese Hintergrundinformationen wären seine Vermittlungsbemühungen sicherlich nicht von solchem Erfolg gekrönt gewesen, sondern ebenso im Sande verlaufen wie bei vielen anderen bundesdeutschen Arbeitsagenturen, in denen eine individuelle Vermittlung vielfach an der hohen Zahl der zu betreuenden Arbeitslosen oder an mangelhaften Kenntnissen der von Unternehmen geforderten Anforderungs- und Persönlichkeitsprofile scheitert. Unter solch denkbar schwierigen Umständen sind Menschen über 50 in der Tat kaum vermittelbar.

Initiative Arbeit50plus

► Kompakt

Gründungsjahr: 2003
Initiator: Hugo Frey
Gründungsmitglieder: 12
Mitglieder 2004: mehr als 100
Finanzierung: Mitgliedsbeiträge, Spendengelder, persönliches Engagement der Mitglieder
Rechtsform: eingetragener, gemeinnütziger Verein (seit August 2004)

► Kontakt

1. Vorsitzender Hugo Frey
Siemens Industriepark
Siemensallee 84
76187 Karlsruhe
Tel.: 0721/9576370
Fax: 0721/53169742
E-Mail: info@arbeit50plus.de
Internet: www.arbeit50plus.de
mit *Stellengesuchen* und *Stellenangeboten*

Frankfurterin mit Organisationstalent

Gelungenes Comeback nach der Familienzeit

Sie lernen einen Beruf, arbeiten ein paar Jahre darin, bekommen Kinder und kümmern sich dann viele Jahre zu Hause um die Familie. Ist der Nachwuchs erwachsen, sind die Chancen auf die große Karriere vertan und auch Arbeit, die Spaß macht, ist rar gesät. Die besten Stellen sind meist schon von anderen besetzt. So ist die Situation vieler Frauen in Deutschland. Der Lebenslauf der Frankfurterin Ingeborg Becker liest sich ähnlich – allerdings mit Happy End.

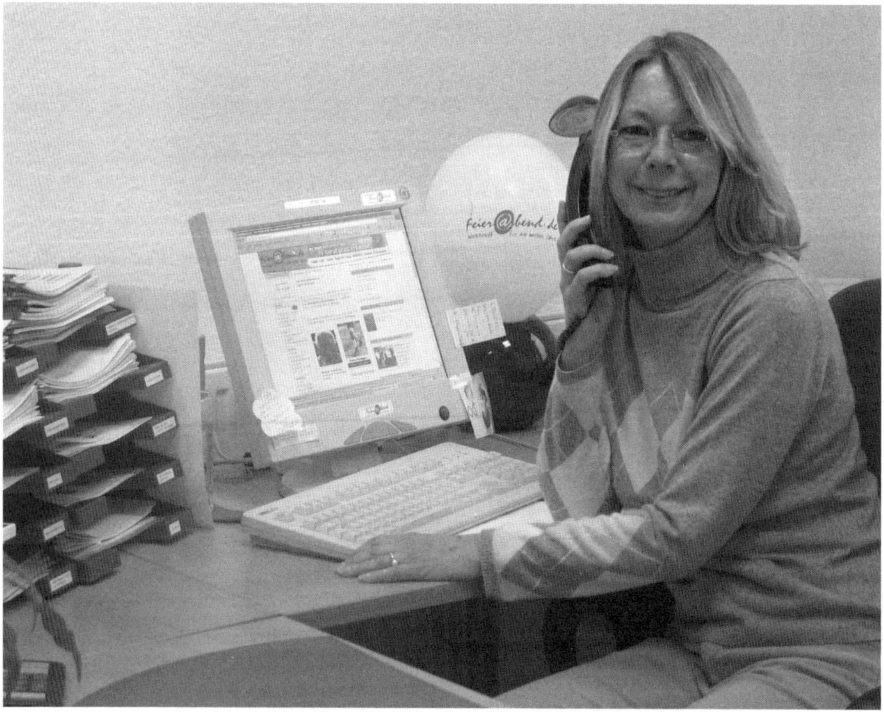

12 Ingeborg Becker managt das Büro bei der Feierabend AG.

Nachdem sie in Frankfurt am Main 17 Jahre in ihrem Beruf als Bankkauffrau gearbeitet hatte, bekam Ingeborg Becker mit 33 Jahren ein Kind und war fortan als Managerin ihrer Familie tätig. Sie kümmerte sich um den Haushalt und darum, dass ihr Mann nur mit gebügelten Hemden aus der Wohnung ging. Sie sorgte liebevoll für ihren heranwachsenden Sohn und ließ sich im Kindergarten und in der Schule in den Elternbeirat wählen. Sie regelte die Geldangelegenheiten und war verantwortlich für alle Belange der Eigentümergemeinschaft, in der sie mit ihrer Familie lebte. Und sie war auch zur Stelle, als ihre Eltern und Schwiegereltern in die Jahre kamen und Hilfe brauchten.

Langeweile war in dieser Zeit ein Fremdwort für sie. Erst nachdem Eltern und Schwiegereltern gestorben waren und ihr Sohn mit 16 Jahren immer häufiger eigene Wege ging, stieg in ihr der Wunsch nach einer Veränderung der Situation auf. Auch das Alter der damals 49-Jährigen spielte dabei eine Rolle. „Wenn man auf die 50 zugeht, ist das eine besondere Phase, in der man sich intensiv über das Leben und die Zukunft Gedanken macht", erinnert sich Ingeborg Becker.

Beruflich suchte sie ebenfalls nach Orientierung. „Wo stehe ich? Was hat sich in den vergangenen Jahren verändert? Was kann ich tun?" Diese Fragen wollte sie in einem berufsorientierten Kursus für Wiedereinsteigerinnen klären, auf den sie zufällig durch eine Zeitungsannonce aufmerksam geworden war. Dafür drückte sie von Februar bis Juni 2000 vormittags die Schulbank, lernte Anzeigen richtig lesen, absolvierte ein Zeitmanagement- und Kommunikationstraining, besserte ihre EDV-Kenntnisse auf und erfuhr, wie eine Erfolg versprechende Bewerbung aussehen soll. Neben der Theorie stand ein vierwöchiges Praktikum auf dem Programm, um das sie sich selbst kümmern musste. Sie streute ihr Vorhaben im Bekanntenkreis und bekam daraufhin den vagen Tipp, dass es in Frankfurt ein Internetunternehmen namens Feierabend AG gebe, das sich auf die Altersgruppe 50 plus spezialisiert habe, sehr erfolgreich arbeite und sich nun vergrößern wolle. Dieser Hinweis sollte ihren Alltag schon bald verändern.

„Wo stehe ich? Was kann ich tun?"

Ihr zukünftiger Chef, der frisch gebackene Internetunternehmer Alexander Wild, bot Ingeborg Becker ganz spontan ein Praktikum an. Die unerwartete Helferin passte gut in sein junges Team, und noch vor Ablauf des Praktikums fragte er sie: „Wollen sie nicht weiter halbtags für uns arbeiten?" Die Frankfurterin sagte nicht sofort „ja". Sie stellte zunächst ebenfalls Fragen, und zwar an sich selbst. Zuvorderst die, ob sie den stark veränderten Anforderungen in diesem Beruf, in dem der Umgang mit dem Computer Pflicht ist, wohl auf Dauer gewachsen sei, und ob ihre Familie den neuen Weg akzeptieren und mittragen würde. Nach anfänglichem Zaudern fasste sie sich ein Herz und trat ihre neue Stelle im September 2000 an.

Beide, Ingeborg Becker und Alexander Wild, haben diesen Schritt nicht bereut. Die Arbeit in dem acht- bis zehnköpfigen jungen Team macht ihr Freude und ihre freundliche Art, ihre Zuverlässigkeit, ihre professionelle Einstellung, ihr Organisationstalent und die Fähigkeit, auch in kniffligen Situationen die Übersicht zu behalten, wird von dem Unternehmen hoch geschätzt. Ihr Tätigkeitsfeld ist abwechslungsreich. Sie ist verantwortlich für Buchhaltung und Controlling, für die Büroorganisation, bereitet Kundenbesuche und Messeauftritte des Unternehmens vor und kümmert sich um die Reisevorbereitung von Mitarbeitern. Außerdem hilft sie mit bei der Pflege der www.feierabend.de-Webseiten, Deutschlands größter Online-Community für Senioren.

„Ich habe eine Arbeit gefunden, die mich befriedigt und mir Spaß macht." Das Resümee von Ingeborg Becker ist durchweg positiv. Sie hat ihr Ziel erreicht, das sie sich beruflich gesetzt hatte. Und von der ersten Idee, wieder zu arbeiten, bis zu deren Verwirklichung ist gerade mal ein gutes halbes Jahr vergangen. Das ist sicherlich nicht der Normalfall – aber die Geschichte zeigt, dass Frauen, die nach langjähriger Familienzeit eine Arbeit suchen, durchaus Chancen haben, im Arbeitsmarkt wieder Fuß zu fassen.

Speziell für Frauen: Kurse zum Wiedereinstieg in den Beruf

► Info

In vielen Städten und Gemeinden werden Kurse für Frauen angeboten, die nach einer längeren Familienphase den Wiedereinstieg in den Beruf wagen wollen. Veranstalter sind je nach Ort Volkshochschulen, regionale Bildungsträger, Vereine, Kulturzentren, Frauenbildungswerke, Universitäten und Arbeitsagenturen. Informationen über solche Kurse und über Fördermöglichkeiten von Berufsrückkehrerinnen erhalten Interessierte in Bürgerbüros, kommunalen Gleichstellungsstellen oder bei den örtlichen Arbeitsagenturen.

Ausführliche Hinweise zum Thema Frauen und Beruf bietet auch der Deutsche Bildungsserver an, ein Gemeinschaftsservice von Bund und Ländern, der im Internet unter www.bildungsserver.de erreichbar ist.

Gute Aussichten

Ein Münsteraner Philosoph als Türmer zwischen Beruf und Berufung

Wolfram Schulze hatte in seinem Leben 18 verschiedene Jobs, bevor er mit 50 Jahren einen Arbeitsplatz der ganz besonderen und seltenen Art fand. Der Münsteraner ist seit dem 1. Juli 1994 Türmer. Würden er und alle seine Berufskollegen in ganz Europa kündigen, müssten genau drei Stellen neu besetzt werden: seine eigene in der Kirche St. Lamberti im nordrhein-westfälischen Münster, eine in der St.-Georgs-Kirche im bayrischen Nördlingen und eine in der Marienkirche im polnischen Krakau.

Während sein Nördlinger Kollege täglich 350 Stufen hinaufsteigen muss, um seinen Arbeitsplatz zu erreichen, marschiert Wolfram Schulze „nur" 298 Stufen auf einer engen Wendeltreppe nach oben, bis er den Turm der katholischen St.-Lamberti-Kirche in der Altstadt erklommen hat. Dort genießt er einen überwältigenden Panoramablick über Münster. Für den passionierten Radfahrer und Fußgänger, dem auch 50-Kilometer-Märsche nichts ausmachen, ist das Treppensteigen kein Problem. Sein Aufstieg dauert zwischen viereinhalb und fünf Minuten – je nach Tages- oder besser Nachtform, denn seine Arbeit beginnt außer dienstags täglich um 20.30 Uhr.

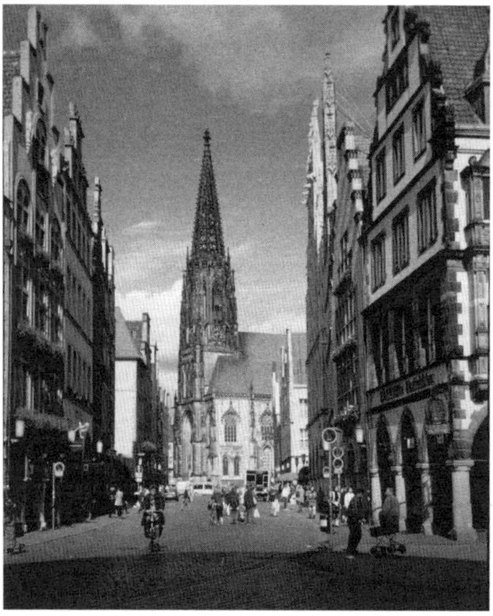

13a Ein Blick auf die katholische St.-Lamberti-Kirche in der Münsteraner Altstadt

Zunächst meldet er sich bei der Feuerwache. „Die ist so etwas wie meine Stempeluhr", sagt Wolfram Schulze. Dann bläst er halbstündlich von 21 bis 24 Uhr in das gut einen Meter lange kupferne Türmerhorn mit Messingmundstück, das wie ein Schiffshorn dumpf über die Stadt dröhnt. Das Blasinstrument stammt aus dem Jahr 1948 und ist damit fünf Jahre jünger als er selbst. Das Vorgängerhorn war in den Wirren des Zweiten Weltkrieges abhanden gekommen und wurde von Münsteraner Handwerkern nachgebaut.

Früher war es die vordringliche Aufgabe eines Türmers, als Stadtwächter rechtzeitig vor herannahenden Feinden und vor Feuer zu warnen. Heute sind die verbliebenen drei Türmer Europas nur noch Touristenattraktionen. Trotzdem: Ganz nebenbei hat Wolfram Schulze in seiner zehnjährigen Dienstzeit schon ein paar Brände entdeckt und die Feuerwehr alarmiert. Einmal sei er dabei sogar schneller als der Feuermelder des brennenden Gebäudes gewesen, berichtet er nicht ohne Stolz.

Wenn Wolfram Schulze nicht in sein Horn bläst, sitzt er meist in dem 20 Quadratmeter großen Turmzimmer der St.-Lamberti-Kirche auf seinem Sofa und frönt seiner Leselust. 700 Bücher – von Homer

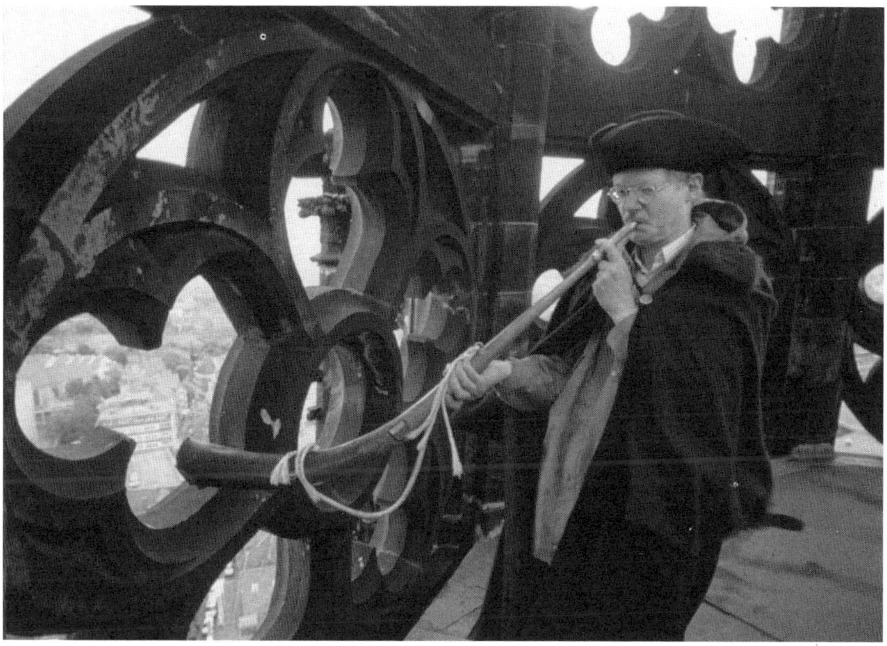

13b Wolfram Schulze bläst abends halbstündig kräftig ins Horn.

und Vergil über Walther von der Vogelweide, Cervantes und Grimmelshausen bis hin zu Herder, Lessing, Goethe, Stifter, Keller, Kafka, Mann... – hat er dort schon verschlungen. Keine leichte Kost. Aber für einen, der einen Universitätsabschluss in Philosophie hat, auch nichts Besonderes. Damit erübrigt sich die Frage, warum Wolfram Schulze sich um die Stelle des Türmers beworben hat. Wo sonst – wenn nicht 298 Stufen über der Stadt – hat ein Literatur- und Philosophie-Besessener wie er die Möglichkeit, seiner Berufung während der Arbeitszeit so intensiv und ungehemmt zu folgen? Dass er mit diesem Teilzeitjob nicht unbedingt reich wird, stört ihn nicht sonderlich. „Unser Sohn ist fast fertig mit dem Studium, und meine Frau und ich – wir brauchen nicht viel zum Leben", meint er.

Dabei hätte Wolfram Schulze sicherlich auch eine ganz andere Laufbahn einschlagen können, hat er doch eine bewegte berufliche Vergangenheit. Nach einer Lehre als Weber absolvierte er eine Ausbildung zum Buchbinder und arbeitete insgesamt 13 Jahre in diesem Beruf. Nebenbei machte er auf dem zweiten Bildungsweg das Abitur. Mit 30 Jahren begann er, an der Universität Münster Philosophie, Geschichte, Volkskunde und evangelische Theologie zu studieren, und war dort ein paar Jahre lang als wissenschaftlicher Mitarbeiter beschäftigt. 1985 bis 1989 betrieb er in Münster ein Antiquariat. Nachdem er das geschlossen hatte, eröffnete er eine philosophische Praxis, in der er mit Menschen über Gott, die Welt und Begriffe wie Freiheit reden wollte. Zu seinem Bedauern war das Interesse an Philosophie und dem Jenseits zu gering, um davon leben zu können.

Zwischen, vor und nach all diesen Tätigkeiten war Wolfram Schulze unter anderem Putzmann, Nachtpförtner in einer Klinik, Dozent der Volkshochschule und Zeitungsausträger. „Probleme, einen Arbeitsplatz zu bekommen, hatte ich nie", sagt er und ist davon überzeugt, dass er selbst heute, im Alter von 61 Jahren, keine Schwierigkeiten haben würde, einen neuen Job zu kriegen. Zur Not helfe er als Verkäufer in einem Geschäft aus. Der Philosoph Wolfram Schulze, der mehr als 5000 Bücher sein Eigen nennt, von denen einige noch gelesen werden wollen, ist sich für eine „berufsfremde" Arbeit nicht zu schade. Den Beweis dafür hat er mehrfach geliefert.

Nie Schwierigkeiten, eine Arbeit zu bekommen

Nachdem 1994 die Stelle des Türmers frei geworden war, kam der belesene Mann für die Mitarbeiter von Münster Marketing gerade recht. Wolfram Schulze setzte sich gegen 40 Bewerber durch, weil er gleich mehrere Voraussetzungen für den Job erfüllte. Mit seiner breiten Bildung ist er besonders gut dafür geeignet, als Werbebotschafter Münsters gegenüber Tourismusgruppen und den regelmäßig im Kirchturm auftauchenden Journalisten aufzutreten. Als Leseratte macht es ihm darüber hinaus nichts aus, die nächtliche Einsamkeit auf dem Kirchturm zu ertragen. Und so ist er dort über den Dächern der Stadt Münster wohl seit zehn Jahren der Mensch mit einem der ungewöhnlichsten Arbeitsplätze und Lebensläufe.

Schluss mit den kleinen Schritten – wagen Sie den Sprung in die Selbstständigkeit!

Die einen wollen einfach nur der Arbeitslosigkeit entrinnen, die anderen erfüllen sich damit einen lang gehegten Traum: Immer mehr Menschen werden ihre eigenen Chefs. Auch Ältere trauen sich zunehmend, den Schritt in die Selbstständigkeit zu gehen, der eigentlich kein Schritt, sondern der sprichwörtliche Sprung ins kalte Wasser ist. Denn: Wer sich hierzulande selbstständig machen will, braucht starke Nerven, jede Menge Optimismus und viel Geduld. Bürokratie ist wohl die größte Hürde, die es zu meistern gilt. Ihr ist schon so manche geniale Geschäftsidee zum Opfer gefallen.

Wer jedoch davon überzeugt ist, genügend Durchsetzungsvermögen und Zähigkeit mitzubringen, um den Kampf mit Ämtern, mit Banken und nach der Existenzgründung auch mit den Wettbewer-

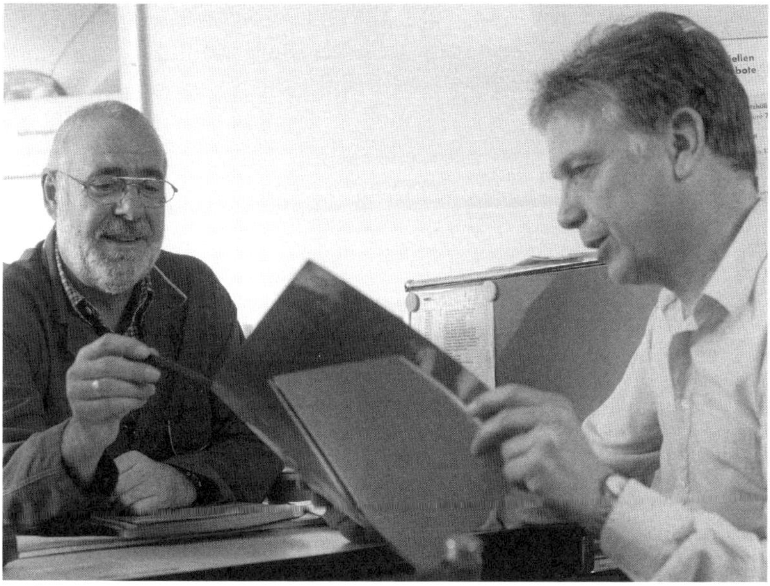

14 Wer sich selbstständig machen will, braucht Erfahrung und Gelassenheit im Umgang mit Behörden und Banken.

bern zu bestehen, der kann getrost den unternehmerischen Start wagen. Die Basis dafür ist ein schlüssiges und Erfolg versprechendes Geschäftskonzept, das auch finanzierbar ist. Zudem muss die zukünftige Chefin oder der angehende Chef entscheiden, ob die fachlichen

Hier wird Ihnen geholfen

► Info

Bundesministerium für Wirtschaft und Arbeit (BMWA): Allgemeine Informationen zur Existenzgründung sind auf der Internetseite des Bundesministeriums für Wirtschaft und Arbeit www.bmwa.bund.de abrufbar. Konkrete und leicht verständliche Tipps und Hintergründe zur Existenzgründung liefert die Seite www.existenzgruender.de, die ebenfalls vom Bundesministerium für Wirtschaft und Arbeit angeboten wird. Dort erhalten Interessierte Auskunft, wie sie ein Unternehmen richtig planen und gründen, welche Finanzierungshilfen der Bund, die Länder und die Europäische Union bereitstellen und wo Adressen von Beratungsstellen in ganz Deutschland zu finden sind. Checklisten zur Unternehmensgründung lassen sich auf den BMWA-Seiten ebenso abrufen wie Broschüren rund um das Thema Selbstständigkeit.

► Kontakt

Bundesministerium für Wirtschaft und Arbeit (BMWA)
Scharnhorststraße 34 – 37
10115 Berlin
Tel.: 01888/615-0
Fax: 01888/615-7010
Mittelstands-/Existenzgründertelefon: 01805/615-001

Industrie- und Handelskammern (IHK)/Handwerkskammern (HWK): Wer sich vor Ort zum Thema Unternehmensgründung informieren will, kann sich an die Regionalstellen der Industrie- und Handelskammern oder an die Handwerkskammern wenden. Sie beraten in Sachen Selbstständigkeit und bieten meist auch regelmäßig Existenzgründerseminare an, in denen von der Idee über die Planung und Organisation bis hin zu Marketingstrategien alle relevanten Themen zur Sprache kommen.

► Kontakt

Adressen der Regionalstellen von IHK und HWK sind erhältlich bei:

Deutscher Industrie- und Handelskammertag (DIHK)
Breite Straße 29
10178 Berlin
Tel.: 030/20308-0
Fax: 030/20308-1000
Internet: www.dihk.de

Zentralverband des Deutschen Handwerks (ZDH)
Mohrenstraße 20 – 21
10117 Berlin
Tel.: 030/20619-0
Fax: 030/20619-460
Internet: www.zdh.de

Kenntnisse ausreichen, um eine eigene Firma zu führen, und welche Rechtsform die richtige – und bezahlbare – ist. Soll es ein Betrieb mit mehreren Mitarbeitern oder eine Ich-AG werden? Will man als Freiberufler an den Start gehen? Welche finanziellen Hilfen gibt es? All diese Fragen lassen sich meist nicht alleine lösen. Fachkundiger Rat ist von Nutzen, um Schwierigkeiten zu erkennen und zu meistern (siehe Kasten auf S. 64/65).

Für Neueinsteiger in die Selbstständigkeit ist es unbedingt empfehlenswert, sich mit Hilfe von Fachliteratur kundig zu machen und als Einstieg ein Existenzgründerseminar zum Beispiel bei einer Industrie- und Handelskammer zu besuchen. Auskünfte darüber erteilen die örtlichen Arbeitsagenturen. Zudem gibt es die Möglichkeit, selbstständige Existenzgründungsberater zu konsultieren, die allerdings in der Regel viel Geld kosten. Im Anhang sind einige nützliche Ansprechpartner aufgeführt (siehe S. 206ff.), die ihre Informationen in den meisten Fällen kostenlos weitergeben. Zudem ist das Internet, beispielsweise die Seiten des Bundesministeriums für Wirtschaft und Arbeit (www.bmwa.bund.de), eine Fundgrube für Wissenswertes zum Thema Unternehmensgründung und Selbstständigkeit.

Voraussetzung für eine erfolgreiche Existenzgründung sind unter anderem Eigenschaften wie Erfahrung, Geduld, Gelassenheit, Zähigkeit und die Fähigkeit, Entscheidungen eigenverantwortlich zu treffen und sie auch durchzusetzen. Für solche Qualitäten haben ältere Menschen in der Regel ein Leben lang trainiert. Daher spricht nichts dagegen, in fortgeschrittenen Jahren den Sprung in die Selbstständigkeit zu wagen, wie folgende Beispiele zeigen.

Wirtschaftswunder made in Westfalen

Rolf Westerheide aus Gütersloh gründete mit Mitte 50 ein Unternehmen

Der 30. Juni 1995 hat sich eingebrannt in Rolf Westerheides Gedächtnis. Einen Tag vor seinem 25. Firmenjubiläum bekam der damalige Prokurist und Vertriebsleiter einen kleinen Umschlag in die Hand. Doch nicht ein Dankeswort der Geschäftsleitung, verbunden mit einer Prämie für lange Treue steckte darin – Kündigung wegen Betriebsveräußerung, teilte das Unternehmen dem 52-Jährigen aus Gütersloh mit. Es war, als hielte seine Lebensuhr für einen winzigen Augenblick inne. Und dann begann die Wende im Leben der Familie Westerheide.

Ein Schild, kaum größer als ein DIN-A4-Blatt, markiert die Einfahrt von A+W Bad design. „Schauen Sie lieber nach dem Findling am Tor, den sieht man besser“, erklärt Rolf Westerheide am Telefon. Der Mann mag Understatement. Keine protzige Einfahrt, schlichte Werkhallen, unauffälliges Büro-Interieur. Da passt der schmucke Mercedes-Kombi kaum ins Bild, der in der Hofecke steht. „Das ist unser Lastwagen. Den brauche ich für den rollenden Schauraum“, sagt Rolf Westerheide und zeigt auf den sechs Meter langen Fahrzeuganhänger. Darin aufgereiht: die Produkte von A+W Bad design.

Aluminium ist der Werkstoff, mit dem sein Einstieg in die Arbeitswelt begann. Und Aluminium ist noch heute der Träger, auf dem sein Geschäft blüht. Gleich nach der Lehre ging der Groß- und Außenhandelskaufmann Rolf Westerheide ins lippische Bad Salzuflen, war der einzige Verkäufer für Aluminium-Profile in einem gerade gegründeten Unternehmen und wechselte bald darauf nach Gütersloh – der Kündigungsgrund hieß mit Vornamen Adelheid.

Wieder hieß es Außendienst: Jährlich 70 000 Kilometer fuhr der Verkäufer für Twick & Lehrke, damals führender Anbieter von Aluminium-Spiegelschränken, zwischen Ruhrgebiet und Flensburg, später nach Holland, Österreich, Belgien und – „machense mol dähn Gofferrohm off“ – nach West-Berlin. 1985 wagte Twick & Lehrke den Sprung über den Atlantik, um ins US-Geschäft einzusteigen. Die Dependance baute der Geschäftsführer in Charlotte, North

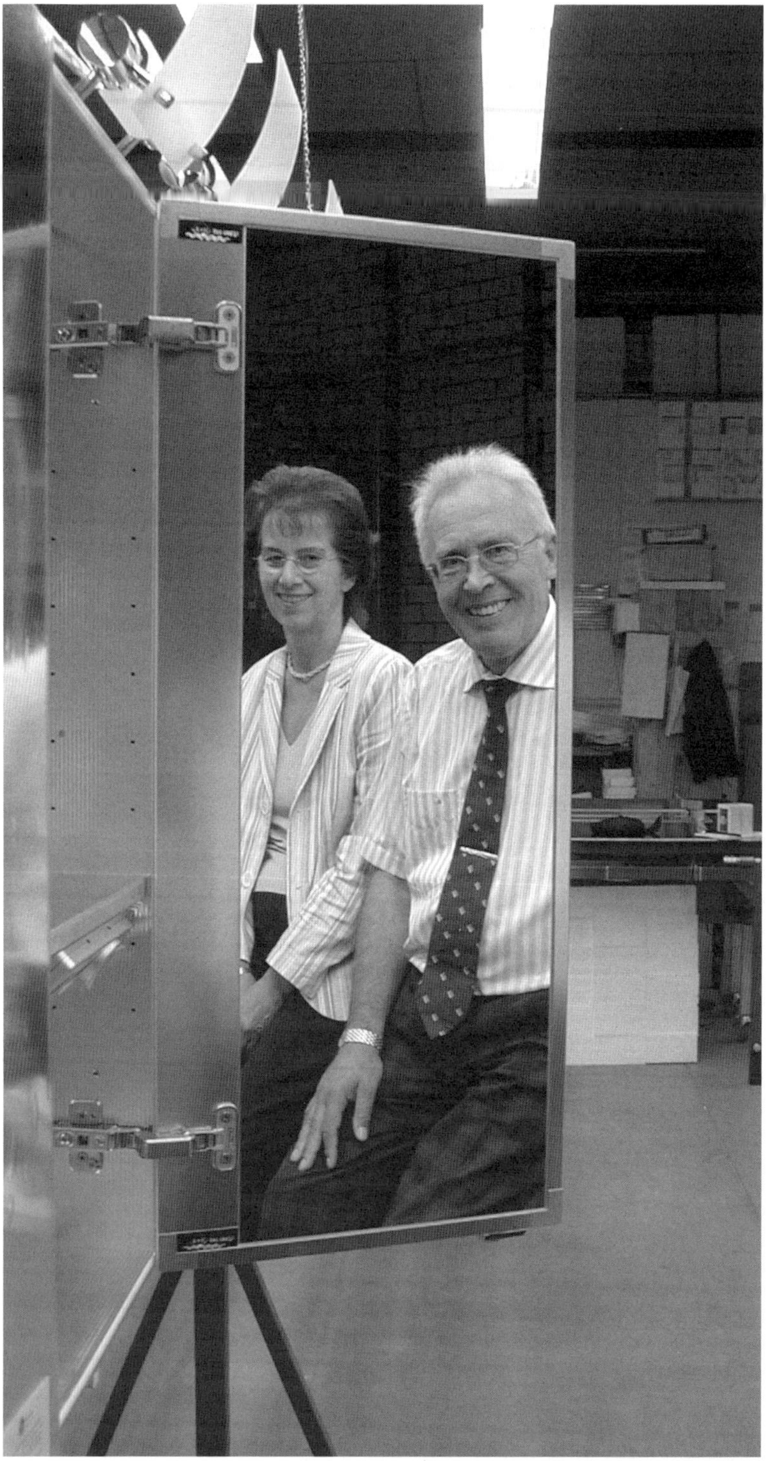

15 Adelheid und Rolf Westerheides erfolgreiche Geschäftsidee: Spiegelschränke der Luxusklasse

Carolina, auf. Rolf Westerheide legte dort selbst Hand mit an und richtete ein funktionierendes Lager für den umkämpften Markt ein. Den hatte Robern in Philadelphia unter Kontrolle, eine Firma, die den Berufsweg des Güterslohers noch einmal kreuzen sollte.

Schluss mit den kleinen Schritten – wagen Sie den Sprung in die Selbstständigkeit!

Für Adelheid Westerheides Wiedereinstieg in den Beruf war ein alter Commodore-Computer in diesen Jahren der Grundstein. Da war sie fast 50 und hatte 25 Jahre Familienzeit hinter sich. Nun waren die Kinder groß, und die einstige Teilnehmerin an den deutschen Meisterschaften im Stenografieren zog es ins Arbeitsleben zurück. Sie besuchte Kurs um Kurs bei der Volkshochschule, nahm bei ihrem Sohn Nachhilfe am PC und schickte eine Bewerbung nach der anderen ab.

Und plötzlich die Hiobsbotschaft im Sommer 1995: Twick & Lehrke ist verkauft. „Es war wie auf einem Beerdigungsfrühstück", erinnern sich die Westerheides an den Tag nach der Kündigung, der doch groß gefeiert werden sollte. Die Unternehmensleitung erschien komplett, böse Worte fielen nicht. Dafür gab es verstohlene Tränen, wenn niemand guckte. Geholfen haben sie ein wenig, geändert an den Problemen nichts. Die musste Rolf Westerheide selbst anpacken. Zum Arbeitsamt ging er erst gar nicht, die Antwort wusste er ohnehin.

Wenige Tage später saß er im Flieger nach Philadelphia. Sein Ziel: Bernhard M. Meyers, Inhaber der Robern-Werke. Im Handgepäck hatte Westerheide eine 30-seitige Abhandlung über deutsche Absatzwege, Absatzstrukturen, Preisstrukturen, Umsatzvolumina und Verbände der Sanitärwirtschaft. Er wollte die Robern-Bosse davon überzeugen, dass er für Robern der richtige Mann für den Aufbau einer funktionierenden Infrastruktur auf dem deutschen Markt war. Meyers war angetan vom Eifer des Deutschen, eine Antwort gab er ihm nicht. Die kam acht Wochen darauf, allerdings von einem anderen Sanitär-Riesen, der Robern zwischenzeitlich gekauft hatte und von Meyers den Tipp bekam. Der Vize-Präsident einer der weltweit größten Hersteller von Sanitärprodukten mit einem Umsatzvolumen von damals mehreren Milliarden Dollar wollte Rolf Westerheide engagieren. Einen Tag vor Heiligabend unterschrieb er in Paris seinen Arbeitsvertrag. Die Amerikaner hatten ihren ersten Deutschland-Vertreter für Aluminium-Spiegelschränke – auf den Tag genau ein halbes Jahr nach seiner Entlassung trat Rolf Westerheide für den US-Giganten seinen neuen Job an.

Er sollte die Produktpalette auf dem deutschen Markt testen, lautete der Auftrag. Mit einem geliehenen 7,5-Tonner fuhr Rolf Westerheide zu Sanitär-Händlern in Berlin, Stuttgart, Düsseldorf und Gütersloh und baute dort Stellwände auf. Adelheid Westerheide managte derweil, neben der Arbeit für ein Architekturbüro, ihren Mann im Hintergrund, erweiterte mit 53 Jahren ihr EDV-Wissen an der Volkshochschule und gab die frisch erworbenen Word- und Excel-Kenntnisse in nächtlichen Crash-Kursen an ihren Mann weiter. Doch alle Mühen Westerheides versickerten im Nirgendwo: Die Amerikaner konnten oder wollten die Signale nicht verstehen, die ihr Agent aus Germany nach Amerika funkte.

Adelheid und Rolf Westerheide blickten sich zweimal tief in die Augen. Für sie war klar: So konnte der deutsche Markt nicht erobert werden. Vor Ende 1996 kam Westerheide nicht aus seinem Vertrag, Zeit genug, ein neues Vorhaben anzupacken: Mit Überbrückungsgeld für Existenzgründer vom Arbeitsamt und mit Unterstützung der Industrie- und Handelskammer Bielefeld marschierte der künftige Unternehmer mit 54 Jahren in Richtung Zukunft. Aluminium-Spiegelschränke der allerbesten Qualität zu produzieren und in den ausgesuchten Handel zu bringen – so lautete das Ziel.

Mit 54 Jahren zum Existenzgründer

Weil er zwar Profi im Vertrieb, aber weniger mit der Konstruktion vertraut war, suchte und fand er in Manfred Ahnepohl den idealen Geschäftspartner. Der renommierte Gütersloher Metallbaubetrieb verfügte über den kompletten Maschinenpark für das Bearbeiten von Alu-Profilen. Ahnepohls Sohn hatte gerade seinen Abschluss als Metallbau-Techniker gemacht – A+W Bad design nahm Anfang 1997 den Betrieb auf. 180 Tage später zeigten sie 40 ausgesuchten Kunden des Sanitärfachhandels ihre erste Kollektion – zehn Unikate, die in Tag- und Nachtarbeit von Michael Ahnepohl handgefertigt worden waren. Die Branche applaudierte. Solche Spiegelschränke hatte es auf dem deutschen Markt noch nie gegeben.

Dass Westerheides ihre Altersvorsorge in das riskante Projekt investiert hatten, dass die gelernte Verwaltungsangestellte Adelheid Westerheide mit Mitte 50 betriebliches Rechnungswesen und Sachbearbeiterwissen paukte, dass alle Beteiligten Tag und Nacht schufteten, weil sie an ihren Erfolg glaubten, das verschwiegen sie bei der Präsentation diskret. Allein die Entwicklung und der Bau der millimetergenau gearbeiteten Schränke verschlangen einen sechsstelligen DM-Betrag. Hochglanzpolierte und elektrolytisch geglänzte Aluminiumprofile – die teuerste Oberflächenbearbeitung bei diesem Metall – und Lampenkonstruktionen mit Opalgläsern in Kleinststückzahl standen als große Posten ebenso auf der Ausgabenseite wie einzeln gefertigte Beschläge und Dichtungen, belgische Spiegel mit Randversiegelung und als Clou: beheizbare Spiegeltüren – ein Novum, das bis heute von niemandem angeboten wird. Dazu kamen fünfstellige Kosten für Schutzrechte, Firmenausgaben und laufende Lebenshaltung…

Schluss mit den kleinen Schritten – wagen Sie den Sprung in die Selbstständigkeit!

Kundenwünsche bewegen sich pausenlos zwischen schlicht und extravagant. Das weiß Rolf Westerheide von seiner früheren Außendiensttätigkeit. Um diesem Bedarf gerecht zu werden, stellt A+W Bad design heute 600 Spiegelschrank-Modelle her. Mehrere tausend Spiegel in 85 verschiedenen Größen und Formen sind ständig am Lager, werden beim Hersteller sofort nach der Lieferung ebenso bezahlt wie die vielen Aluminium-Bauteile, Ecken, Griffe, Lampen, Kabel und Radios, die die Luxusmodelle krönen. Mittlerweile beschäftigt A+W Bad design fast 20 Mitarbeiter, die Hälfte davon ist über 40 Jahre alt. Gleich nach der Firmengründung stellten sie einen knapp 50-Jährigen als Monteur ein, drei Jahre später einen Außendienstler und einen Handelsvertreter im selben Alter. „Gute Mitarbeiter sind das Kapital der Firma, egal wie alt sie sind“, sagt Adelheid Westerheide und denkt zurück an vier junge Innendienstler, die mit ihrer Arbeit völlig überfordert waren.

„Gute Mitarbeiter sind das Kapital der Firma, egal wie alt sie sind.“

„Wir haben bis heute kein Darlehen gebraucht und den Dispositionskredit nur anfangs in Anspruch genommen“, sagt Rolf Westerheide, der nie auf Hilfe von außen baut, immer auf der Suche ist nach neuen, Erfolg versprechenden Strategien und nichts weniger ausstehen kann als Blender, die außer makellosem Outfit und noblem Firmenwagen nichts Handfestes zu bieten haben. Schmunzelnd erinnert er sich an die kleinen Anfänge: 120 000 Kilometer hatte der erste Firmenwagen, ein alter Volvo, auf der Uhr, der den ruinierten Privatwagen ablöste.

Das Büro war zu Hause, die Rufnummer der Firma war zugleich die private, einen Firmen-Computer gab es nicht. Die Verkaufsunterlagen liefen bis in die Nacht auf dem privaten Tintenstrahldrucker, und die Zeichnungen von Konstrukteur Michael Ahnepohl wurden darin eingebunden. Ihren ersten Lohn sah Adelheid Westerheide, die als Halbtagskraft eingestellt war, nach zwei Monaten – auf ganze 2,38 DM die Stunde kam sie bei ihrem Zwölf-Stunden-Tag.

Zwei Jahre nach ihrer Gründung war die Firma völlig liquide und schreibt seitdem schwarze Zahlen. Doch diese betriebswirtschaftliche Meisterleistung hat ihren Preis: 260 Stunden arbeiten die Westerheides seit der Unternehmensgründung im Monat – jeder. „Zeit für die Familie bleibt da kaum", sagt Adelheid Westerheide und spricht über ihre Sehnsucht nach den Enkelkindern, die mit der Familie von Sohn Thorsten im Ruhrgebiet leben: „Da fährt man nicht mal eben hin, dazu fehlt die Zeit. So bleiben nur wenige Momente, die wir intensiv mit unseren Kindern und Enkeln zusammen sind."

Kaum Zeit für die Familie

Vor zwei Jahren haben sie Verstärkung aus den eigenen Reihen bekommen: Tochter Nicole ist in das Geschäft eingestiegen, erledigt die vielfältigen Vertriebsarbeiten und bereitet sich auf die spätere Firmenübernahme vor. Aber es bleibt genug zu tun für die Westerheides, wie die Firmenchefin augenzwinkernd anmerkt: „Jetzt müssen wir bloß noch 250 Stunden im Monat ran." Von ihrem größten Wunsch, „endlich mal drei Wochen Urlaub am Stück", sind sie noch einige Ellen entfernt. Den heben sie sich auf – für später, wenn sie alt sind.

„Wenn ich morgen sterben muss, möchte ich heute nicht traurig sein"

Im mecklenburgischen Karft baut ein Trio seine historische Museumsherberge nach einem Blitzschlag zum zweiten Mal auf

Angekohlte Mauern in den Resten des Wildgartens, davor das Chassis der historischen Kutsche. Das ist alles, was vom Rauchhaus im mecklenburgischen Karft übrig geblieben ist. Ein Blitz ließ das 350 Jahre alte Gebäude im Sommer 2004 in Flammen aufgehen. Jetzt wird der seltene Ständerbau originalgetreu errichtet. Dabei sind seine Besitzer in einem Alter, in dem andere längst an den Ruhestand denken.

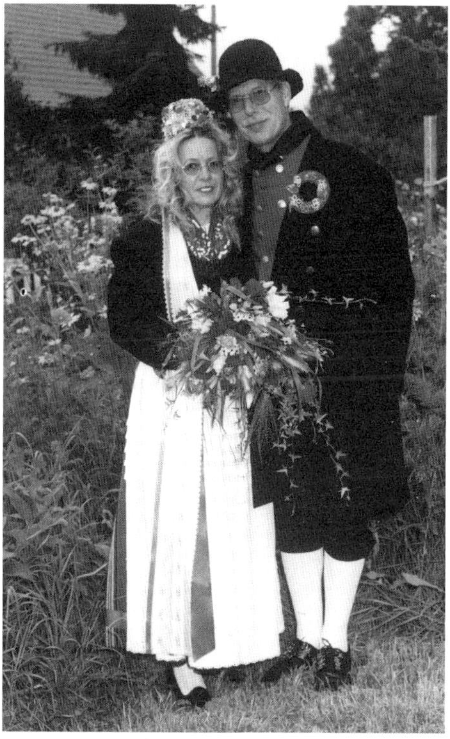

16a In Schweriner Hochzeitstracht getraut: Heidrun Willhöft und Joachim Karg

Heidrun Willhöft (54), Joachim Karg (64) und Dorit Nowak (60) wollten an dem heruntergewirtschafteten Häuserensemble, dessen Mitte das Rauchhaus zierte, „bauen und basteln bis an unser Lebensende", wie Heidrun Willhöft sagt. Bis sie in der Umbauphase die Idee hatten, aus dem Rauchhaus eine Museumsherberge zu machen, richtig alt-mecklenburgisch, ohne Zugeständnisse an die moderne Zeit. Das Konzept ging auf: Vier Jahre war das Rauchhaus Herberge für die Besucher und der Stolz seiner Besitzer. „Es ging los, das Geschäft begann zu florieren", erinnert sich Heidrun Willhöft an das Schicksalsjahr 2004. Bis zum Sommer hatten sie bereits so viel Umsatz gemacht wie im gesamten Jahr 2003 – und alles ohne Werbung. „Die Gäste fanden alle durch Mundpropaganda den Weg zu uns", sagt Heidrun Willhöft.

Rückblende ins Jahr 1995: Kaum eine Stunde dauert die Fahrt von Hamburg nach Karft bei Wittenburg, die Landeshauptstadt Schwerin liegt 38 Kilometer nordöstlich. Ein paar verstohlene Blicke hinterm Gartenzaun sehen dem Kombi mit Hamburger Kennzeichen hinterher, der jetzt öfter über die Dorfstraße fährt. Sein Ziel: das alte Rauchhaus. Fünf Jahre hatte das Trio gesucht, bis es das Haus seiner Träume fand. Nicht renoviert sollte es sein, um Wohngifte auszuschließen, und bezahlbar. Es war Liebe auf den ersten Blick. „Ich habe mich in das alte Rauchhaus gestellt, es in Gedanken eingerichtet. Alles hatte sofort seinen Platz", sagt Heidrun Willhöft, die eigentlich in den alten Mauern des Rauchhauses leben wollte. Ihr damaliger Lebensgefährte und heutiger Ehemann Joachim Karg betrieb zu der Zeit eine Versicherungsagentur in Hamburg, deren Bestand mühelos nach Karft hätte übertragen werden können; sie wollte im Büro arbeiten und nebenbei mit ihren Gefährten das neue Domizil nach eigenen Vorstellungen umbauen.

Sehr schnell nach Abschluss des Kaufvertrags merkten sie jedoch, dass der Zahn der Zeit zu arg an der Substanz der Gebäude genagt hatte, sahen bald die Schwierigkeiten, die bei der Restaurierung des eigenwilligen Baus auf sie zukommen würden. Zudem zwang eine Krankheit Joachim Karg, seine Agentur aufzugeben, und bei der Finanzierung des Vorhabens lief einiges nicht wie geplant. Zwar erzielte Joachim Karg aus dem Verkauf seines Hauses in Hamburg-Kirchdorf das Startkapital, auch die Stiftung Denkmalschutz überwies als nicht rückzahlbaren Anschub sofort 60 000 Mark auf das Konto der neuen Eigentümer. Doch war das nicht mehr als ein Tropfen auf den heißen Stein: „Wir hatten uns völlig verkalkuliert", gesteht Heidrun Willhöft rückblickend ein.

Jeder musste mit anpacken!

So musste jeder mit anpacken. Einladungen an Freunde ergingen fast ausschließlich mit dem Zusatz: „bitte Arbeitssachen mitbringen". Und viele haben mitgeholfen, das ramponierte Rauchhaus zum Schmuckstück von Karft umzugestalten. „Das haben die Leute früher doch auch alles alleine gemacht, da gab es auch nicht Fachleute für jeden Handgriff", sagt Heidrun Willhöft, die es versteht, allem eine positive Seite abzugewinnen. Sie zogen los in die Umgebung, holten Lehm aus der Lehmkuhle und Ziegel aus Abbruchhäusern. Sie bewahrten historische Dachpfannen vor der Deponie, stöberten in Haushaltsauflösungen nach Interieur alt-mecklenburgischer Machart. Zimmermann Manfred Schenkenberg von der „Interessengemeinschaft Bauernhaus“ rettete in akribischer Kleinarbeit Balken und Ständer – die originalgetreue Restaurierung war sein Verdienst. Er starb 1999 noch vor der Eröffnung.

Schluss mit den kleinen Schritten – wagen Sie den Sprung in die Selbstständigkeit!

Sie ist Stier, sie setzt durch, was sie für richtig hält. Bis zum Petitionsausschuss des Schweriner Landtags ging Heidrun Willhöft, um sich gegen das Denkmalsamt zu wehren, das ihr den Platz für einen Schornstein zuweisen wollte. Sie bekam Recht, baute so, wie es für die spätere Raumaufteilung sinnvoll war, und nicht, wie es die Rathausplaner wollten. Auch die zugesagten Fördergelder trafen nicht in vereinbarter Höhe ein. Heidrun Willhöft klopfte an tausend Türen und pochte so lange auf die Verträge, bis sie die Zuschüsse

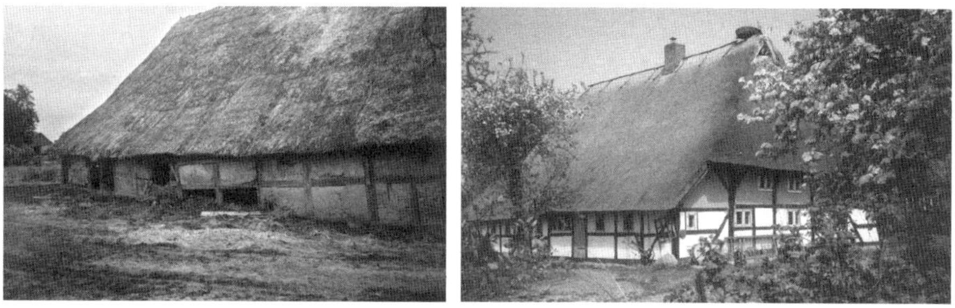

16b/c Das Rauchhaus vor (1997) und nach der Renovierung (vor dem Brand 2004)

erhielt. Und die Hochzeit mit Joachim Karg gestaltete sie 2000 zu einem großartigen Ereignis: In Schweriner Hochzeitstracht grüßte das Brautpaar, sieben Kutschen standen für die Gäste bereit – das „NDR-Nordtor“ rückte mit einem Kamerateam an, um aus Karft zu berichten. Über die Hochzeit und über das Rauchhaus, das im selben Jahr als Museumsherberge eröffnet wurde.

Sein Inneres nahm die Gäste mit auf eine Zeitreise ins Mecklenburg des 19. Jahrhunderts. Der alte Kachelofen aus dem Nachbarort war das Herzstück der Diele, über deren Klinker schon Generationen liefen. Vom Schmied in Wittenburg handgefertigt, verströmten die Lampen warmes Licht in den großen Raum, leuchteten bis in die kleinen Kammern mit den 150 Jahre alten Kastenbetten, auf denen das Paradekissen mit Sinnspruch in Hagenower Platt thronte. Und die 90 Jahre alte Dame aus Eutin hatte Tränen der Freude in den Augen, dass ihr gemauerter Herd, den sie bis zuletzt beheizt hatte, in Karft weiter seinen Dienst tun sollte.

Bis zum 17. Juni 2004, dem Schicksalstag. Am Horizont zogen Regenwolken auf, ein fernes Gewitter grummelte, nicht ungewöhnlich für diese Jahreszeit. Erste Tropfen fielen. Joachim Karg und sein

Helfer, die am Tor arbeiteten, suchten im Rauchhaus Schutz vor dem Regen. Gerade zeigte Heidrun Willhöft Gästen eine Kammer, da gab es einen ohrenbetäubenden Knall. Glas splitterte, Schreie. Joachim Karg stürzte vom Blitz getroffen zu Boden, über den Kammerfächern stand die Dekoration in Flammen. „Ich lief auf den Dachboden, alles brannte", sagt Heidrun Willhöft. Weder Feuerwehr noch Polizei waren erreichbar, das Telefon war gestört. Verzweifelt versuchte sie, das Reetdach mit dem Gartenschlauch zu löschen: „Dann sahen wir zu, wie unser Rauchhaus abbrannte."

Gleich nach dem Brand haben Joachim Karg, Heidrun Willhöft und Dorit Nowak angefangen, die Ruine zu räumen. Auf alten Fundamenten soll das Rauchhaus nun neu entstehen. „Mein Haus ist auf Urlaub", sagt die 54-Jährige, und es klingt Zuversicht aus ihrer Stimme. Sie ist sich darüber im Klaren, dass ein so außergewöhnliches persönliches Engagement wie beim ersten Umbau nicht wieder möglich ist. Ihr Mann und ihre Schwester, die früher ein Hotel mit 60 Betten in Offenbach führte, können ebenso wenig wie Heidrun Willhöft noch einmal für mehrere Jahre bei schwerem körperlichen Einsatz auf ihr Einkommen verzichten. „Wir haben den Mut, die Kraft nicht mehr", sagt Heidrun Willhöft. Und so haben sie sich entschieden, größere Aufträge zu vergeben, damit der Betrieb in zwei Jahren wieder anlaufen kann.

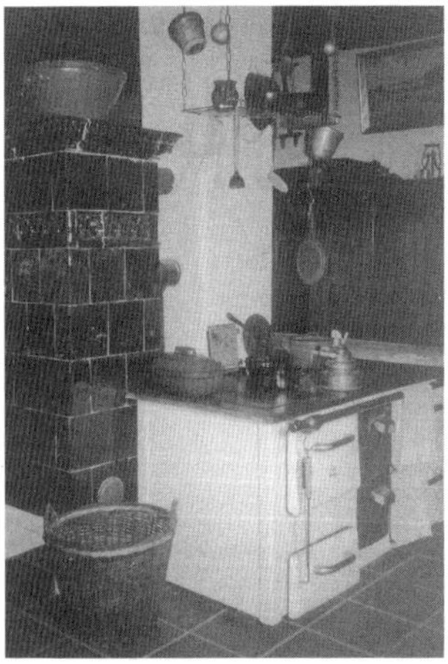

16d Kochen wie anno dazumal

Nicht überall stoßen sie mit ihrem Willen zum Neubeginn auf Verständnis. Schon sagen einige: Warum tut ihr euch das in diesem Alter an? Lasst es euch gut gehen. „Aber das haben wir doch all die Jahre in Karft getan, das hat ja nichts mit der vielen Arbeit zu tun", meint Heidrun Willhöft kopfschüttelnd. Dabei ist sie nicht verbissen, kämpft nicht um jeden Zentimeter, als wenn's um alles ginge: „Wir leben. Wenn ich morgen sterben muss, möchte ich heute nicht traurig sein." Das ist es, was die drei Menschen bewegt hat, trotz der Niederlage dort zu bleiben, wo sie sich hingestellt haben: Die Vision vom wieder entstehenden Rauchhaus, das Bild vom blühenden Wildgarten, geschaffen mit eigenen Händen, der Frohsinn ihrer Gäste, den sie für kurze Zeit in dem alten Gemäuer mitleben durften – all das lässt sie festhalten auf mecklenburgischer Erde.

Der Mensch braucht ein inneres Haus

Der Frankfurter Journalist Wolf Gunter Brügmann engagiert sich sozial, kirchlich und gewerkschaftlich

Monoton dröhnt der Schlag der Abrissbirne durch die Fenster. Klappernde Schuttbagger werfen im Minutentakt ihre steinerne Ladung auf Lastwagen, dazwischen drängelt sich der Verkehr. Die Fassade bröckelt, bald wird das Fernmeldehochhaus der Telekom an der Frankfurter Zeil Geschichte sein. In seinem Zimmer 655 des Verlagshauses vis-à-vis spürt Wolf Gunter Brügmann ein letztes Mal die Schwingungen aus der Kantine, schaut er ein letztes Mal auf das Geschehen gegenüber. Dann verlässt er sein Büro. Wolf Gunter Brügmann, 58, ist soeben in die passive Phase seiner Altersteilzeit eingetreten. Er geht ohne Groll und mit vielen Plänen. Zum einen wird er sich noch stärker der Mitarbeit in kirchlichen Gremien widmen – vom Kirchenvorstand über den Dekanatssynodalvorstand und das Präsidium des Frankfurter Kirchenparlamentes bis zur „Kammer für Verkündigung“ bei der Landeskirche. Zum anderen gehört er zum Trägerkreis und zu den Moderatoren des Rhein-Main-Gesprächskreises „Wirtschaft und Gewerkschaften“ und eines weiteren Gesprächskreises über die „Zukunft der Arbeit“, ausgerichtet von Volkshochschule und Deutschem Gewerkschaftsbund. Nicht zu vergessen die neue Rolle als Hausmann für seine berufstätige Frau, die ihn für die Gartenarbeit einspannen wird. Auch für seine geistigen „Hobbys“ Philosophie, Psychoanalyse und Theologie wird er sich die Zeit nehmen.

Abschied ohne Groll und mit vielen Plänen

Gut 35 Jahre begleitete das Kürzel (rüg) die Leserschaft der Frankfurter Rundschau durch die tägliche Zeitungslektüre – anfangs berichtete und kommentierte Wolf Gunter Brügmann die Ereignisse in Frankfurt, später das politische Weltgeschehen als Nachrichtenchef, bis er 1994 das Ressort Sonderveröffentlichungen neu aufbaute mit der Aufgabe, Inhalt und Gestaltung der auf Schwerpunktthemen zugeschnittenen Specials auf das Niveau des Hauptblattes zu heben.

Die Druckwelle der Explosion, die 2001 die New-Economy-Blase zum Platzen brachte, erschütterte die deutsche Zeitungslandschaft bis ins Mark. Insbesondere die Mitarbeiter der Blätter, deren Haupteinnahmequellen die Stellenmarktseiten waren, mussten hilflos zusehen, wie der Anzeigenteil drastisch ausdünnte – zum einen wurden Arbeitsplätze schlagartig Mangelware, gleichzeitig eröffnete der Stellenmarkt im Internet den Unternehmen interessantere und ungleich billigere Möglichkeiten der Personalsuche. Die Frankfurter Rundschau traf es besonders hart. Von den 1670 Beschäftigten mussten bis 2005 mehr als die Hälfte aus dem Verlag ausscheiden. Gut 200 Mitarbeiter unterschrieben einen Altersteilzeit-Vertrag. Wolf Gunter Brügmann ist einer von ihnen.

Leicht fiel ihm der Schritt nicht, die Frankfurter Rundschau zu verlassen, zumal ihm diese Entscheidung von außen aufgenötigt wurde. Gleich im ersten Jahr der Krise stellten ihn Chefredaktion und Geschäftsleitung vor die Wahl: Altersteilzeit oder fristlose Kündigung. Nichts half. Weder seine Vorschläge für eine Weiterbeschäftigung zu veränderten Konditionen noch Hinweise auf seine lange Berufserfahrung bewirkten etwas. Im Verlauf der harten Auseinandersetzungen lagen zwei ausgefertigte und unterzeichnete Verträge, seine Alternativen, auf dem Tisch. Nur Brügmanns Unterschrift fehlte noch. Er unterschrieb das Altersteilzeitangebot. Wenige Minuten danach lief die von der Verlagsleitung eingeräumte Bedenkzeit ab.

Zwei Entwürfe für ein Leben nach der Erwerbsarbeit hatte Wolf Gunter Brügmann zu dieser Zeit im Geiste längst parat: Da gab es jene Menschen, die die Arbeit und die Position, die sie innehatten, zu ihrem Lebensmittelpunkt gemacht hatten. Menschen, die mit dem Eintritt in den Ruhestand in ein Vakuum gerieten, das zu füllen sie kaum die Kraft hatten. Sie, so Brügmanns Beobachtung, lebten interessenlos, verfielen zusehends. Oft starben sie schnell. Die anderen, die sich während der Berufstätigkeit auch anderen Dingen zugewandt hatten, lebten auf, hatten jetzt mehr Kraft für Unternehmungen, für die ihnen zuvor die Zeit fehlte. Sein Fazit: Der Mensch braucht ein inneres Haus, eins, in dem er eine geistige Heimat hat, eins, das er mitnehmen kann, wenn er seine gewohnte Umgebung verlässt.

Diesen Halt hat sich Brügmann ein Leben lang gebaut. Neben seiner journalistischen Tätigkeit war er viele Jahre als Dozent in der Erwachsenenbildung tätig, auf diesem Feld wird er jetzt beratend weiterarbeiten. Den Grundstein dafür legte er sich mit dem Studium der Arbeitssoziologie und Sozialpsychologie. Ende der 90er Jahre begann er neben seinem Beruf ein vereinfachtes Theologiestudium, das es dem engagierten Protestanten erlaubt, als lizenzierter Laienpfarrer das kirchliche Leben mit zu gestalten. „Ich glaube nicht, weil ich besonders fromm bin. Ich bin gläubig, weil ich glauben will und mich in meiner ganzen psychologischen und geistigen Existenz eingebunden sehe in den jüdisch-christlichen Kulturkreis“, sagt er. Antrieb ist für ihn die ständige Reibung zwischen der Rationalität des zweifelnden Verstandes und dem Glauben. Eine von Brügmanns Lieblingsstellen in der Bibel lautet: „Gott vertrauen heißt: sich verlassen auf das, was man hofft, und fest mit dem rechnen, was man nicht sehen kann“ (Hebräer 11,1). Eine Kur wegen eines Rückenleidens ein Jahr vor Beginn der passiven Phase der Altersteilzeit verschaffte dem Frankfurter die nötige Ruhe, sich mit dem Abschied vom Verlag auseinander zu setzen und innere Blockaden zu lösen.

Schluss mit den kleinen Schritten – wagen Sie den Sprung in die Selbstständigkeit!

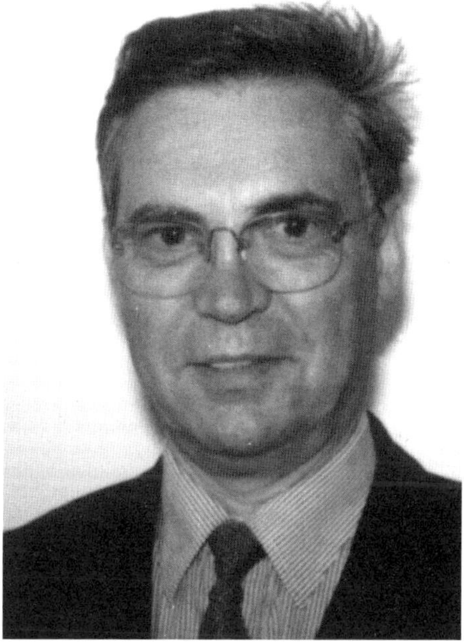

17 „Dem Leben einen Sinn geben“

„Lehre uns bedenken, dass wir sterben müssen, auf dass wir klug werden.“ Der 12. Vers aus dem 90. Psalm ist sein Leitwort. Dem Leben einen Sinn geben, sich nicht zurückziehen auf die private Insel, nicht nur seinen kleinen Ausschnitt in den Mittelpunkt des Geschehens rücken – mit diesem Anspruch geht Wolf Gunter Brügmann in den nächsten Abschnitt seines Daseins. Und folgerichtig hat er einige Pläne im Reisegepäck: Er moderiert Großveranstaltungen wie die „Perspektive Bildung 2014“ mit Wissenschaftlern und Politikern an der Universität Bielefeld, eine Podiumsdiskussion der Arbeitsgemeinschaft der Berufsförderungswerke für behinderte Menschen in Hamburg und eine Großveranstaltung des Deutschen Behindertenrates zum Welttag der Behinderten in Berlin. Zudem sitzt er in Gremien wie der Auswahlkommission für den „Eugen-Kogon-Preis für gelebte Demokratie“, ausgelobt von der Stadt Königstein im Taunus, und in der Jury des Deutschen Instituts für Erwachsenenbildung für den „Innovationspreis Erwachsenenbildung“, ein Feld, auf dem Wolf Gunter Brügmann seit Jahrzehnten zu Hause ist.

Bald werden Redaktion und Verlag den schmucklosen Bau der 50er Jahre in der Frankfurter City ebenfalls verlassen – das Rundschau-Haus soll verkauft werden. Wolf Gunter Brügmann hat die Zeitung kennen gelernt, da klapperten in den Redaktionsetagen die Schreibmaschinen und in der Setzerei die Lettern aus Blei. Viel ist seitdem geschehen, in der Welt und in der Rundschau. Ein Pole ging nach Rom und machte die Werftarbeiter von Danzig stark. Die Sowjetunion zerfiel, und mit ihr eine ganze Staatengemeinschaft. Ein Präsident witterte Verrat und Öl und setzte eine ganze Region in Brand. Und zweimal wurde Deutschland Fußball-Weltmeister. Computer haben die Schreibmaschinen verdrängt und die Setzerei wie früher gibt es nicht mehr; nur noch wenige Fachkräfte gestalten am Computer die Seiten. Die Sonderveröffentlichungen werden demnächst von außerhalb geliefert, so wie auch andere ehemalige Kernprozesse – der Anzeigensatz und der Abonnentenservice – ausgelagert werden. Outgesourct, so heißt das Wort, das es in Wirklichkeit nicht gibt. Nur im Deutschen.

Die Bürotür ist leise ins Schloss gefallen. Jetzt geht eine neue auf. Der Paternoster bringt Wolf Gunter Brügmann nach unten, in die warme Herbstluft, ins pulsierende Leben.

Reif für die Öffentlichkeit

Werbestrategen haben die Generation 50 plus längst fest im Visier. Vorbei sind die Zeiten, in denen die Best Agers, die Master oder Golden Consumer und die Silver Generation – wie die Älteren im Fachjargon der Werbewirtschaft genannt werden – sich vor der Kamera nur für Rheumadecken, Haftcremes, Stützstrümpfe, Treppenlifter und Herztonikum in Pose setzten. Jene, die jetzt in die Jahre kommen, sind alles andere als hilflose Tattergreise. Sie wollen auch nicht mit dem Stempel „Senioren" versehen werden und sich in den Medien nur als Werbepartner für Artikel wiederfinden, die für gesundheitliche Gebrechen stehen. Die neuen Alten sind zunehmend selbstsicher, aktiv, qualitätsbewusst und anspruchsvoll.

„Gute Mitarbeiter sind das Kapital der Firma, egal wie alt sie sind."

Mit gutem Grund: Die über 50-Jährigen in Deutschland verfügen über eine Kaufkraft von 90 Milliarden Euro pro Jahr und sie besitzen mehr als 50 Prozent allen Vermögens hierzulande. Und das wissen sie! Wer diese Generation mit gestrigen Klischees über Jung und Alt bedienen und zum Kauf animieren will, der greift daneben. Die Älteren von heute wollen ernst genommen werden und sie suchen ihre eigene Reklamewelt. Neben den Klassikern von Gerry Weber und Jil Sander tragen sie „junge" Mode von H & M und Esprit. Die „Upper Fifties" entpuppen sich zunehmend als schillernde Patchwork-Persönlichkeiten ohne eindeutige Identität, die sich nicht mehr in einzelne Schubladen stecken lassen.

Die Werbung hat die Signale dieser kapitalkräftigen Kundschaft vernommen: Die Generation 50 plus – so die neue Botschaft – will genießen, konsumieren, sie ist vital und unternehmungslustig. Als solche will sie in den Medien auch angemessen repräsentiert sein. Reife und agile Menschen mit Erfahrung, ausgeprägtem Charakter und sichtbarer Lebensfreude werden gezeigt und treten immer häufiger ins Licht der Öffentlichkeit: in den Printmedien, in Hörfunk und Fernsehen, in der Werbung und auf dem Laufsteg.

Dahinter steckt vor allem die relativ junge Erkenntnis, dass blutjunge Models mit Pfirsichhaut kaum glaubhaft für Anti-Falten-Cremes werben können. Vor nicht allzu langer Zeit haben sie es noch versucht: Wir wurden mit „Babyfaces“ von Kindfrauen konfrontiert, die für Anti-Aging-Produkte warben. Diese Rolle ist für die schönen, schlanken und faltenlosen Wesen jetzt so ziemlich ausgespielt. Schauspielerinnen wie Isabella Rossellini und Catherine Deneuve leiteten die Wende ein. Sie demonstrierten in den 90er Jahren, dass und wie reifere Frauen weit jenseits der 50 erfolgreich Werbung für Kosmetik machen können.

Seitdem scheint die Zeit reif dafür zu sein, dass auf den Sedkarten der Modelagenturen immer mehr selbstbewusste und interessante Menschen „in den besten Jahren“ unseren Blick erwidern. Ihre Lebenslinien strahlen die Erfahrung und Schönheit aus, die eigens den Älteren vorbehalten ist. Eine dieser Menschen ist Sigrid Rothe. Die gebürtige Hamburgerin lebt und arbeitet seit 1985 als Fotografin in New York. Ihre Bilder hat sie in so namhaften Zeitschriften und Zeitungen wie Brigitte, Die Zeit, Marie Claire, Spiegel und Vogue veröffentlicht. Seit kurzem erzielt Sigrid Rothe nicht nur hinter, sondern auch vor der Kamera Aufmerksamkeit: Vor fünf Jahren, mit 52, wurde sie in einer thailändischen Imbissbude in New York als Model entdeckt. Seitdem hat sie für American Express geworben und unter anderem die Mode von Elisabeth Arden und von H & M erfolgreich in Szene gesetzt. Zeitweise war ihr Konterfei an jeder U-Bahn-Station in New York in Überlebensgröße zu sehen. Das Markenzeichen von Sigrid Rothe sind ihre schlohweißen Haare und ihr weiser Blick. Bisweilen nimmt die grazile Frau mädchenhaft-jugendliche Züge an, in anderen Momenten erinnert sie uns an eine lebenserfahrene und stolze Indianerin. Ihre Bewegungen sind leicht wie die Beweglichkeit ihres Geistes. Die Endstation Alter scheint für sie noch meilenweit entfernt und so hebt Sigrid Rothe, die junge Alte, das Entweder-oder-Klischee von Jung und Alt in einer Person scheinbar wie selbstverständlich auf.

Pionierarbeit

Christa Höhs gründete die erste Senior-Modelagentur der Welt

Dass der Berufsweg von Sigrid Rothe keineswegs ein Einzelfall ist, zeigt das Beispiel Christa Höhs. Die Lebensläufe beider Frauen ähneln sich auf frappierende Weise: Beide wurden in Hamburg geboren und in New York ereilte Christa Höhs wie Sigrid Rothe in reiferem Alter der Ruf zum Model. Mit 50 Jahren, 1991, weilte sie zum ersten Mal auf Urlaub in der US-Metropole, wurde dort auf der Straße angesprochen und gefragt, ob sie Model werden wolle. Christa Höhs überlegte nur kurz, bevor sie ihr sechswöchiges Visum verlängerte. Zwei Jahre blieb sie im Land der unbegrenzten Möglichkeiten, um im Glanz der Scheinwerfer für Beauty-Produkte, Hotels und Mode zu werben.

Im Anschluss an diese Zeit änderte sich ihr Leben komplett, denn als Christa Höhs 1993 nach Deutschland zurückkehrte, war sie arbeitslos. Vor 1991 hatte sie als selbstständige Beraterin in der Modebranche beachtlichen Erfolg; jetzt, zwei Jahre später, war sie nicht mehr gefragt. Sie schrieb ein Jahr lang Bewerbungen. Die Lage schien aussichtslos. Offensichtlich war sie mit über 50 Jahren zu alt für den Wiedereinstieg in den Beruf – zumal in der Modebranche, in der Jugend eben doch noch allzu häufig alles ist. Das wollte sie so nicht hinnehmen.

Der Macher eines Münchener Seniorenmagazins brachte sie schließlich auf die zündende Idee: eine Modelagentur für Ältere, das wär's. Sie war sich der Risiken durchaus bewusst, „aber ich habe die Entscheidung für die Agentur aus dem Bauch heraus getroffen – irgendwie wusste ich genau, dass ich damit richtig lag", erinnert sie sich. Am 4. Oktober 1994 war es dann so weit: Christa Höhs eröffnete „Sen!or-Models", die weltweit erste Modelagentur für Ältere, mit Sitz in der noblen Maximilianstraße mitten in der Münchener Innenstadt. Ihr Firmensitz beschränkte sich auf das Allernötigste: ein kleines Büro mit nur einem Stuhl, einem Schreibtisch, einem Computer, einem Telefon und der Sedkarte eines einzigen Models – ihrer eigenen. Nachdem sie erstmals in ihrem bescheidenen Domizil Platz genommen hatte und das Telefon schwieg, war ihr klar: Ohne Öffentlichkeit würde sich in der Agentur nichts bewegen. Über Beziehungen gelang es ihr, ein Zweieinhalb-Minuten-Interview in der WDR-Unterhaltungssendung „kuk" zu platzieren. „Danach war die Hölle los", berichtet die Geschäftsfrau. Das ZDF und viele andere Medien klopften an ihre Tür. Die Models folgten, sie kamen in Scharen. Christa Höhs weiß warum: „Models werden mit 30 aus den Agen-

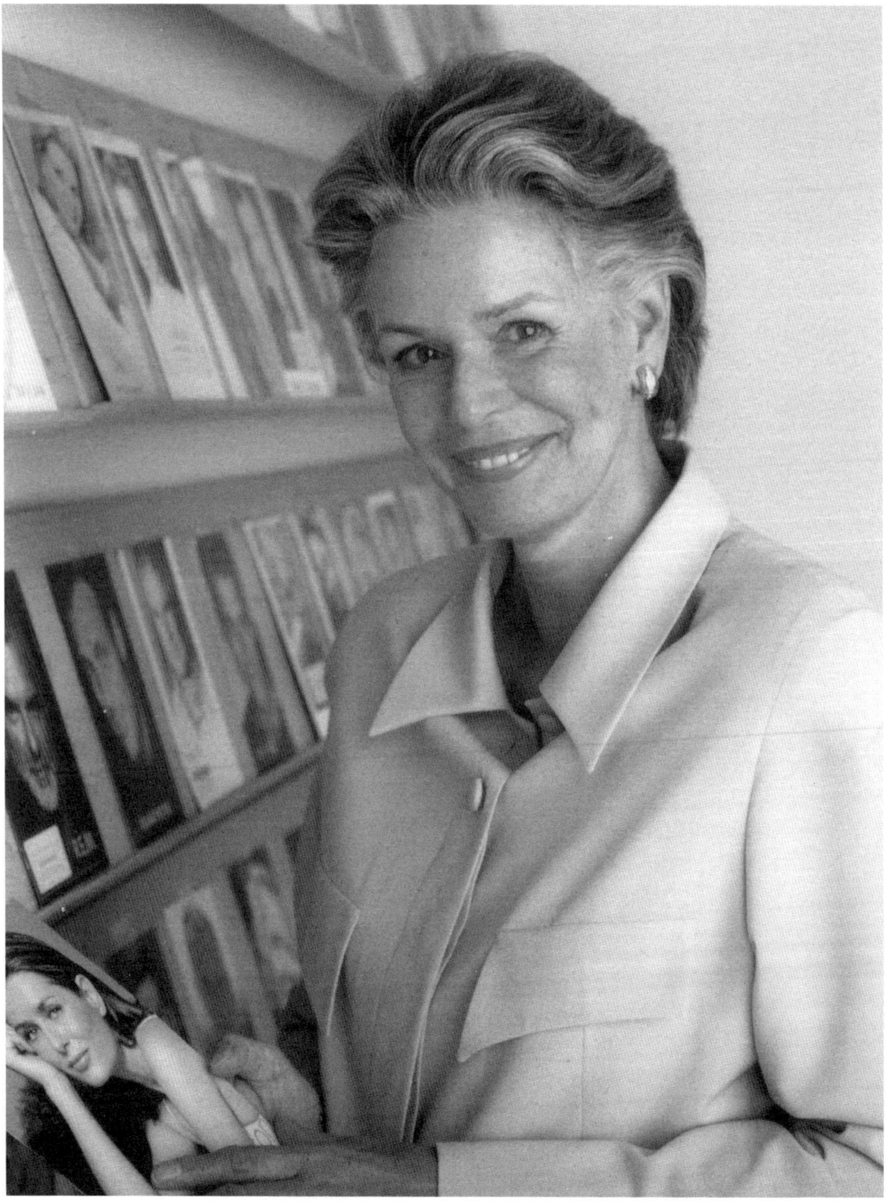

18 Gründerfrau Christa Höhs

turen rausgeworfen, weil sie angeblich zu alt sind." Unverständlich für die kluge Münchnerin, die mit ihrer Senior-Modelagentur auch den Jugendwahn Lügen straft.

Nachdem sich in der Maximilianstraße langsam Sedkarte an Sedkarte reihte, kamen auch die zahlungskräftigen Kunden. Christa Höhs erinnert sich genau: Ihren ersten Auftrag erhielt sie im März 1995. Es war die Vermittlung einer 82-Jährigen, die für die Mannheimer Versicherung werben sollte. Inzwischen sind die Auftragsbücher der Agentur gut gefüllt. Auf der Referenzliste stehen zahlungskräftige Kunden wie Audi, Maggi, Dallmayr, Odol, Rügenwalder Wurst und Wrigley's. „Werben können Ältere eigentlich für alles," sagt Christa Höhs, „außer vielleicht für Badeanzüge."

Wenn sie Models für ein Projekt vorschlägt, verlässt sie sich ganz auf ihr Gefühl: „Ich habe einen Blick für Gesichter und erkenne genau, wer für welche Produkte werben kann." Sie selbst warb vor ein paar Jahren für ihre eigene Agentur in der Plakatserie „Ich bin on". Der Energiekonzern e.on stellte damals 30 Personen aus ganz Deutschland vor, die etwas Herausragendes geleistet hatten. Als Gründerin von „Sen!or-Models" war Christa Höhs mit von der Partie.

„Werben können Ältere für alles."

Mittlerweile haben sich nicht nur die Karteikarten der Agentur vervielfacht. Christa Höhs ist in die Nymphenburger Straße umgezogen, beschäftigt dort je nach Saison zwei bis fünf Mitarbeiter und hat unter dem Agenturnamen „Classics & Sen!or-Models" 605 aktive Models zwischen 30 und 87 Jahren unter Vertrag. Etwa ein Drittel von ihnen ist älter als 50. In ihrer Kartei finden sich auch bekannte Kabarettisten und Schauspieler wie Piet Klocke, Horst Janson, Christiane Krüger, Monika Peitsch, Ilse Petri und Ramona Leis. Prominente, die sich mit gelegentlichen Werbeauftritten ein Zusatzhonorar verdienen.

Menschen auf der Straße anzusprechen und sie zum Modeln zu bewegen, das kommt für Christa Höhs nicht in Frage. Sie nimmt nur Profis – da ist sie konsequent. Aus Erfahrung, denn nachdem ein Zeitungsbericht über ihre Agentur erschienen war, konnte sie sich vor Bewerbungen kaum mehr retten. Eine davon erreichte sie am 24. Dezember nachmittags um zwei Uhr telefonisch in der Privatwohnung. Da hörte ihre Höflichkeit auf.

Die Münchener Geschäftsfrau zieht nach zehn Jahren Modelagentur eine positive Bilanz. Zwar sei die Werbebranche nach wie vor etwas zögerlich mit dem Einsatz von Älteren, weil es immer noch 30-Jährige in Führungspositionen von Unternehmen gebe, die mit Menschen ab 50 Jahren als Werbeträger ihre Schwierigkeiten hätten – aber es bewege sich was. Die Agenturchefin kann sich jedenfalls nicht über einen Mangel an Aufträgen beklagen und so weist das erfolgreiche Geschäftskonzept von Christa Höhs in Richtung Expansion: Unter gleichem Namen existieren inzwischen Partneragenturen in Berlin und auf Mallorca, mit denen die Münchnerin zwar kooperiert, die aber völlig autark geführt werden.

Christa Höhs selbst arbeitet nicht mehr als Model. „Dafür habe ich gar keine Zeit", sagt sie und fügt hinzu: „Wenn ich in Rente gehe, werde ich es noch mal ausprobieren." Denkt sie manchmal daran, die Agentur aufzugeben? „Nein, im Moment könnte ich das nicht. Die Arbeit macht mir viel zu viel Spaß."

Classics & Sen!or-Models

► Kontakt

Nymphenburger Straße 58
80335 München
Tel.: 089/127-99-100/200/201
Fax: 089/127-99-101/202
E-Mail: hoehs@seniormodels.de
Homepage: www.seniormodels.de

Sie machen's vor

Prominente in den besten Jahren

Viele Menschen drehen erst im Alter so richtig auf. Otto Rehhagel holt mit 65 Jahren als Fußballnationaltrainer sensationell den Siegerpokal der Euro 2004 nach Griechenland. Während die Fußballwelt ihrem König Otto zu Füßen liegt, wird ein anderer Meister seines Fachs auf Deutschlandtournee mit Standig Ovations gefeiert: Der melancholische Monsieur Bip alias Marcel Marceau erzählt stumm Geschichten vom Leben und Sterben. Längst über 80 vermag der Poet der Stille seine lautlose Kunst mit gleicher Kraft vorzutragen wie eh und je. Was verleiht Marcel Marceau diese Energie und Zähigkeit? Die Arbeit mache ihn stark, verrät der französische Pantomime 2004 beim Eintrag ins Goldene Buch der Hansestadt Hamburg. Arbeiten – so einfach kann also das Rezept des Erfolgs sein.

Genauso kraftvoll wie Marceau, nur etwas lauter präsentiert sich die Schauspielerin Tana Schanzara ihrem Publikum. Die Fernseh-, Film- und Theaterdarstellerin, die nach eigenen Angaben seit etwa 30 Jahren 50 ist, liefert ein äußerst lebendiges Beispiel dafür, dass der Alltag im Alter sehr schillernd sein kann. Seit fast einem halben Jahrhundert gehört die „Perle vom Pott", wie sie von ihren Kollegen liebevoll genannt wird, zum festen Inventar des Bochumer Schauspielhauses, und die schrullig-schrille Dame setzt als gern gesehener Gast in Talkshows noch heute Glanzpunkte. Zugegeben, Tana Schanzara ist nicht jedermanns Sache: Mit ihrer ehrlichen, aber eigenwilligen, unverblümten und unkonventionellen Art hat sie schon so manchen mausgrauen Rentner verschreckt. Warum eigentlich? Muss Alter Konventionen gehorchen und für Angepasstsein stehen?

Muss Alter Konventionen gehorchen?

Auch in der Pop-Musik rutschen die Altersgrenzen nach oben. Musiker wie Tom Jones und Mick Jagger, Herbert Grönemeyer und Marius Müller-Westernhagen machen sich zwar inzwischen etwas rarer, sind aber weit davon entfernt, leisere Töne anzuschlagen. Und Nena, Mutter von vier Kindern, feiert 2002 ihr fulminantes 20-jähriges Bühnenjubiläum. Aus dem wilden Mädchen, das einst im roten Leder-Minirock vor den Kameras im legendären „Musikladen" herumsprang und über Nacht eine große Fangemeinde um sich scharte, ist eine reife Frau geworden, die sich dennoch ihr kindliches Temperament auf und hinter der Bühne bewahrt hat. Die Mittvierzigerin denkt gar nicht daran, das Handtuch zu werfen – ebenso wenig wie ihre Fast-Namensvetterin und Kollegin Nina Hagen, mit 49 Jahren gerade zur Modeschöpferin avanciert.

Im Schauspielgenre sieht es ähnlich aus. Iris Berben, Hannelore Elsner, Christiane Hörbiger, Mario Adorf und Götz George sind in die Jahre gekommen und spielen jetzt die Charakterrollen ihres Lebens – alle auf ihre persönliche Art. Während die Berben dem Publikum neben ihrem darstellerischen Talent eigene Schönheitsrezepte gegen das Altern empfiehlt, kommt Mario Adorf ganz und gar uneitel daher. Der gebürtige Schweizer hat in 100 Filmen mitgespielt, stand in unzähligen Theaterstücken auf der Bühne, hat mehrere Bücher geschrieben und für seine Darstellkunst zahlreiche Preise gesammelt. Auch mit über 70 Jahren steht der Lebemann mit Humor souverän vor Filmkameras und auf den Brettern, die die Welt bedeuten.

An seiner Popularität und Ausstrahlungskraft kommt auch die Werbewirtschaft nicht vorbei. Seit ein paar Jahren tritt der Schauspieler als Sympathieträger für eine große deutsche Versicherung auf. Und was einem Grandseigneur des deutschen Films recht ist, kann einem Kaiser natürlich nur billig sein: Fußball-Ikone Franz Beckenbauer wirbt ebenfalls erfolgreich, allerdings für eine Telefongesellschaft, denn Kommunikation ist keine Frage des Alters. Auch Firmeninhaber Günther Netzer ist nicht mehr der Jüngste und baut deshalb vor: Der ehemalige Fußballstar mit der feinen Mimik informiert im Werbefernsehen über die Anlageformen einer großen deutschen Bank und bessert so seine Rentenkasse auf. Als Co-Moderator bei Fußballübertragungen der ARD sorgt er zudem für hohe Einschaltquoten. Ob er damit die Marktanteile von Haribo-Mann Thomas Gottschalk toppen kann, ist allerdings fraglich. Der Moderator scheint in einer anderen Liga zu spielen und genießt mit Mitte 50 ungebrochene Popularität. Von den einen geliebt, von den anderen gehasst, ist auch Dieter Bohlen immer noch für Spitzenquoten gut. Der Superstar ist wie Gottschalk jenseits der 50 und der Erfolg bleibt ihm treu.

Spitzenquoten garantiert

Und was ist eigentlich aus Jil Sander geworden? Als die Modeschöpferin im Oktober 2000 in Mailand ihre „Abschiedskollektion“

im kleinen Rahmen vor 60 geladenen Gästen präsentierte, hatten die Menschen Tränen in den Augen und fragten sich: „Jil Sander without Sander – how could it work?" Die Antwort darauf gab die Hanseatin selbst. „Jil, komm bald wieder", hatte „Die Zeit" nach der Präsentation ihrer vermeintlich letzten Kollektion getitelt (Quelle: Anna v. Münchhausen; Die Zeit, 10/2000). Drei Jahre später folgte sie dem Ruf. Nichtstun war offensichtlich nicht ihr Ding und so meldete sich die Urheberin des Modelabels im Alter von 60 Jahren zurück, um fortan aufs Neue wieder ihrer Berufung als Designerin zu folgen.

Es gibt noch viele Geschichten zu erzählen: von Uschi Glas beispielsweise, die mit immerhin 59 mutig wenn auch umstritten im Playboy ihre Hüllen fallen lässt; von Martina Navratilova, die mit 48 Jahren in der Weltspitze der Tennisjungstars mitmischt; von Birgit Fischer, die im Alter von 42 Jahren bei den Olympischen Spielen in Athen im Viererkajak ihre achte Goldmedaille gewinnt und immer noch nicht ans Aufhören denkt; von Wolf von Lojewski, der sich im besten Rentenalter als Leiter des ZDF-Heute-Journals verabschiedet, um gleich danach seine eigene Neugierde und die seiner Zuschauer mit dem TV-Magazin „Abenteuer Wissen" zu stillen; oder von Alfred Biolek, einst Moderator von legendären Unterhaltungsshows wie „Bio's Bahnhof", der sich mit 70 noch lange nicht aufs Abstellgleis schieben lässt und im gleißenden Scheinwerferlicht mit Prominenten des Landes Gemüse putzt und Schnitzel brutzelt. Sie und viele andere haben sich längst noch nicht in den Ruhestand verabschiedet, obwohl sie alle es sich finanziell leisten könnten. Im Gegenteil, sie schmieden vor und hinter den Kameras immer neue Ideen. Und setzen oft noch eins drauf: Viele von ihnen zeigen ein beachtliches bürgerschaftliches Engagement.

2

ENDLICH ALT! ... UND AKTIV:

EHRENAMT UND FREIWILLIGES ENGAGEMENT

22 Millionen Menschen sind in Deutschland ehrenamtlich tätig, darunter mehr als sechs Millionen über 50-Jährige. Mehrere Milliarden Stunden arbeiten all diese Menschen pro Jahr freiwillig und ohne oder für geringe Bezahlung im Dienste einer guten Sache. Schätzungen zufolge bewegt sich die vom Ehrenamt geleistete Wertschöpfung in Deutschland zwischen 25 und 45 Milliarden Euro jährlich. Fast ein Drittel davon erwirtschaftet die Generation 50 plus. Für unsere Gesellschaft ist das freiwillige Engagement dieser Millionen Menschen mittlerweile unverzichtbar und unbezahlbar geworden. Politiker und Sozialwissenschaftler fordern deshalb seit langem, bürgerschaftliche Leistungen in der Pflege, der Kinderbetreuung und in anderen Bereichen anzuerkennen und durch finanzielle Anreize zu fördern.

Freiwilligenarbeit im Umbruch

In Deutschland sind freiwillig Engagierte in mehr als 550 000 eingetragenen Vereinen aktiv. Hinzu kommen Menschen, die in Feuerwehren, Gemeinderäten, Kirchen, Wohlfahrtsverbänden, Selbsthilfegruppen, in der Politik, der Familie und der Nachbarschaftshilfe unentgeltlich tätig sind. Sie alle übernehmen Verantwortung und entwickeln Eigeninitiative. Sie zeigen sich auf unterschiedlichste Weise solidarisch mit ihren Mitmenschen, geben Hilfe zur Selbsthilfe, gestalten das Zusammenleben oder sichern gar deren Überleben. Bürgerschaftliches Engagement ist, von vielen unbemerkt, zu einer tragenden Säule unseres Gesellschaftslebens geworden. Es ist unverzichtbar in wirtschaftlich unsicheren Zeiten und vor allem angesichts der Herausforderungen, die mit einer zunehmend alternden Bevölkerung auf uns alle in den nächsten Jahren zukommen.

Büros, Freiwilligenzentren, genossenschaftlich und anders organisierte Selbsthilfegruppen, in denen vorwiegend Ältere mitwirken, tragen dieser Entwicklung Rechnung. Solche Initiativen, die im großen wie im kleinen Stil wirken, zeigen, dass eine Vielzahl von Menschen jenseits der 50 unermüdlich ackert und sich energisch für ihr Gemeinwesen einsetzt. Und das vielfach völlig unbeachtet von der Öffentlichkeit: Denken wir nur an die vielen Familienmitglieder, die ganz im Verborgenden über Jahre hinweg Angehörige pflegen, betreuen und dabei Großartiges leisten, ohne dass jemals jemand in einer Zeitung, im Radio oder im Fernsehen davon Notiz genommen hätte.

Wie kompetent, wirkungsvoll und motiviert die ältere Generation ans Werk geht, davon vermitteln die in den folgenden Kapiteln vorgestellten Projekte einen ersten Eindruck. Sie stehen exemplarisch für das breite Spektrum solcher Initiativen in Deutschland. Lassen Sie sich inspirieren vom Geist der großen und kleinen Aktivitäten, die unsere Welt verändern. Machen Sie mit bei Seniorenbüros und -netzwerken, bei Freiwilligenagenturen, Selbsthilfegruppen, Wohltätigkeitsverbänden, Kirchen oder Vereinen. Sie werden dort mit offenen Armen empfangen.

Vereine – die treibende Kraft

Sie setzen sich ein für kranke Mitmenschen, für körperliche Fitness, für kulturelle Anliegen und wirtschaftliche Ziele, für Tiere und den Schutz der Natur. Vom Angel- über den Münz- bis hin zum Wirtschaftsförderungsverein reicht die Bandbreite – Vereine sind ein Motor unseres Gesellschaftslebens. Zumeist verfolgen sie sportliche,

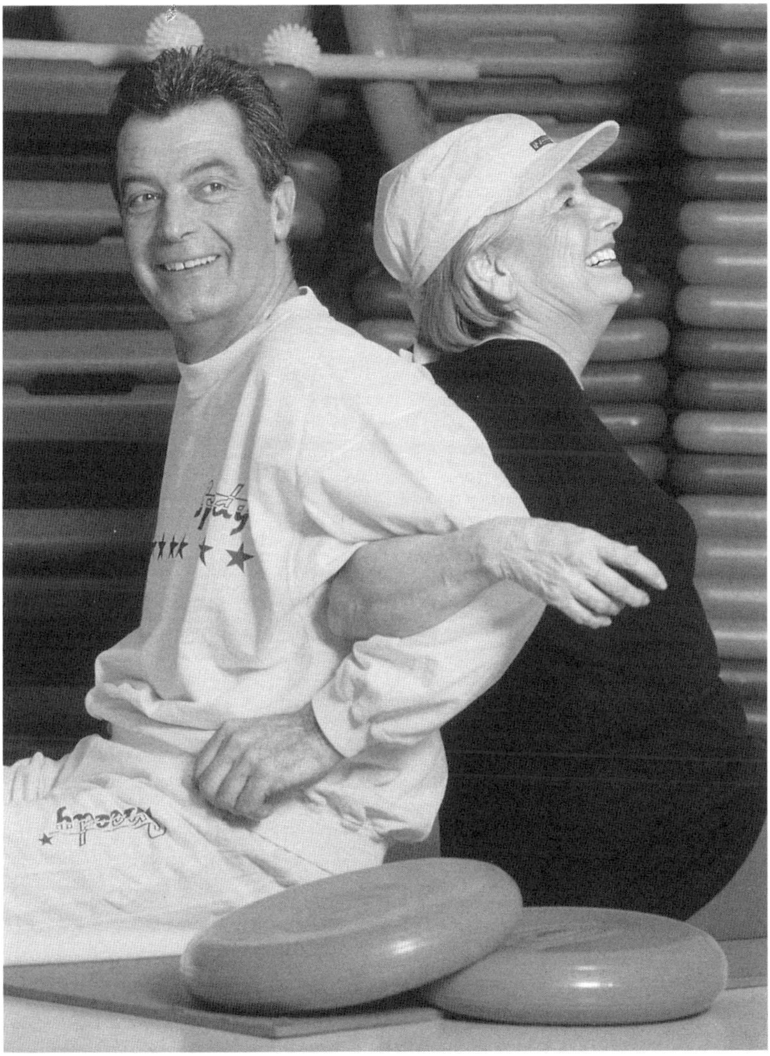

19 Viele ältere Menschen halten sich im Sportverein fit.

kulturelle, gesellschaftspolitische und wohltätige Zwecke. Mehr als eine halbe Million Vereine existieren in Deutschland. Statistisch gesehen ist etwa jeder zweite Bundesbürger Vereinsmitglied, darunter viele ältere Menschen. Vor allem Ruheständler bringen dort eine große Portion Idealismus, Energie und Erfahrung ein.

Selbst einen Verein zu gründen ist nicht besonders schwierig, aber es gibt einiges zu beachten: Jeder Verein braucht eine Satzung, einen Namen und eigene Organe (Mitgliederversammlung, Vorstand etc.). Ist er beim zuständigen Amtsgericht ins Vereinsregister eingetragen, erhält er den Zusatz e. V. Der Vorteil eines solchen eingetragenen Vereins ist, dass er wie eine juristische Person behandelt wird: Für Verbindlichkeiten haften also nicht die einzelnen Mitglieder mit ihrem jeweiligen Privatvermögen, sondern lediglich der Verein mit seinem Vereinsvermögen.

Um einen eingetragenen Verein aus der Taufe zu heben, bedarf es einer Gründungsversammlung, an der mindestens sieben Personen teilnehmen müssen (siehe nebenstehenden Infokasten). Gemeinnützig ist ein Verein dann, wenn seine Tätigkeit nach Satzung und tatsächlicher Geschäftsführung darauf gerichtet ist, die Allgemeinheit auf materiellem, geistigem oder sittlichem Gebiet selbstlos zu fördern. Vereine, die solche gemeinnützigen Zwecke verfolgen, werden vom Staat mit Steuervergünstigungen belohnt. Sie sind von der Körperschafts- und der Gewerbesteuer weitgehend befreit, zahlen nur eine ermäßigte Umsatzsteuer und Spender können ihre Zuwendungen als Sonderausgabe von der Einkommenssteuer absetzen. Zudem sind Aufwandsentschädigungen für aktive Mitglieder wie Chor- oder Übungsleiter bis zu einem bestimmten Höchstbetrag steuerfrei. Die Gemeinnützigkeit muss jeweils vom zuständigen Finanzamt, bei dem sich jeder Verein angemeldet hat, anerkannt werden.

Die wichtigsten Vorschriften für Vereine finden sich im Bürgerlichen Gesetzbuch (§§ 21 bis 79 BGB). Wer auf der Suche nach praktischen Tipps und Hintergrundinformationen ist, kann sich in Fachbüchern Rat holen (siehe Literaturverzeichnis auf S. 216ff.). Sie enthalten in der Regel Mustersatzungen – wie die kostenlosen Broschüren zur Vereinsgründung und zum Vereinsrecht, die von den Justizministerien der Länder herausgegeben werden. Baden-Württemberg bietet darüber hinaus eine online abrufbare Broschüre an (www.baden-wuerttemberg.de). Über steuerliche Aspekte und Fragen zur Gemeinnützigkeit von Vereinen informieren die Finanzmi-

Das sollten Sie bei der Vereinsgründung beachten!

► Info

Um einen eingetragenen Verein zu gründen, müssen mindestens sieben künftige Mitglieder eine Gründungsversammlung abhalten, in der sie eine schriftlich abgefasste Vereinssatzung verabschieden und den Vorstand wählen. Die Satzung enthält unter anderem die Ziele des Vereins sowie Rechte und Pflichten der Mitglieder.
Das Protokoll der Gründungsversammlung, das bei Eintragung des Vereins ins Vereinregister als Vollmacht für den Vorstand gilt, muss folgende Punkte enthalten:

- Ort und Tag der Versammlung,
- Name des Versammlungsleiters und des Protokollführers,
- die gefassten Beschlüsse und die Abstimmungsergebnisse,
- Name, Vorname, Beruf und Anschrift der Vorstandsmitglieder und ihr Amt im Vorstand,
- den Hinweis auf die Annahme der Wahl durch die Gewählten und
- die Unterschriften der Personen, die laut Vereinssatzung das Protokoll zu unterzeichnen haben.

Der Vorstand meldet den Verein nach der Gründungsversammlung beim Vereinsregister des zuständigen Amtsgerichts an. Der Anmeldung sind das Original und eine Fotokopie der Satzung und des Gründungsprotokolls beizufügen. Sie erfolgt in öffentlich beglaubigter Form (Notar). Veränderungen wie ein neu gewählter Vorstand müssen dem Vereinsregister gemeldet werden.

nisterien der Länder. Auskünfte erteilen außerdem die örtlichen Finanzämter. Ausführliche und gut verständliche Informationen zum Thema bürgerschaftliches Engagement und Vereinsarbeit (mit Mustersatzungen, Musterhonorarverträgen, Gesetzen, Fördermöglichkeiten und Hinweisen zur Buchführung etc.) finden sich auf dem Internetportal www.wegweiser-buergergesellschaft.de des Bundesnetzwerkes Bürgerschaftliches Engagement.

Stellvertretend für die Vielzahl an Vereinen in Deutschland werden im Folgenden zwei Vereine beispielhaft vorgestellt, die in unterschiedlicher Weise Lebenshilfe für ältere Menschen anbieten: der Förderverein Akademie 2. Lebenshälfte im Land Brandenburg, der sich gegen die Diskriminierung Älterer wendet, und die Seniorengenossenschaft Riedlingen, die ein einzigartiges soziales Netz für die Bürger einer baden-württembergischen Stadt aufgebaut hat. Die Riedlinger Organisation, die sich am genossenschaftlichen Grundgedanken orientiert, zeigt, wie sich im Laufe der Zeit aus einem einfach strukturierten Verein ein komplexer sozialer Verbund mit mehreren hundert engagierten Bürgern entwickeln kann.

Weitere eingetragene Vereine, die in diesem Buch an anderer Stelle ausführlicher vorgestellt werden:

Initiative Arbeit50plus e.V. • s. S. 51

I.K.A.R.U.S. e.V. • s. S. 109

Seniorenbüro der Arbeitsgemeinschaft Altenhilfe Merzig e.V. • s. S. 117

Wahlfamilie Bielefeld e.V. • s. S. 134

Generationen-Treffs im Seniorenbüro Forchheim e.V. • s. S. 139

Zeitzeugenbörse e.V. • s. S. 147

Engagement für Schleiereulen im Rahmen des Naturschutzbundes Kreisverband Uelzen e.V. • s. S. 164

Alt hilft Jung Sachsen-Anhalt e.V. • s. S. 187

Seniorengenossenschaft Riedlingen – neue Freiwilligenkultur

Bürger organisieren ihr soziales Netz selbst

Statt auf staatliche Hilfe zu warten, nur zu meckern oder sich die Zukunft schön zu malen, haben Bürger im baden-württembergischen Riedlingen bereits vor 16 Jahren gehandelt. Genauer: Der Kommunalpolitiker Josef Martin war es, dem die demografische Entwicklung in seiner Stadt zunehmend Kopfzerbrechen bereitete. Er wollte nicht tatenlos zusehen, wie die Versorgungslage der Senioren in seiner Stadt auf immer tönerneren Füßen zu stehen drohte. Bereits 1988 waren 25 Prozent der Bewohner Riedlingens älter als 60 Jahre. Damit lag die nordwestlich von Biberach gelegene Kleinstadt deutlich über dem Bundesdurchschnitt. Die Ursachen: Viele junge Familien mit Kindern hatten Riedlingen in der Vergangenheit den Rücken gekehrt und waren in strukturstarke Ballungszentren gezogen. Und Nachwuchs stellte sich auf der Schwäbischen Alb ebenso spärlich ein wie überall im Land.

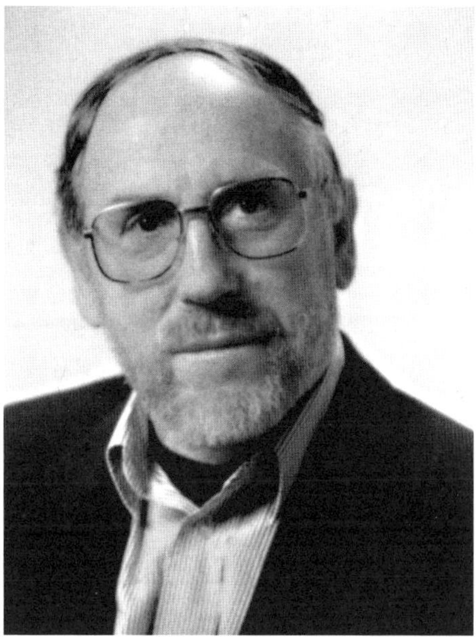
20a Josef Martin ist Initiator und erster Vorsitzender der Seniorengenossenschaft Riedlingen.

Dem damals 53-jährigen Josef Martin war klar, dass sich diese Situation in den kommenden Jahrzehnten noch verschärfen würde. Wie konnten die Älteren selbst etwas bewegen, wie sich selbst organisieren, um nicht auf die Hilfe der Jüngeren angewiesen zu sein? Konnte in der kleinen Stadt die Pflege von immer mehr bedürftigen Bürgern überhaupt bezahlbar gemacht werden? Das waren die entscheidenden Fragen, die sich der Kommunalpolitiker stellte. Drei

Jahre Vorbereitungszeit benötigte er, um sie zu klären und um die Weichen neu zu stellen. Dann, am 9. April 1991, gründeten er und 100 Mitstreiter die Seniorengenossenschaft Riedlingen als eingetragenen Verein. Was damals mit einfachen Hilfsdiensten von Älteren für Ältere begann, hat sich mittlerweile zu einem einzigartigen sozialen Netz mit vielfältigen Betreuungs- und Pflegeangeboten ausgeweitet. Zwar arbeitet der Verein gemeinnützig, die Organisationsstruktur ähnelt allerdings eher der eines professionell geführten Wirtschaftsunternehmens und ist für Außenstehende zunächst nur schwer zu durchschauen. Das ist wohl einer der Gründe, warum die Seniorengenossenschaft von einigen Bürgern Riedlingens augenzwinkernd als „Mafia" bezeichnet wird.

So komplex die Struktur, so einfach ist das Prinzip, nach dem der Verein funktioniert: „Was die einen heute haben und die anderen brauchen, kann morgen umgekehrt sein. Die Zeiten des Gebens und Nehmens nutzbringend zu organisieren ist der Grundgedanke der Seniorengenossenschaft", heißt es auf der Homepage. Offensichtlich sahen das viele Bürger ähnlich, denn 13 Jahre nach der Gründung zählt die Selbsthilfeorganisation in dem 11 000-Seelen-Städtchen nahezu 600 Mitglieder im Alter von 40 bis fast 100 Jahren.

In der Praxis funktioniert der Grundsatz des Gebens und Nehmens so: Die Aktiven der Genossenschaft, das sind in der Regel die Jüngeren, bieten den hilfs- und pflegebedürftigen Mitgliedern ihre Dienste an. Wer diese in Anspruch nimmt, zahlt für die geleistete Arbeit einen geringen Stundenlohn. Einen kleinen Teil davon behält der Verein, um die Verwaltungskosten zu decken. Der Rest steht dem jeweiligen freiwilligen Helfer zu. Dieser hat zwei Möglichkeiten, mit der Aufwandsentschädigung umzugehen. Er kann das Geld annehmen oder aber der Genossenschaft überlassen, die es gut verzinst anlegt und damit für ihre künftige Liquidität sorgt. In diesem Fall wird dem Mitglied Zeit gutgeschrieben, die es einlösen kann, wenn es später einmal selbst hilfsbedürftig ist. „Zwei Drittel der Freiwilligen sparen Zeit an, nur ein Drittel lässt sich den Lohn auszahlen", berichtet Josef Martin. Arbeit gegen spätere Pflegezeit – die Seniorengenossenschaft ist damit ein klassisches Beispiel für Hilfe zur Selbsthilfe.

Hilfe zur Selbsthilfe: Arbeit gegen Pflegezeit

Wo und wie sich ein Mitglied mit seinen individuellen Fähigkeiten einbringt, bleibt, sofern Bedarf besteht, ihm selbst überlassen. Das

Spektrum der von dem Verein angebotenen Dienstleistungen ist weit. Dazu gehört das Anliefern von Mittagessen ebenso wie ein Fahrdienst für Menschen, die sich teure Taxifahrten nicht leisten können und die mit Bus und Bahn nicht weiterkommen. Sind kleinere Ausbesserungsarbeiten in der Wohnung oder im Garten zu verrichten, gibt es hierfür die Spezialisten des Reparaturdienstes. Kostenlos ist das Beratungsangebot, bei dem pensionierte Fachkräfte Tipps zum richtigen Umgang mit Behörden geben, beim Ausfüllen von Anträgen helfen und im erlaubten gesetzlichen Rahmen Fragen zu Steuer und Recht beantworten. Auch das Kontakttelefon der Genossenschaft kann unentgeltlich genutzt werden. Wer sich einsam fühlt, kann dort anrufen und sich Zuwendung und Abwechslung in Form von Freiwilligen nach Hause holen.

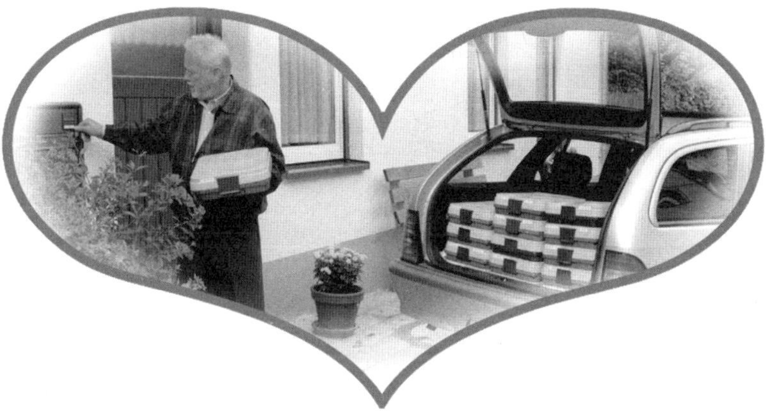

20b Gerhard Rupp, freiwilliger Helfer beim Essensdienst

Seit 1996 hat die Genossenschaft ein weiteres „Kind“, um das sie sich kümmert: Mitglieder des Vereinsdienstes „Betreutes Wohnen“ sorgen sich zu den genossenschaftsüblichen Stundenlöhnen und gegen eine geringe monatliche Betreuungspauschale um das Wohl und Wehe der Bewohner von zwei Wohnanlagen in Riedlingen. Sie wurden eigens auf Initiative des Vereins gebaut; weitere Wohnungen sind geplant. Ziel ist, dass die dort lebenden Frauen und Männer möglichst lange in ihren eigenen vier Wänden bleiben können und nicht ins Heim müssen. Zum Betreuungsangebot gehört daher auch, all das zu organisieren, was alte Menschen zum Leben brauchen: Abgestimmt auf die Wünsche und Bedürfnisse jedes Einzelnen fängt das beim Einkaufen und Essenkochen an und geht über Reinigungsarbeiten, Wäschewaschen und Schneeschippen bis hin zu begleitenden Spaziergängen, Museums- und Büchereibesuchen. Lediglich Pflegeleistungen sind ausgenommen. Die übernimmt die Riedlinger Sozialstation. Wird eine Notruf-Bereitschaft benötigt, dann arbeitet der Verein mit dem Deutschen Roten Kreuz zusammen.

Neben der Dienstleistung „Betreutes Wohnen" gibt es eine Gruppe mit einer Fachkraft und 20 freiwilligen Vereinsmitgliedern, darunter ehemalige Krankenschwestern und Altenpflegerinnen, die in der so genannten Tagespflege tätig sind. Sie wurde am 2. Juli 1996 von der Genossenschaft eingerichtet. Zehn Pflegebedürftige, die normalerweise von Familienmitgliedern versorgt werden, lassen sich von

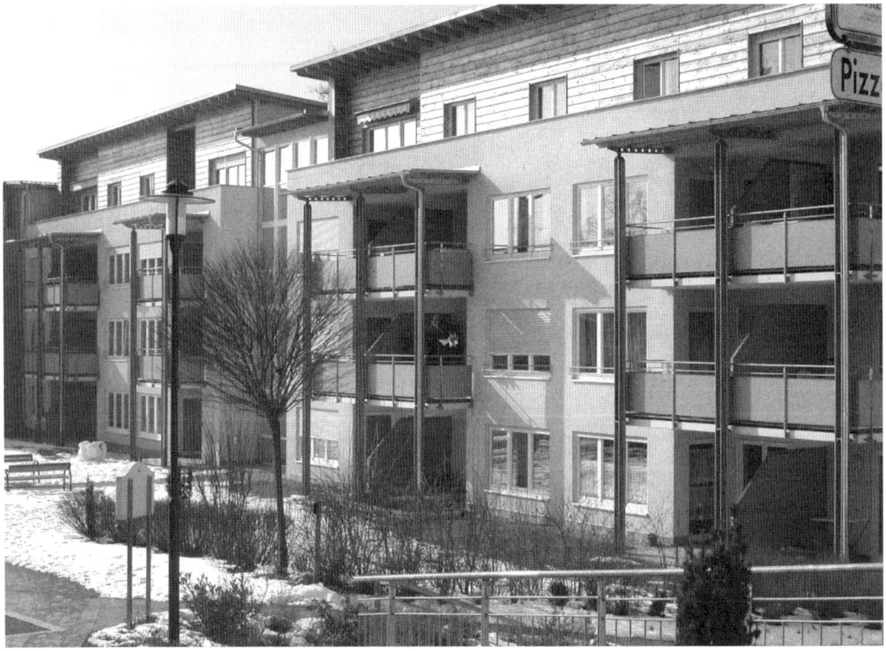

20c Die von der Seniorengenossenschaft betreute Wohnanlage am Graben in Riedlingen

diesem Dienst ganztags oder stundenweise betreuen. Damit werden die Angehörigen entlastet und können sich erholen, Besorgungen machen oder arbeiten. Weil die Betreuungssätze der Freiwilligen auf dem genossenschaftsüblichen niedrigen Niveau liegen, halten sich die Pflegekosten in Grenzen und werden gegebenenfalls von der Pflegekasse teilweise oder ganz übernommen. Die gute Auslastung der Tagespflege hat bereits Früchte getragen: 2004 baute die Riedlinger Genossenschaft einen zweiten Dienst mit weiteren 20

Pflegeplätzen auf. Darauf hatte der Verein acht Jahre lang eisern gespart.

Nicht überall trifft die Selbsthilfeorganisation nur auf Befürworter. Der eine oder andere Sozialdienst im Ort hat die expandierende Genossenschaft in den vergangenen Jahren mit Skepsis betrachtet, denn mit der Tagespflege und ihren Betreuungsangeboten treten die freiwilligen Helfer so manches Mal in Wettbewerb mit gewerblichen Anbietern. Josef Martin und seine Mitstreiter setzen jedoch auf Kooperation, nicht auf Konfrontation. Sie arbeiten daher punktuell mit den professionellen Dienstleistern zusammen. Auf die Frage, ob denn für die eigene Genossenschaft mit billigen Arbeitskräften aus dem Arbeitslosengeld II eine Konkurrenz entstehen könnte, winkt er ab und sagt: „Pflegenahe Tätigkeiten setzen eine besondere Grundeinstellung voraus." Wer sich bei der Pflege nicht wohl fühle, zum Beispiel, wenn er einen Fremden auf die Toilette setzen müsse, sei dafür nicht geeignet, meint Martin. Bleibt hinzuzufügen: Auch den Pflegebedürftigen ist es nicht zuzumuten, sich von Menschen betreuen zu lassen, die das widerwillig oder gar mit Ekel tun.

„Ohne bürgerschaftliche Selbsthilfeeinrichtungen wie unsere Genossenschaft wird Pflege auf Dauer nicht finanzierbar sein." Josef Martin ist überzeugt davon, dass eine Kultur der Freiwilligen der richtige, weil der einzig gangbare und bezahlbare Weg ist. Die Entwicklung des Vereins gibt ihm recht: Während immer mehr Firmen vor dem Aus stehen, hat das gemeinnützige Riedlinger „Unternehmen" Konjunktur.

Seniorengenossenschaft Riedlingen

► Kompakt

Gründungsjahr: 1991
Gründungsmitglieder: 100
Mitglieder 2004: fast 600 vorwiegend ältere Menschen
Aktive Mitglieder 2004: etwa 80 im Durchschnittsalter von 65 Jahren
Mitglieder, die 2004 Dienstleistungen empfangen haben: etwa 150 Menschen mit durchschnittlich 75 bis 80 Jahren
Vorstand: sieben Ehrenamtliche (erster Vorsitzender: Josef Martin)
Rechtsform: gemeinnütziger, eingetragener Verein
Finanzierung: vor allem durch Mitgliederbeiträge und Einnahmen aus Dienstleistungen; selten mit Spenden und öffentlichen Zuschüssen
Vernetzung mit anderen Sozialdiensten: Notrufbereitschaft des Deutschen Roten Kreuzes, Konrad Manopp Stift (Riedlinger Altenheim der Caritas), Riedlinger Sozialstation

Die Riedlinger Seniorengenossenschaft ist Mitglied des Deutschen Paritätischen Wohlfahrtsverbandes (DPWV).

► Kontakt

Färberweg 20
88499 Riedlingen
Tel.: 07371/8394
Fax: 07371/8394
E-Mail: Josef.Martin.Riedlingen@t-online.de
Internet: www.martin-riedlingen.de/senioren/seniorenhomepage.htm

Förderverein Akademie 2. Lebenshälfte im Land Brandenburg

Chancengleichheit für die Generation 50 plus

Mit 50 zu alt, um zu etwas nütze zu sein? Sicherlich ein Vorurteil! Indes: Was hilft es jenen, die es besser wissen, aber dennoch keinen Job bekommen? Nirgendwo sonst trifft das die Menschen in Deutschland so hart wie in den neuen Bundesländern, wo schon die Jungen kaum eine Aussicht auf Arbeit haben. Beispiel Brandenburg: Im Landkreis Barnim, inklusive Eberswalde, lag die Arbeitslosenquote im September 2004 bei 22,9 Prozent und in der Uckermark mit den Städten Schwedt und Prenzlau betrug sie sogar 27 Prozent – ein Viertel der Arbeitssuchenden waren Ältere. Das spricht für sich. Trotzdem oder besser gerade deshalb setzt sich der Förderverein Akademie 2. Lebenshälfte im Land Brandenburg e. V. mit Geschäftsstellen in Eberswalde und Teltow vorrangig für Menschen zwischen 50 und dem regulären Renteneintrittsalter ein. Sie engagieren sich gegen die Diskriminierung Älterer auf dem Arbeitsmarkt und machen sich für deren Chancengleichheit stark.

Gegen die Diskriminierung Älterer

Damit solch hehre Gedanken nicht schnöde Theorie bleiben, sondern in der Praxis etwas bewirken – dafür sorgen sich allein in der Eberswalder Geschäftsstelle des Vereins und deren Kontaktstellen in Prenzlau und Schwedt die Geschäftsstellenleiterin Marion Köstler und insgesamt 21 ABM-Kräfte. Tatkräftig unterstützt werden sie von 15 ehrenamtlich Engagierten: rüstigen Rentnern, die es selbst schon einmal genervt hat, bereits in mittleren Jahren als zu alt angesehen zu werden. Zum Rundum-Paket für die Generation 50 plus gehören die Unterstützung von Selbsthilfe- und Beschäftigungsinitiativen, Hilfen bei der Integration Arbeitsloser, eine gründliche Bestandsaufnahme der Arbeitssituation für Ältere, das Verfassen und Verbreiten wissenschaftlicher Publikationen und die Öffentlichkeitsarbeit. Zudem erhalten die ABM-Kräfte des Vereins, alles Langzeitarbeitslose über 50, selbst die Chance, wieder einer regelmäßigen Beschäftigung nachzugehen.

Beispielsweise bei der Spielzeug-Reparaturwerkstatt und -Tauschbörse in Eberswalde und Schwedt. Die Idee: Kinder tauschen ihr Spielzeug, das sie nicht mehr benutzen, gegen anderes ein. Altes oder beschädigtes Spielzeug wird in der Werkstatt gesäubert und repariert, bevor es den Besitzer wechselt. Überschüssiges findet über Kontakte mit Schulen und Sozialämtern den Weg zu bedürftigen Familien in Brandenburg oder wird zum Beispiel nach Weißrussland gespendet. Bei regelmäßigen Bastelnachmittagen lernen Eltern und Kinder von den ABM-Kräften der Spielzeugbörse, was sich alles aus einfa-

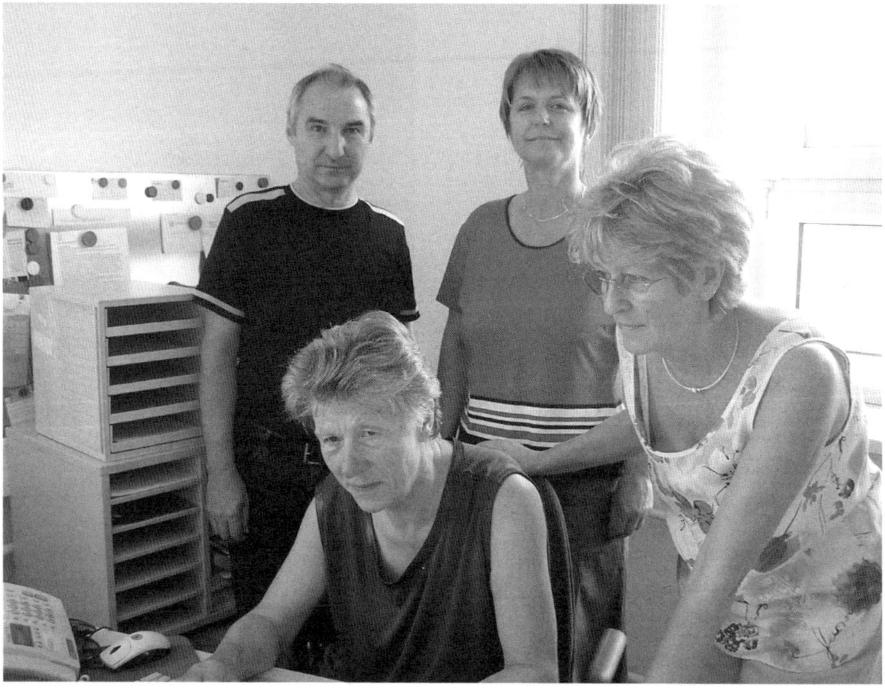

21a Marion Köstler (hinten), Leiterin des Projektes Akademie 50 plus, mit Team

chem Material wie Wäscheklammern, Stofffetzen oder Zeitungen basteln lässt. Ähnlich funktioniert das Projekt Bücherwürmer, das der Förderverein ebenfalls in Eberswalde und Schwedt organisiert. Dort werden Bücher eingesammelt und kostenlos abgegeben. Regelmäßige Lesungen gehören mit zum Service.

Auf mehr ehrenamtliche Tätigkeit im Alter zielt das Bundesmodellprojekt EFI (Erfahrungswissen für Initiativen; nähere Auskünfte siehe Kasten auf S. 107), an dem sich der Förderverein ebenfalls beteiligt. Bei diesem von 2002 bis 2006 befristeten Programm des Bundesministeriums für Familie, Senioren, Frauen und Jugend werden Ältere zu Seniorentrainerinnen und -trainern ausgebildet. Sie sollen ihr Wissen und ihre Erfahrungen in Familie, Beruf und Ehrenamt an Jung und Alt weitergeben.

Die Wiedereingliederung Älterer in den Arbeitsmarkt ist ein weiterer Schwerpunkt des Brandenburger Fördervereins. Verwirklicht wird sie vorwiegend im Rahmen des Projekts Akademie 50 plus unter der Leitung von Marion Köstler. Konkret bedeutet das: Durch verstärkte Motivation, das Lehren von Kommunikationstechniken, das Vermitteln und Trainieren aktueller Schlüsselqualifikationen und durch das Herstellen von Kontakten zu Arbeitsmarktakteuren werden Menschen über 50 bei der Arbeitssuche unterstützt. Eine ausführliche Beratung und auf den Einzelnen abgestimmte Weiterbildungen, zum Beispiel persönlichkeitsorientierte Kurse, Bewerbungs- und PC-Training, Informationen über arbeitsmarktpolitische Entwicklungen und Beschäftigungstrends sind Teil der Qualifizierungsmaßnahmen. In Zusammenarbeit mit regionalen Arbeitgebern werden regelmäßig Berufsperspektiven erkundet und daraus maßgeschneiderte Fortbildungen abgeleitet. Deren Wirksamkeit wird dann vielfach in Arbeitserprobungen, die in Absprache mit den Arbeitsagenturen stattfinden, getestet. Ein solches Vorgehen, das sich konkret am Bedarf der Region orientiert, verspricht mehr Erfolg, als bundesweiten Tendenzen zur Weiterqualifizierung zu folgen. Übermäßige Euphorie ist dennoch nicht angebracht. „Jeder Einzelne, den wir vermitteln, ist für uns schon ein großer Gewinn", meint Marion Köstler.

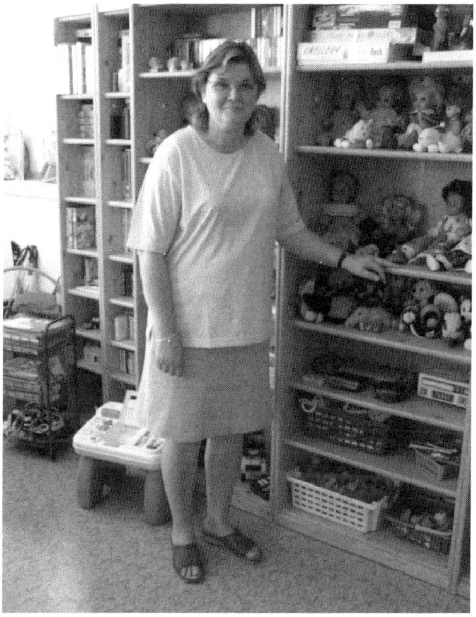

22b Angelika Farkas ist ABM-Kraft in der Spielzeugbörse.

Neben dem Blick auf die Qualifizierung des Arbeitnehmers kommt bei dem Brandenburger Verein auch das Thema Qualität des Arbeitsplatzes nicht zu kurz. Beispielsweise will das Projekt „Hoffnung Alter" für eine altersgerechte Personalpolitik in der Pflege- und Gesundheitsbranche Sorge tragen. Gemeinsam mit anderen Partnern wird erforscht und darüber informiert, wie die pflegerische Kompetenz Älterer durch eine auf sie abgestimmte Arbeits- und Lernwelt erhalten und weiterentwickelt werden kann. Hintergrund des Projektes ist das Problem, dass immer mehr Ältere Betreuung und Pflege brauchen, zugleich aber immer weniger junge Menschen für solche Aufgaben bereitstehen. Ziel ist es daher, dass Beschäftigte über 50 so lange wie möglich gesund, leistungsfähig und motiviert bleiben, um auch in fortgeschrittenem Alter noch fit für ihren Job zu sein.

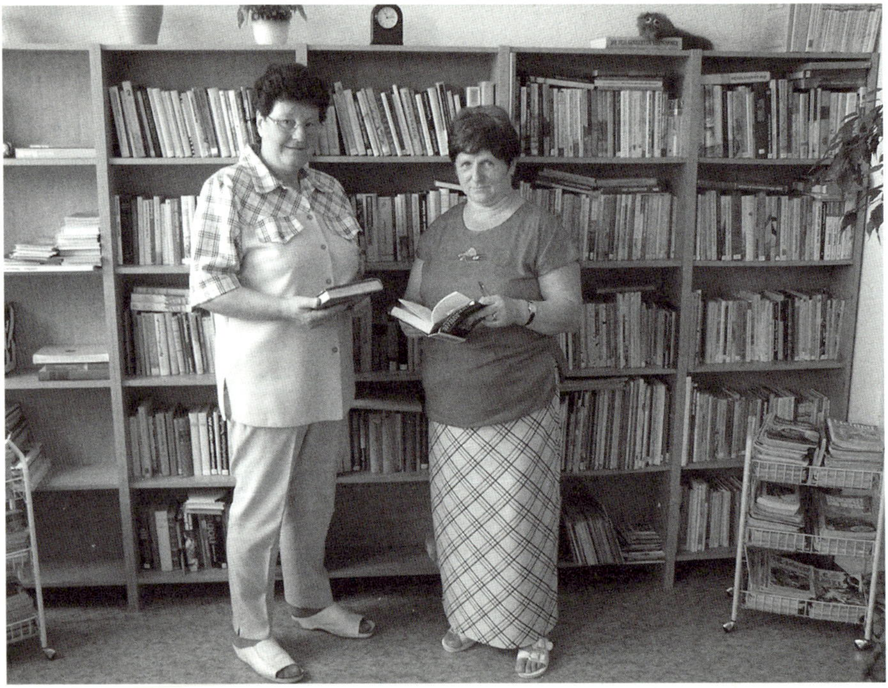

21c Bärbel Scheu und Helga Koltz von der Büchertauschbörse

So wie sich in den nächsten Jahren aufgrund der Überalterung eine Wandlung der Altersstruktur in den Unternehmen vollziehen wird, wird die breit gefächerte Arbeit des Fördervereins Akademie 2. Lebenshälfte im Land Brandenburg unter anderen Vorzeichen stattfinden. Was gestern noch als ABM-Stelle ausgeschrieben war, wird morgen bestenfalls ein „Ein-Euro-Job" sein. Marion Köstler hofft, dass das Engagement für die Chancengleichheit Älterer auch unter diesen veränderten Rahmenbedingungen ungebrochen bleiben wird.

Förderverein Akademie 2. Lebenshälfte

im Land Brandenburg, Geschäftsstelle Eberswalde

► Kompakt

Gründungsjahr: 1994
Mitarbeiter 2004: eine Geschäftsstellenleiterin, 21 ABM-Kräfte
2004 ehrenamtlich tätig: etwa 15 rüstige Ruheständler
Rechtsform: gemeinnütziger, eingetragener Verein
Finanzierung: Spenden, Mittel des Landes, des Europäischen Sozialfonds, der Arbeitsagenturen und der Kommunen
Partner: Arbeitslosen-Service-Einrichtungen, Kurssystem gegen Langzeitarbeitslosigkeit, Arbeitsfördergesellschaften, sonstige Vereine, Initiativen und Institutionen

► Kontakt

Bergerstraße 97; 16225 Eberswalde
Tel./Fax: 03334/237520
E-Mail: Akademie.Eberswalde@t-online.de
Internet: www.akademie2.lebenshaelfte.de
mit *Stellengesuchen*

► Sonstiges

Neben Eberswalde gibt es eine weitere regionale Geschäftsstelle des Fördervereins Akademie 2. Lebenshälfte in Teltow (Oderstraße 23 – 25, 14513 Teltow; Tel.: 03328/473134, Fax: 03328/304516; E-Mail: aka-teltow@lebenshaelfte.de) und deren Kontaktstellen in der Umgebung.

► Info EFI-Programm

Auskünfte über das Bundesmodellprojekt EFI (Erfahrungswissen für Initiativen) erhalten Interessierte auf der Homepage www.efi-programm.de. Dort werden auch Seniorenbüros, Freiwilligenagenturen, Begegnungszentren etc. aufgelistet, die am EFI-Programm teilnehmen.

Lebenshilfe im Alltag

Wer sich für die Gesellschaft engagieren will, braucht nicht gleich nach den Sternen zu greifen und zu versuchen, die Welt aus den Angeln zu heben. Bürgerschaftliches Engagement funktioniert auch und vor allem im Kleinen. Wie sich dann aus einem kleinen Projekt mit der Zeit durchaus etwas Großes entwickeln kann, das hat das Beispiel der Riedlinger Seniorengenossenschaft (siehe S. 97ff.) gezeigt. Es ist jedoch keineswegs die Regel. Ganz im Gegenteil: Gerade die bescheidenen Initiativen machen in ihrer Vielzahl das Fundament einer funktionierenden Bürgergesellschaft aus.

Jeder hat in seinem Leben etwas gelernt und so kann jeder, seinen Fähigkeiten entsprechend, etwas in Bewegung setzen: bei der Freiwilligenarbeit im Altersheim etwa, mit seinem Engagement im Sportverein, in seiner christlichen Gemeinde oder in einer Selbsthilfegruppe, mit Nachbarschaftshilfe, mit einem Reparaturdienst, einer Wohnberatung oder dem Ausliefern von Essen. Agile ältere Menschen können weniger beweglichen Altersgenossen beim Einkaufen helfen oder sie bei Behördengängen unterstützen.

Jeder kann auf diese Weise seine Stärken entfalten, ohne gleich eine Organisation inklusive der damit verbundenen Bürokratie zu gründen und ohne sich dem Stress einer 40-Stunden-Woche auszusetzen. Meist reicht schon eine Zeitungsannonce, um mit Hilfsbedürftigen in Kontakt zu kommen und ihnen beispielsweise mit ein paar Stunden Gartenarbeit im Monat eine riesengroße Freude zu bereiten.

Bei bürgerschaftlichem Engagement sind der Fantasie kaum Grenzen gesetzt. Die folgenden Projekte zeigen nur einen winzigen Ausschnitt aus der Fülle an Möglichkeiten.

I.K.A.R.U.S. weist Hamburger Senioren den Weg

10 000 Möglichkeiten für Aktive im Ruhestand

Hamburg ist ein wahres Eldorado für freiwillig Engagierte. Ein dichtes Netz aus Projekten, Selbsthilfegruppen und Vereinen überspannt die Hansestadt. Jeder Lebensbereich und jede Altersgruppe wird damit erreicht. Eine dieser Initiativen ist die Informations- und Kontaktstelle Aktiver Ruhe-Stand – I.K.A.R.U.S. e. V. Der gemeinnützige Verein wurde 1986 gegründet.

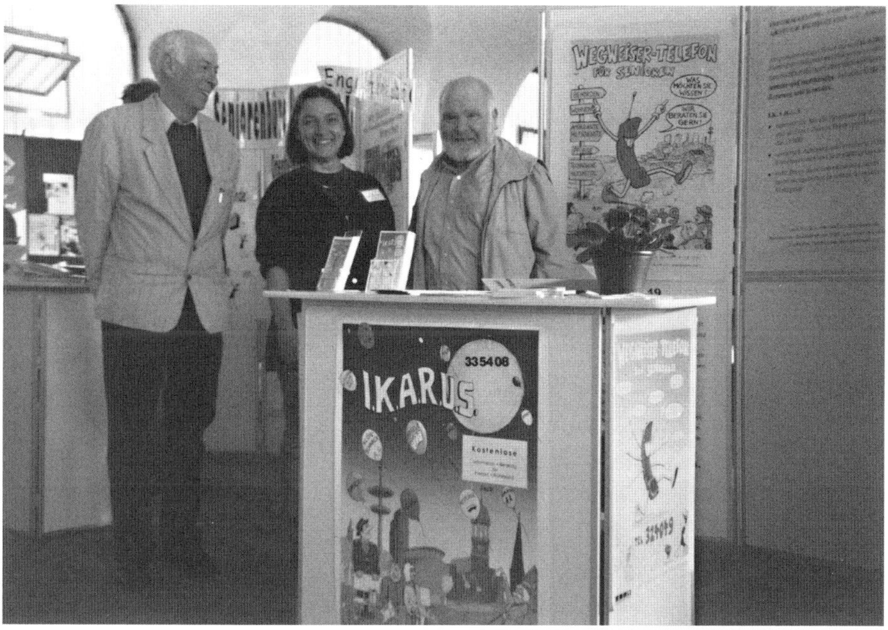

22 Im Hamburger Verein I.K.A.R.U.S. aktiv (v.l.): Manfred Schoof, Sylke Warnholtz-Barein, Jens Steineke

Er ging aus dem „Arbeitskreis Bürgerprojekte" der „Patriotischen Gesellschaft von 1765" hervor – Hamburgs ältester Bürgerinitiative, in der damals wie heute Menschen aus Idealismus und bürgerlichem Verantwortungsgefühl ihre Mitarbeit und ihre materielle Unterstützung in den Dienst des Gemeinwohls stellen. Die Gründer von I.K.A.R.U.S. bewiesen Weitblick: Sie wollten frühzeitig auf den wachsenden Anteil älterer Menschen in Hamburg reagieren, etwas für deren Integration tun und sie für ihre aktive Beteiligung mobilisieren.

I.K.A.R.U.S. ist eine Anlaufstelle für Ältere, die Beratungsbedarf haben oder Kontakte suchen. Die Datenbank des Vereins umfasst mehr als 10 000 Informationen über Möglichkeiten, den Ruhestand zu gestalten. Auskunft darüber gibt die hauptamtlich angestellte Diplom-Sozialpädagogin Sylke Warnholtz-Barein – telefonisch, per E-Mail, über ein Internet-Formular oder persönlich im Büro des Vereins. Wer wissen will, wo und wann in seiner näheren Umgebung Freizeitveranstaltungen wie Ausflüge, Sport-, Sprach-, Gesundheits-, Koch- oder Malkurse, Ausstellungen, Konzerte und Bridgerunden stattfinden oder wie man sich im Großraum Hamburg ehrenamtlich engagieren kann, der ist bei der Sozialpädagogin an der richtigen Adresse. Aber auch Älteren, die den Gedankenaustausch oder Rat zu ernsteren Themen wie Philosophie, Religion und Psychologie suchen, nennt sie geeignete Ansprechpartner.

Ein Projekt des Vereins ist das so genannte „Wegweiser-Telefon für Senioren". Ältere und deren Angehörige können sich dort nach Behörden und Dienstleistungsanbietern wie Selbsthilfegruppen, Vereinen und Verbänden erkundigen, die bei altersbedingten Problemen mit Gesundheit, Pflege und Wohnen sowie in rechtlichen und versicherungstechnischen Dingen weiterhelfen. Zum Beispiel bei Fragen wie „Wo finde ich Rat, wenn ich eine altersgerechte Wohnung oder einen Heimplatz suche?" oder „Welches Amt und welche Sozialstation sind für mich zuständig?"

I.K.A.R.U.S. organisiert auch selbst Veranstaltungen für Ältere wie einen Schreibkurs, einen Treff für Frauen ab 50 und Gedächtnistraining. Zusammen mit der Verbraucherzentrale und anderen Fachorganisationen finden außerdem regelmäßig Informationsnachmittage und -abende zu Themen wie Sicherheit (Haustürgeschäfte), Testament, Rechtsfragen im Alter und altersgerechte Wohnraumanpassung statt. Der Verein wartet nicht, bis sich Interessierte bei ihm melden, sondern bringt sich mit Zeitungsberichten, auf Messen, bei Seniorenwochen und bei anderen Großveranstaltungen in der Hansestadt selbst ins Gespräch. Und das Publikum lässt sich nicht lange bitten. Die Resonanz auf das Informationsangebot ist enorm. „Seit Bestehen des Vereins haben wir eine Zahl von Mitbürgern in der Größenordnung einer Kleinstadt beraten", schätzt der Unternehmensberater und Gerontologe Dr. Klaus Curth. Er ist seit Vereinsgründung erster Vorsitzender von I.K.A.R.U.S. Sylke Warnholtz-Barein konkretisiert die Angaben ihres Chefs nach einem Blick in die Statistik: „2004 haben wir durchschnittlich 90 Gespräche pro Woche geführt." Besonders gefragt waren Auskünfte über Computer- und Fremdsprachenkurse, Gedächtnistraining und Möglichkeiten des ehrenamtlichen Engagements.

Bei derart reger Nachfrage ist die Arbeit ohne den Einsatz der ehrenamtlich tätigen Vereinsmitglieder nicht zu bewältigen. „Wenn's brennt, sind sie zur Stelle", sagt Sylke Warnholtz-Barein. Die 60- bis 80-Jährigen übernehmen Urlaubs- und Krankheitsvertretungen, unterstützen die Beratung, aktualisieren die Datenbank und helfen bei der Organisation von Veranstaltungen. So bereitet Manfred Schoof die jährlich stattfindende Freiwilligenbörse des Aktivoli-Netzwerkes, eines Verbundes zur Förderung und Weiterentwicklung des bürgerschaftlichen Engagements in Hamburg, mit vor. Ursula Jerschke engagiert sich wie Manfred Schoof bei der Beratung und ist für die Aktualisierung der Datenbank zuständig. Regelmäßig am Beratertelefon sitzt auch Jens Steineke und last not least organisiert Hanne Stender die monatlichen Treffen der Frauen über 50. So viel Einsatz wird belohnt: 1991 erhielt der Verein den „AOK Gesundheitspreis" und für das Projekt „Wegweiser-Telefon für Senioren" wurde I.K.A.R.U.S. im Jahr 2000 mit dem „Irmgard-Großner-Preis zur Förderung des sozialen Ehrenamtes" vom Deutschen Paritätischen Wohlfahrtsverband ausgezeichnet.

„Wenn's brennt, sind sie zur Stelle."

Wer jetzt denkt, so viel Anerkennung lade die Menschen geradezu ein, bei dem Verein mitzumachen, der täuscht sich. Der Beratungsbedarf ist groß, es mangelt jedoch an aktiven Mitgliedern. Engagierte Ältere sind bei I.K.A.R.U.S. daher jederzeit herzlich willkommen.

Informations- und Kontaktstelle Aktiver Ruhe-Stand

► Kompakt

Gründungsjahr: 1986
Gründungsmitglieder: 8
Vereinsmitglieder 2004: 20 Männer und Frauen im Alter von 60 plus, darunter 8 ehrenamtlich aktive Mitglieder
Hauptamtlich beschäftigt: eine Sozialpädagogin
Finanzierung: Behörde für Soziales und Familie (Hamburg), Patriotische Gesellschaft von 1765
Rechtsform: gemeinnütziger, eingetragener Verein

Der Verein ist Mitglied im Deutschen Paritätischen Wohlfahrtsverband (DPWV).

► Kontakt

Schopenstehl 23
20095 Hamburg
Tel.: 040/335408

„Wegweiser-Telefon für Senioren“: 040/324049
(montags bis freitags 9 bis 13 Uhr;
donnerstags zusätzlich 14 bis 18 Uhr)

E-Mail: ikarus-wegweiser@gmx.de
Internet: www.ikarus-wegweiser.de

Experten im Rhein-Lahn-Kreis geben Tipps zum Energiesparen

Rudern gegen den Strom

Was tun, wenn die Stromrechnung in astronomische Höhen klettert und das Heizkostenbudget schon nach der Hälfte des Winters erschöpft ist? Viele Menschen stöhnen seit Jahren unter der Last stetig steigender Energiekosten. Dagegen ließe sich doch sicherlich etwas machen, sagten sich die beiden hauptamtlichen Mitarbeiter Uschi Koziel und Jürgen Nickel vom Bad Emser Seniorenbüro „Die Brücke" und riefen daher 1998 in der rheinland-pfälzischen Kreisstadt an der Lahn eine Energieberatung ins Leben. Seitdem zeigen rüstige Ruheständler ihren Mitbürgern im gesamten Rhein-Lahn-Kreis, wie sie beim Stromverbrauch den Geldbeutel schonen können. Vor allem Familien und alte Menschen nutzen das kostenlose Angebot und lassen sich von den ehrenamtlichen Mitarbeitern des Seniorenbüros, derzeit zehn Männer im Alter von 50 bis 80 Jahren, in Sachen maß- und sinnvollem Energieeinsatz beraten.

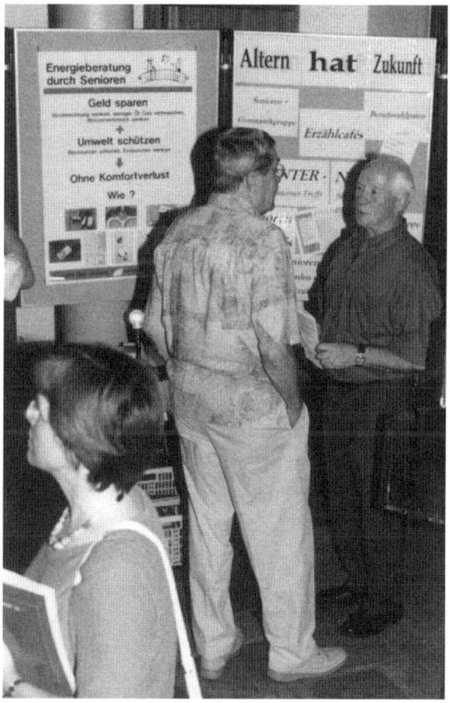

23a Engagiert: Bad Emser Energieberater im Einsatz

Die Seniorexperten informieren dabei über die richtigen Wartungsintervalle bei Heizungen, spüren Energiefresser im Haushalt auf, geben Tipps zum Lüften und zur Wärmedämmung und machen auf Alternativen zum herkömmlichen Heizen und zur Warmwasseraufbereitung aufmerksam. Sie erklären, warum sich Energiesparlampen trotz ihres hohen Kaufpreises rechnen, dass Thermostatventile auch im Sommer ab und an aufgedreht werden sollten, um zu Beginn der Heizperiode gegen unliebsame Überraschungen gewappnet zu sein, und wie sich ohne großen finanziellen Aufwand mit zentralen Einzelraum-Temperaturreglern bis zu 20 Prozent Heizkosten sparen lassen. Sind größere Um- oder Einbau-Arbeiten nötig, dann verweisen die Senioren an selbstständige Energieberater oder Handwerker, denn sie wollen keine Konkurrenz für regionale Fachbetriebe sein.

Ein vorbildliches Projekt, meinten die Politiker, und so wurde die Energieberatung des Seniorenbüros „Die Brücke" mit dem Förderpreis „Demokratie leben 1999" vom Initiativkreis „Demokratie leben" und vom Deutschen Bundestag ausgezeichnet. Eine weitere Ehrung kam im gleichen Jahr dazu: der Förderpreis „Bestes Projekt beim ersten rheinland-pfälzischen Ehrenamtskongress".

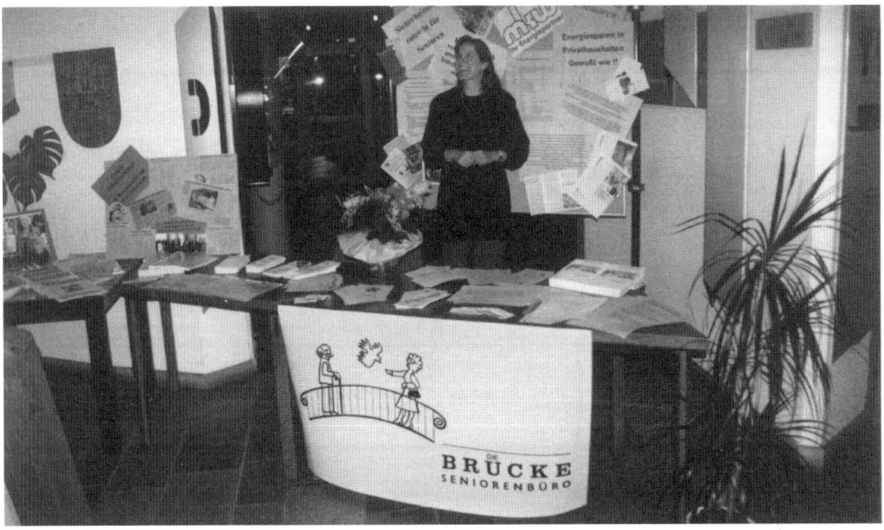

23b Uschi Koziel, Leiterin des Seniorenbüros „Die Brücke"

„Meist sind es kleinere technische Veränderungen, mit denen sich viel Energie sparen lässt", weiß Horst Schürmann aus Erfahrung. Er ist seit sechs Jahren ehrenamtlicher Energieberater beim Seniorenbüro in Bad Ems. „Heizungspumpen sollten zum Beispiel nicht auf höchster Stufe laufen. Oft reicht die niedrigste von vier möglichen Stufen aus – das spart 75 Prozent der Energie gegenüber Stufe vier." Und noch ein Tipp: Wer den Computer, das Radio und den Fernseher ständig im Stand-by-Modus laufen lasse, statt die Geräte ganz abzuschalten, der müsse sich über eine hohe Stromrechnung nicht wundern. Der 66-Jährige entdeckt Energieschlucker selbst dort, wo sie sonst kaum jemand vermutet: Ein leises Summen verrät ihm beispielsweise, dass so mancher Trafo von Halogenlampen selbst dann noch Strom verbraucht, wenn die Lampe längst ausgeschaltet ist.

Solche und andere Kenntnisse fasst Horst Schürmann im „Energietipp des Monats" zusammen, der im Rhein-Lahn-Kreis in allen Mitteilungsblättern der Verbandsgemeinden und der Stadt Lahnstein abgedruckt wird. Ihm geht es dabei um mehr als um den rein finanziellen Gesichtspunkt des Stromsparens. Vor allem der umweltschonende Umgang mit den Ressourcen liegt ihm am Herzen. „Ich bin Idealist", sagt er über sich und rät seinen Kunden unermüdlich, zu „umweltfreundlichen" Stromanbietern zu wechseln. Nicht immer ist sein Ansinnen von Erfolg gekrönt, auch wenn er – wo immer es sich anbietet – mit dem Vorurteil aufräumt, dass regenerativ erzeugte Energie zu teuer sei. „Vor allem für Singles rechnet sich der Umstieg immer", meint der Energieberater.

Mit Idealismus für einen umweltschonenden Umgang mit den Ressourcen

Was Horst Schürmann predigt, lebt er selbst vor. Die Warmwasserversorgung seines Hauses sichert er mit einer Sonnenkollektoranlage auf dem Dach, Strom erzeugt er dort mit einer 4,4-Kilowatt-Fotovoltaik-Anlage und Regenwasser sammelt er in unterirdischen Zisternen. Horst Schürmann ist Perfektionist und will genau wissen, wovon er redet. Seine Kenntnisse hat er daher in fortgeschrittenen Lebensjahren in einem 2005 mit Diplom abgeschlossenen, vierjährigen Studium der Umweltwissenschaften an der Universität Koblenz-Landau vertieft. Nicht alle Energieberater des Seniorenbüros setzen sich derart intensiv mit dem Thema auseinander. Fit für eine Grundlagenberatung sind sie jedoch alle. Dafür sorgen eine von Diplom-Ingenieur Thomas Königstein eigens für die Energiesparfüchse entwickelte Schulung ebenso wie regelmäßige Weiterbildungsveranstaltungen und der Erfahrungsaustausch untereinander.

Was für die Kunden bei der Energieberatung unterm Strich herauskommt, kann sich sehen lassen: Das Einsparpotenzial eines Durchschnittshaushalts liege bei etwa 20, inklusive Wärmedämmung bei bis zu 50 Prozent, schätzt Horst Schürmann. Finanziell bedeutet das ein Mehr in der Kasse von einigen hundert Euro im Jahr. Aber damit nicht genug: Von unschätzbarem Wert ist die nicht verbrauchte Energie für die Umwelt.

Senioren-Energieberatung

► Kompakt

Gründungsjahr: 1998
Aktive Mitglieder 2004: 10 ehrenamtlich tätige Männer im Alter von 50 bis 80 Jahren; eine hauptamtliche Kraft im Seniorenbüro „Die Brücke"
Finanzierung: Seniorenbüro, Spenden, Landesmittel, Förderverein und Fahrtkostenerstattung durch Nutzer
Organisationsform: eine Initiative des Bad Emser Seniorenbüros „Die Brücke"
Träger: Kreisverwaltung Rhein-Lahn

► Kontakt

Seniorenbüro „Die Brücke"
Insel Silberau 1, 56130 Bad Ems
Tel.: 02603/972336
Fax: 02603/9726336
E-Mail: uschi.koziel@rhein-lahn.rlp.de
Internet: www.rhein-lahn-bruecke.de

► Sonstiges

Das Seniorenbüro "Die Brücke" bietet weitere Dienste an, darunter Sicherheitsberatung, Berufswahlpaten, Betreuerausbildung, Nachbarschaftshilfe, Unterrichtsbegleitung in Schulen, Mitgestaltung von Gruppenarbeit in Kindergärten und Reiseführer. Zudem werden Begegnungen vom gemeinsamen Schwimmen über Sing-, Mal-, Bridge- und Schachgruppen bis hin zu Tanz- und Theaterveranstaltungen organisiert.

► Info

Seniorenbüros existieren in vielen bundesdeutschen Städten und Gemeinden. Auskünfte über regionale Ansprechpartner erteilt die Bundesarbeitsgemeinschaft der Seniorenbüros (Adresse siehe Anhang auf S. 209).

Das Seniorenmobil im saarländischen Merzig

„Eine fahrende Begegnungsstätte"

Wenn in der saarländischen Kreisstadt Merzig und den 16 eingemeindeten Ortschaften morgens ein weißer Kleinbus namens Seniorenmobil mit zwei älteren Menschen am Steuer und auf dem Beifahrersitz kreuz und quer durch die Stadt fährt, um einen Senior nach dem anderen einzusammeln, dann wissen Insider Bescheid: Gleich wird der Wagen auf einem der Supermarkt-Parkplätze in der Region halten und eine Schar lachender, gestikulierender und plaudernder Menschen, die sich offensichtlich untereinander gut kennen, wird aussteigen. Die Rüstigen unter ihnen werden die weniger Mobilen unterhaken und deren Einkaufswagen in das Geschäft schieben. Nach geraumer Zeit wird die Gruppe den Supermarkt verlassen und vollgestopfte Einkaufstüten mit Kartoffeln, Obst, Zahnpasta, Seife und allem, was man sonst noch zum Leben braucht, im hinteren Teil des Busses verstauen. Anschließend werden die Älteren zu ihren Wohnungen zurückgebracht.

Immer mittwochs, donnerstags und freitags um neun Uhr setzt sich das Seniorenmobil des Seniorenbüros der Arbeitsgemeinschaft Altenhilfe Merzig e. V. in Bewegung, um älteren Menschen bei ihrem Wocheneinkauf zu helfen. An Bord sind meist sieben Fahrgäste. Dazu ein ehrenamtlicher Fahrer und eine ehrenamtliche Betreuerin – in der Regel sind das jüngere Ruheständler, die fit genug sind, um bei Bedarf kräftig mit anzupacken, Einkaufstaschen zu tragen und Fahrgäste zu stützen, die nicht mehr so beweglich sind. Wer das Seniorenmobil nutzen will, meldet sich telefonisch im Seniorenbüro an, wird dann zum vereinbarten Termin an der Haustür abgeholt und nach der Einkaufstour dort wieder abgesetzt. Insgesamt 15 Ehrenamtliche wechseln sich bei dem Fahr- und Betreuungsdienst regelmäßig ab.

In Zeiten, in denen der Tante-Emma-Laden um die Ecke längst verschwunden ist und preiswerte Einkaufsmärkte weit entfernt draußen vor der Stadt stehen, ist der Bus unverzichtbar geworden für viele Ältere, die schlecht zu Fuß sind und kein eigenes Auto besitzen. Aber nicht nur das macht den Wert des Seniorenmobils aus. Es ist auch ein Vehikel gegen Einsamkeit im Alter: „eine fahrende Begegnungsstätte", sagt Birgit Müller. Die Leiterin des Seniorenbüros hatte die Idee für das Projekt, das hauptsächlich von älteren Singles genutzt wird. Sie lernen sich auf den Fahrten kennen und wer sich mag, verabredet sich zum nächsten „Date" im Supermarkt. Im Laufe der Jahre sind auf diese Weise viele Freundschaften entstanden. Diskutiert wird bei den Fahrten über alles: über Politik, Familie und den Geschmack von Tütensuppen.

Der wöchentliche Einkaufsbummel ist für die Fahrgäste eine willkommene Unterbrechung ihres oft eintönigen Alltags. Wenigstens einmal pro Woche die eigenen vier Wände zu verlassen bedeutet für

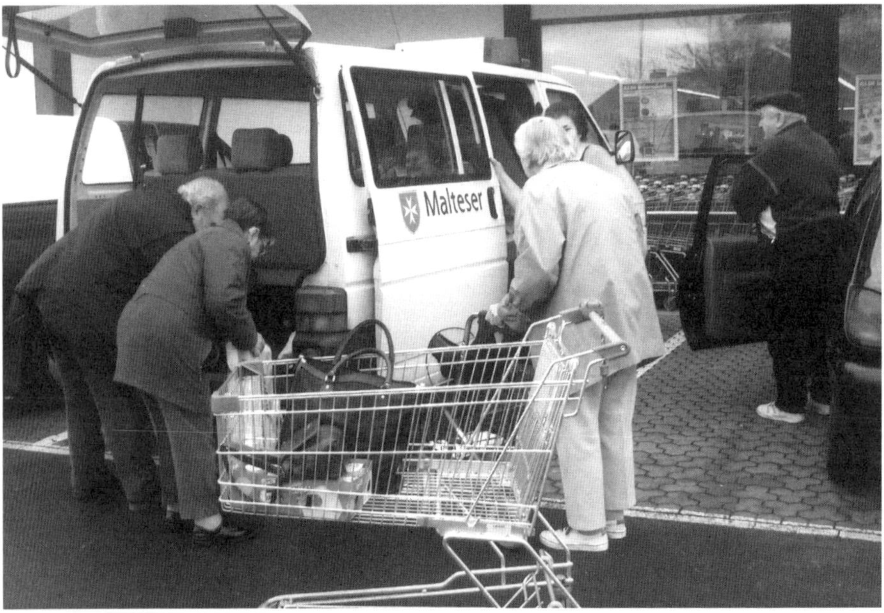

24 Mehrmals pro Woche setzt sich das Seniorenmobil des Seniorenbüros der Arbeitsgemeinschaft Altenhilfe Merzig in Bewegung, damit ältere Menschen ihren Wocheneinkauf erledigen können.

sie, auf unterhaltsame Weise am Leben draußen teilzunehmen. Außerdem erhalten sie sich dadurch ein Stück Unabhängigkeit, weil sie beim regelmäßigen Großeinkauf eben nicht auf die Hilfe von Angehörigen angewiesen sind.

Geld darf das Seniorenbüro für die Fahrten nicht verlangen, freiwillige Zuwendungen sind allerdings willkommen. Auf diese Weise kann zumindest ein Teil der Betriebskosten für das Seniorenmobil gedeckt werden. Den Bus selbst stellt der Malteser Hilfsdienst bereit; er ist eine Spende der Kreisstadt Merzig, des Kuratoriums Deutsche Altenhilfe und des Diözesan-Caritas-Verbandes Trier.

Auch am Wochenende stehen die Räder des Seniorenmobils nicht still. Dann ist der Bus zu Ausflügen in die Umgebung auf Achse. Ziele sind zum Beispiel die Burg Montclair – inklusive Besuch der gemütlichen Burgschenke –, die Edelsteinmetropole Idar-Oberstein, das Freilichtmuseum in Konz, die Wadriller Alm, die malerische Grimburg, die Verbrauchermesse „Welt der Familie“ in Saarbrücken und je nach Saison Weihnachtsmärkte oder Stadtfeste. Auf diese Weise blicken die Älteren regelmäßig über den Tellerrand ihres direkten Wohnumfeldes hinaus und erleben Gemeinschaft, in der sie sich meist prächtig amüsieren. Aber auch die ehrenamtlichen Fahrer und Betreuer haben etwas davon. Oft wurden sie zu Helfern, nachdem sie in den Ruhestand entlassen worden waren und mit dem plötzlichen Überfluss an freier Zeit wenig anzufangen wussten. Sie hatten Angst, in ein Loch zu fallen, und fanden auf der Suche nach einem neuen Tätigkeitsfeld im Merziger Seniorenbüro den idealen Partner. Mit ihrem Einsatz im Seniorenmobil haben sie das gute Gefühl, etwas Sinnvolles zu tun und gebraucht zu werden. So ziehen Ehrenamtliche wie Fahrgäste ihren gegenseitigen Nutzen aus den Fahrten mit der mobilen Begegnungsstätte.

Das gute Gefühl, etwas Sinnvolles zu tun

Seniorenmobil

► Kompakt

Gründungsjahr: 1994
2004 ehrenamtlich aktiv: 15 Fahrer und Begleiterinnen im Alter von 60 Jahren und älter
Hauptamtliche Kraft: eine
Finanzierung: Mittel des Trägers und Spenden
Träger: Seniorenbüro der Arbeitsgemeinschaft Altenhilfe Merzig e. V.

Das Projekt findet in Zusammenarbeit mit dem Malteser Hilfsdienst statt.

► Kontakt

Seniorenbüro
c/o Arbeitsgemeinschaft Altenhilfe Merzig
Friedrichstraße 1
66663 Merzig
Tel.: 06861/78750
Fax: 06861/78886
Internet: www.saarsenioren.de

► Info

An ähnlichen Projekten Interessierten geben die Mitarbeiter des Seniorenbüros in Merzig gerne Auskünfte zu Fragen der Versicherung und zum Personenbeförderungsgesetz.

► Sonstiges

Weitere Projekte des Merziger Seniorenbüros von und für Senioren: Senioren-Sicherheitsberater, Senioren-Ehrenamtsbörse, Wissensbörse, Senioren schreiben in der Saarbrücker Zeitung, Merziger Tafel.

Nur kein Heimweh – neue Wohnformen im Alter sind gefragt

„Leben wie in der Kommune 1", „Neue Geborgenheit in der Alten-WG", „High Live bei den High-Agern" – Schlagzeilen wie diese deuten es an: Zeiten, in denen alte Menschen ihre letzten Jahre im Schutz und umsorgt von der Familie erleben, sind für viele vorbei. Gewollt oder ungewollt, aus Angst vor Einsamkeit oder mit einem neuen Selbstbewusstsein gehen inzwischen immer mehr Senioren ihre eigenen Wege. Alten- und Pflegeheime, lange Zeit die einzige Alternative zur Pflege durch eigene Angehörige, kommen für viele nicht in Frage. Sie wollen ihr Leben im Alter nach eigenen Wünschen gestalten und es möglichst lange in vollen Zügen genießen. Für sie ist Wohnqualität gleich Lebensqualität, und sie sind auch in fortgeschrittenen Jahren nicht bereit, darauf zu verzichten. Sie suchen sich ihr soziales Umfeld selbst aus, wollen sich den Tagesrhythmus nicht vorschreiben lassen und blühen in der Gemeinschaft Gleichgesinnter auf. Gleichzeitig sorgen sie für den Fall der Fälle vor, um bei Krankheit und Gebrechlichkeit Unterstützung zu erfahren.

Es gibt mittlerweile viele Alternativen zum traditionellen Altenheim, bei dem leider immer häufiger das Budget und nicht der Mensch an erster Stelle steht. Ältere suchen energisch nach neuen Wohnformen, die ihren persönlichen Bedürfnissen nach Autonomie und Respekt, nach Sicherheit, Geselligkeit und sozialer Wärme besser gerecht werden:

▶ Wohnen in den eigenen vier Wänden

Viele Menschen lassen sich im Alter nur ungern aus ihrer gewohnten Umgebung vertreiben. Wer seine Wohnung oder sein Haus barrierefrei, das heißt altersgerecht, einrichtet, der hat in der Tat eine gute Chance, noch lange in den eigenen vier Wänden zu bleiben. Wichtig ist, dass Lebensmittelgeschäfte, Apotheken und Ärzte zu Fuß oder mit öffentlichen Verkehrsmitteln erreichbar sind. Ist das nicht gewährleistet, sollte nachbarschaftliche oder familiäre Unterstützung garantiert sein. Die Entscheidung, in der eigenen Wohnung alt zu werden, will gut überlegt sein, denn wer weiß schon, wie es morgen um die Gesundheit steht. Ältere sollten sich daher über ambulante und bezahlbare (!) Pflege- und Notrufdienste in der Nähe informieren. Sie werden zum Beispiel von kommunalen Sozialstationen oder vom Deutschen Roten Kreuz angeboten. Wichtig ist, dies rechtzeitig zu tun und nicht erst dann, wenn man bereits pflegebedürftig ist.

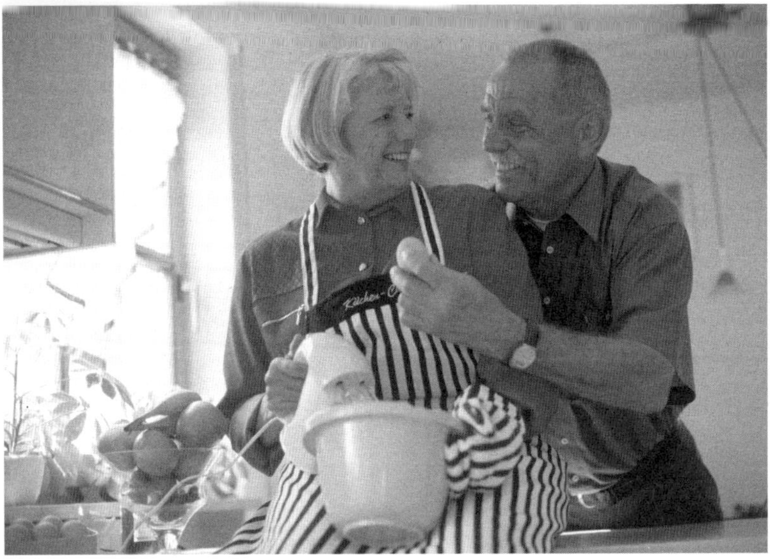

25 Viele träumen davon: alt werden in den eigenen vier Wänden.

▶ Betreutes Wohnen

Hier gestalten ältere Menschen ihren Alltag so weit wie möglich selbst. Sie leben als Mieter oder Eigentümer meist in Wohnungen (seltener in Zimmern), die auf die Lebensbedürfnisse von Senioren zugeschnitten sind. Ambulante Dienste sorgen bei Bedarf für Pflege und Betreuung. Darunter fällt beispielsweise die Unterstützung beim wöchentlichen Baden, beim regelmäßigen Einnehmen von Medikamenten oder bei kleineren Handreichungen im Haushalt. In der Regel sind auch Notrufsysteme eingerichtet, um im Ernstfall Hilfe herbeizurufen. Betreutes Wohnen gibt es in zahlreichen Varianten, die in der Intensität und Qualität der Betreuung sowie in den Kosten stark schwanken. Erkundigen Sie sich im Voraus nach den jeweiligen Vertragsbedingungen. Worauf Sie dabei achten sollten, das hat die Bundesarbeitsgemeinschaft für Senioren-Organisationen (BAGSO) in einer Checkliste zusammengefasst (nähere Informationen dazu siehe Kastentext auf S. 124ff.). Ein Beispiel für Betreutes Wohnen finden Sie in diesem Buch auf S. 97ff.

Wohnstift

Nur kein Heimweh – neue Wohnformen im Alter sind gefragt

Im Gegensatz zum Altenheim haben ältere Menschen hier in einer größeren Wohnanlage eine eigene, abgeschlossene Wohnung. Neben den gleichen Diensten wie beim betreuten Wohnen verpflichten sich die Bewohner eines Wohnstifts verbindlich, weitere Dienstleistungen wie die Verpflegung und die Reinigung der Wohnung in Anspruch zu nehmen. Das Leben im Wohnstift ist deshalb nichts für schmale Geldbeutel.

Wohn- und Hausgemeinschaften

Sie erfreuen sich seit einigen Jahren aufgrund des demografischen Wandels immer größerer Beliebtheit: Ältere Menschen tun sich zusammen, finden sich im Privaten oder über Zeitungsanzeigen und mieten oder kaufen ein Haus mit mehreren Wohnungen oder vielen Zimmern, die barrierefrei ausgebaut sind. Was vor ein oder zwei Jahrzehnten noch undenkbar war: Solche Wohn- und Hausgemeinschaften sind mittlerweile für viele „hoffähig" und attraktiv geworden. Die älteren Mitbewohner tragen Verantwortung füreinander und setzen bei Bedarf auf gegenseitige Hilfe. Zunehmend werden Alten-WG's auch öffentlich gefördert, weil die Politik erkannt hat, dass diese Wohnform eine recht preisgünstige Alternative zum Wohnen im Altenheim ist. Um so genannte „betreute" Wohn- oder Hausgemeinschaften handelt es sich, wenn eine Gruppe pflege- und hilfsbedürftiger älterer Menschen zusammenlebt, die die Hilfe von Pflegediensten in Anspruch nimmt.

Mehrgenerationenwohnen

Neben Hausgemeinschaften, in denen nur Ältere wohnen, gibt es auch solche, in denen Jung und Alt unter einem Dach zusammenleben. Der Vorteil liegt auf der Hand: Nach dem Motto „Hilfst du mir, dann helfe ich dir" können sich die Älteren zum Beispiel um den Nachwuchs kümmern und erhalten im Austausch Hilfe und Zuwendung von den Jüngeren, wenn es ihnen gesundheitlich einmal nicht so gut gehen sollte. Das Mehrgenerationenwohnen ist im Grunde die Rückkehr zur Großfamilie, jedoch ohne dabei auf verwandtschaftliche Beziehungen zu bauen. Ein spezielles Beispiel für generationenübergreifende Wohnprojekte sind die Beginenhöfe (Adressen siehe Anhang auf S. 197), in denen ausschließlich Frauen leben. Mehr als zehn Beginenhöfe werden in ganz Deutschland inzwischen bewohnt oder sind in Planung. Allerdings bieten nicht alle von ihnen Mehrgenerationenwohnen an.

► Siedlungs- und Nachbarschaftsgemeinschaften

Im Prinzip handelt es sich dabei um eine ausgeweitete Form des Mehrgenerationenwohnens. Die Menschen leben nicht gemeinsam in einem Haus oder zusammen in einer großen Wohnung, sondern in einer Siedlung oder Nachbarschaftsgemeinschaft, in der die Älteren unter den Bewohnern bei Bedarf Unterstützung finden. Noch sind diese Gemeinschaften, in denen die Ideen des generationsübergreifenden Zusammenlebens und der Nachbarschaftshilfe verwirklicht werden, selten. Vereinzelt gibt es sie jedoch als geförderte Initiativen von Wohnungsbaugesellschaften und Selbsthilfegruppen.

Hier finden Sie Hilfe

► Info

Die **Bundesarbeitsgemeinschaft der Senioren-Organisationen** (BAGSO) gibt Checklisten zu den Themen „Betreutes Wohnen und Seniorenwohnheime" und „Das richtige Heim" heraus. Sie enthalten Hinweise, worauf bei der Wahl eines Heimplatzes und/oder von Einrichtungen des betreuten Wohnens zu achten ist. Im Internet stehen sie als Download unter www.bagso.de/publikationen.html. Zudem können sie per Brief oder Fax bei der BAGSO bestellt werden (Adresse siehe Anhang auf S. 210).

Vom **Bundesministerium für Familie, Senioren, Frauen und Jugend** (BMFSFJ) werden ebenfalls Broschüren zum Thema Wohnen im Alter herausgegeben, die schriftlich (Adresse siehe Anhang auf S. 213) angefordert werden können oder als Download im Internet (www.bmfsfj.de) erhältlich sind.

Erkundigen Sie sich auch bei Ihrer **Kommune** nach Beratungsstellen für Senioren.

Über Wohnmöglichkeiten für ältere Menschen informieren die meisten **Seniorenbüros** (Adressen von regionalen Büros erhalten Sie bei der Bundesarbeitsgemeinschaft der Seniorenbüros; Adresse siehe Anhang auf S. 209).

Wer sich einen ersten Überblick über alternative Wohnformen verschaffen möchte, kann dies mit Hilfe von **Fachbüchern** tun – eine Auswahl finden Sie im Anhang auf S. 216ff. Auch das **Internet** ist eine Fundgrube für Informationen: Hinweise auf Wohnprojekte in ganz Deutschland gibt es beispielsweise auf den Seiten www.netzwerk-wohnprojekte.de (betreut von dem Münchner Verein Urbanes Wohnen) und www.wohnbund.de (Homepage des Vereins Wohnbund – Verband zur Förderung wohnpolitischer Initiativen).

Das *Kuratorium Deutsche Altershilfe* hat 2002 gemeinsam mit der *Bertelsmann Stiftung* das **Projekt „Leben und Wohnen im Alter"** initiiert, dessen Schwerpunkt Alternativen zur Unterbringung im traditionellen Alten- oder Altenpflegeheim sind. Auf den Webseiten des Kuratoriums Deutsche Altenhilfe (www.kda.de) werden Veröffentlichungen zu dem Projekt vorgestellt (Band 1: Neue Wohnkonzepte und praktische Erfahrungen bei der Umsetzung – eine Bestandsanalyse; Band 2: Betreute Wohngruppen – ein bedarfsgerechtes Wohnangebot für die Zukunft? Erfahrungsaustausch der Akteure betreuter Wohngruppen am 27. März 2003 in Braunschweig; Band 3: Quartiersbezogene Wohnkonzepte – Expertenworkshop am 18. Juni 2003 in Heidelberg; Band 4: Betreute Wohngruppen – Pilotstudie; Band 5: Betreute Wohngruppen – Fallbeispiele und Adressliste). Die fünf Bände stehen Interessierten zum Download (kostenfrei) zur Verfügung oder können unter der Telefonnummer 0221/931847-0 in gebundener Form (kostenpflichtig) bestellt werden. Sie enthalten jede Menge Hintergrundinformationen und Statistiken. Zudem werden konkrete Wohnmodelle vorgestellt, die als Anstoß für eigene Ideen und Pläne dienen können. Empfehlenswert sind sie für Menschen, die sich besonders intensiv mit neuen Wohnformen für Ältere und deren Umsetzungsmöglichkeiten befassen wollen.

Folgende bundesweit tätigen **Vereine** bieten weitere Informationen zum Thema Wohnen im Alter an:

Die *Bundesinteressenvertretung und Selbsthilfeverband der Bewohnerinnen und Bewohner von Altenwohn- und Pflegeeinrichtungen* (BIVA; Adresse siehe Anhang auf S. 212) setzt sich auf vielfältige Weise für die Rechte älterer Menschen ein, die in Altenwohnheimen und Pflegeeinrichtungen leben. Sie berät zum Beispiel Heimbeiräte und Heimfürsprecher. Mitglieder des Vereins werden außerdem über betreutes Wohnen und andere altersgerechte Wohnformen informiert. Der Online-Ratgeber „Umzug ins Altenheim? Eine Entscheidungshilfe für den dritten Lebensabschnitt" (www.biva.de/recht.htm) gibt Informationen über Leistungsangebote in Heimen sowie einen Überblick über Heimarten und -kosten an die Hand.

Im *Forum Gemeinschaftliches Wohnen* (FGW; Adresse siehe Anhang auf S. 213) haben sich Vereine und Einzelpersonen mit dem Ziel vernetzt, gemeinschaftliches und generationenübergreifendes Wohnen zu initiieren und besser bekannt zu machen. Der Verein berät unter anderem über unterschiedliche Wohnformen, stellt die Kontakte zu Menschen oder Gruppen her, die an der Entwicklung neuer Wohnformen beteiligt sind, und bietet Einstiegsseminare zum Thema an. Auf seinen Internetseiten (www.fgwa.de) werden zudem einzelne Wohnprojekte vorgestellt.

Ob Wohnen in den eigenen vier Wänden oder in einer Hausgemeinschaft – die Entscheidung dafür oder dagegen hängt in der Regel von mehreren Faktoren ab. Sie richtet sich sowohl nach der eigenen Lebenseinstellung wie auch nach dem jeweiligen Wohnumfeld. Leben dort Verwandte oder Freunde, die im Notfall helfen können? Welche Betreuung für Ältere wird in der näheren Umgebung angeboten – gibt es zum Beispiel Notruftelefone, ambulante Dienste und Sozialstationen, Tagespflegeeinrichtungen und ein Krankenhaus? Wie sieht es mit dem öffentlichen Personennahverkehr, also mit der individuellen Mobilität, aus? Befinden sich Einkaufsgelegenheiten in der Nähe? Stimmt das kulturelle Umfeld (Theater, Konzerte etc.)? Solche und viele andere Fragen haben bei der Wahl einer Wohnform Gewicht. Auskünfte über konkrete Betreuungsmöglichkeiten geben die Kommunen und Wohlfahrtsverbände wie die Caritas, das Deutsche Rote Kreuz, die Arbeiterwohlfahrt und die Kirchen vor Ort. Allgemeine Informationen zum Thema Wohnen finden Sie auch bei bundesweit tätigen Einrichtungen (siehe Kasten auf S. 124ff.).

Vielfach ist Eigeninitiative und ein großes Maß an Engagement gefragt, wenn man sein Leben im Alter nach den eigenen Bedürfnissen gestalten will. Das zeigen die folgenden beiden Beispiele: die Lebens(t)raumgemeinschaft Jahnishausen und die Wahlfamilie Bielefeld.

Lebens(t)raum für Jung und Alt

Ein Rittergut in Jahnishausen soll Heimat für bis zu 100 Menschen werden

Ein Landschloss aus dem 17. Jahrhundert, umgeben von ebenso alten Gutsgebäuden neben einem kleinen Landschaftspark mit altem Baumbestand und einem kleinen See – im Nordosten von Jahnishausen bei Riesa liegt das denkmalgeschützte Rittergut, mittlerweile Heimat für 20 Erwachsene und sechs Kinder in der Lebens(t)raum-Gemeinschaft. Sie sind aus allen Ecken Deutschlands ins Sächsische gezogen, um als Generationen übergreifender Mikrokosmos eine neue Form des Zusammenlebens zu finden.

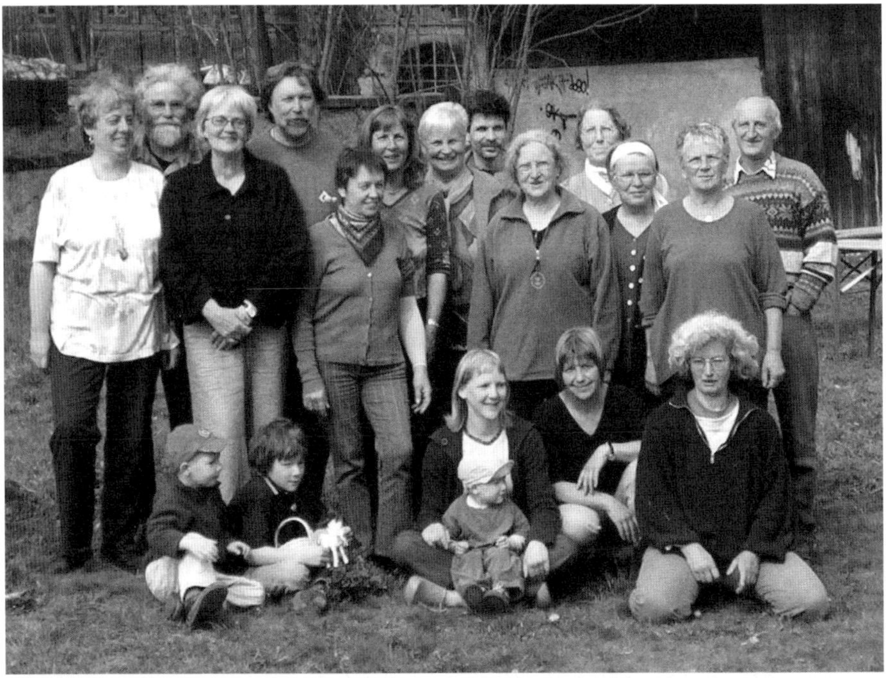

26a Die Lebens(t)raumgemeinschaft – Heimat für Jung und Alt

Ziel der Lebens(t)raum-Gemeinschaft ist es, gesellschaftlichen Entwicklungen mit einer veränderten Lebensweise zu begegnen. Im Mittelpunkt stehen das gedeihliche Zusammenleben der Menschen, das Miteinander der Generationen, der verantwortungsvolle Umgang mit Natur und Technik und die Gesunderhaltung. Bis zu 100 Menschen können hier einmal wohnen, eigenverantwortlich und doch der Gemeinschaft verpflichtet. Alt und Jung, so die Vorstellung der Gemeinschaft, leben miteinander und lernen dabei voneinander. Die Alten behalten ihre Kompetenz, sie leben selbst bestimmt diesen Abschnitt ihres Lebens, verstehen sich als Glied in der Generationenkette, in der sie sich mit ihren Fähigkeiten und Erfahrungen einbringen können. Die Gemeinschaft der Altersgruppen gleicht Nehmen und Geben aus und bereichert alle. Mit der Ansiedlung von Gewerbebetrieben in den einstigen Ställen und Scheunen, mit Praxen und Seminarräumen und mit Dienstleistungen, etwa ein öffentlicher Kindergarten, will die Gemeinschaft Verdienstmöglichkeiten schaffen. Die Anfänge sind gemacht: 6000 Quadratmeter Gartenland werden ökologisch bearbeitet, Gärtnerin Ulrike Opitz versorgt seit Anfang 2004 die Bewohner mit Gemüse und Obst aus dem eigenen Betrieb und wird dabei von den Gemeinschaftsmitgliedern unterstützt.

Angefangen hatte alles im Jahr 2000. Da wussten die sieben Frauen, die sich vom Seminar „Magie des Alters" in Belzig kannten und später die Lebens(t)raumgemeinschaft gründeten, noch gar nichts von Jahnishausen. Sie und eine weitere Gruppe wollten ein ehemaliges Militärgelände in Brandenburg kaufen und dort eine Lebensgemeinschaft aufbauen. Aus dem Kauf wurde nichts, die Gruppen trennten sich und suchten eigenständig nach Alternativen. Die ergab sich für die sieben Frauen, die die 50 längst erreicht hatten, im Jahr darauf mit einer Offerte der Treuhand: Auf einer Versteigerung am 6. Dezember 2001 sollte das Rittergut Jahnishausen zum Mindestgebot von 9000 Mark unter den Hammer kommen. Weil sie von der Anlage und deren Potenzial begeistert waren und die Architektin in der Gruppe den Gebäuden eine gute Bausubstanz bescheinigte, gründeten die Frauen wenige Tage vor dem Auktionstermin die Siedlungs- und Wohnungsbaugenossenschaft Jahnishausen, die als Bieterin an der Versteigerung teilnahm. „Bei 130 000 Mark lag unser Limit", sagt Inka Engler, Genossenschafterin der ersten Stunde. Sie kann sich gut an die knisternde Spannung im Auktionssaal erinnern, als beim Aufruf zur selbst gesetzten Obergrenze nur noch ein weiterer Bieter im Rennen war. Der Konkurrent stieg bei 160 000 Mark aus – Glück für die Genossenschaft, denn bei einer Mark mehr wäre auch ihr die Luft ausgegangen.

Inka Engler, die mit Inge Skär aus Schwäbisch Hall bald nach dem Kauf als Erste im Rittergut einzog, freut sich, dass inzwischen (Ende 2004) eine Gruppe mit 26 „Familienmitgliedern" gewachsen ist. Anfangs waren die zwölf Gebäude und das 3,5 Hektar große Grundstück in einem bedauernswerten Zustand. Dächer mussten ausgebessert, Wasserleitungen instand gesetzt und Kabel neu verlegt werden. Herabfallender Putz machte den beiden Frauen das Leben ebenso schwer wie die Berge von Gerümpel, die in den Häusern und Stallungen des früheren Volksgutes zurückgeblieben waren. Sie und die nach und nach folgenden Mitglieder setzten alles daran, einige Ge-

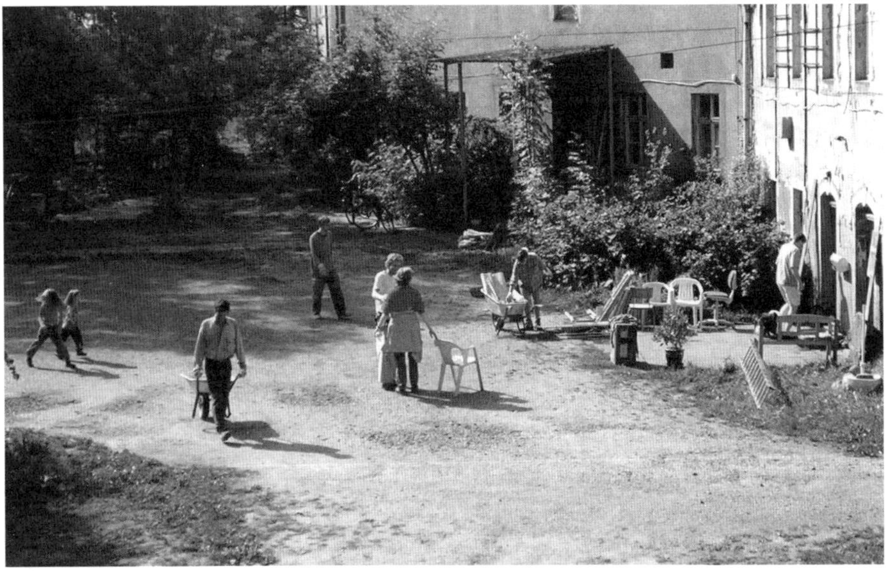

26b Geschäftiges Treiben auf dem Hof: Hier packt jeder mit an.

bäude provisorisch bewohnbar zu machen. Durch Zeitschrifteninserate kamen bald weitere Interessenten zu den Info-Wochenenden, sammelten dort erste Eindrücke. Und einige blieben.

Wie Peter Griepentrog. Der frühere Grafiker und Arbeitsgruppenleiter in einer Werkstatt für Behinderte in Bielefeld lebt seit 2002 in der Lebens(t)raum-Gemeinschaft. Er begann vor einigen Jahren darüber nachzudenken, wie sein Leben im Alter aussehen würde, nachdem seine Tochter von ihren Praktikumserfahrungen in einem Altenheim berichtet hatte: „So wollte ich mein Alter nicht erleben." Er suchte nach anderen Formen der Lebensgestaltung und wusste seit seiner ersten Begegnung mit der Gründungsgruppe der Lebensgemeinschaft in Jahnishausen, dass hier sein künftiges Zuhause ist:

„Dieses Konzept des Zusammenlebens der Generationen und die Methoden, Konflikte zu bearbeiten und zu lösen, entsprachen genau meinen Vorstellungen. Und auch der geschichtsträchtige Platz hat mir außerordentlich gut gefallen", sagt der 53-Jährige. Gemeinsam mit Manfred Hartmann (50) kam er vom Teutoburger Wald ins Sachsenland. Peter Griepentrog verdient sein täglich Brot in Jahnishausen vorübergehend auf dem Bau und will später künstlerisch tätig sein. Manfred Hartmann, der in Bielefeld einen Versandhandel für Gesundheitsprodukte führte, verkauft seine Ware jetzt von Jahnishausen aus. Denn für ihren Lebensunterhalt müssen die Bewohner der Gemeinschaft selbst sorgen. Das ist nicht einfach in einer Region mit hoher Arbeitslosigkeit. Wer am Ort nichts findet, muss neue Ideen haben. So verlässt Inka Engler Jahnishausen einmal im Monat für zehn Tage, um im Bergischen Land zu arbeiten. Dort hatte sie vor dem Umzug nach Sachsen eine Halbtagsstelle als Hebamme, die sie nicht aufgeben will.

„So wollte ich mein Alter nicht erleben."

Nach einer intensiven Planungsphase war es im Frühjahr 2004 so weit; die Gemeinschaft begann, die Torhäuser zu sanieren. Darin werden nach Fertigstellung 16 Erwachsene und sechs Kinder als Mieter leben; mit den Mieteinnahmen will die Genossenschaft die umfangreichen Baumaßnahmen finanzieren, die auch ökologische und denkmalschützerische Gesichtspunkte berücksichtigen. Im zweiten Bauabschnitt entsteht ein Wald- und Wiesenkindergarten. Die Stadt Riesa hat sein Konzept als Tageseinrichtung anerkannt; er wird für die Kinder auf dem Rittergut und aus der Umgebung offen stehen. Als nächster Schritt ist der Umbau des Falknereigebäudes zu Seminarräumen und Büros geplant.

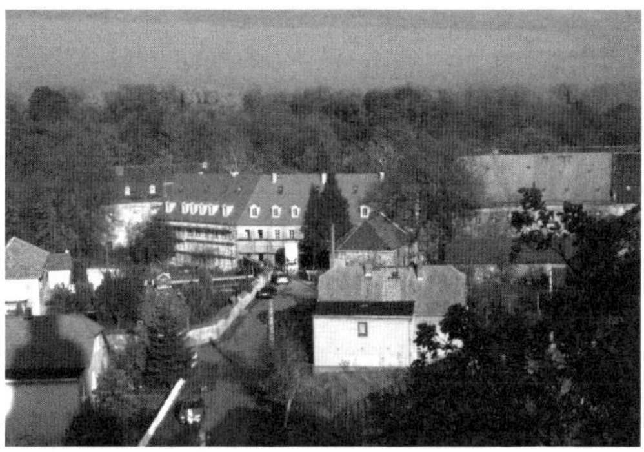

26c Das denkmalgeschützte Rittergut liegt im Nordosten von Jahnishausen bei Riesa.

Künftige Mitglieder können nach einer einjährigen Phase der Annäherung und des gegenseitigen Kennenlernens in die Gemeinschaft aufgenommen werden. Das bedeutet für sie, auch in die Genossenschaft einzutreten. Dadurch ist das Gelände Eigentum aller Mitglieder. Der Pflichtanteil für jedes Genossenschaftsmitglied liegt bei 7750

Euro, die Einlagen bilden den Grundstock für die Sanierung und die Instandhaltung der Gebäude. Der Vertrag kann mit fünfjähriger Kündigungsfrist aufgelöst werden; nach Ablauf der Frist wird die Einlage zurückerstattet.

Fest verankert im Zusammenleben der Gemeinschaft sind die Grundsätze der gegenseitigen Unterstützung. Individuelle Lösungen für Schwierigkeiten aller Art lassen sich gemeinsam leichter entwickeln. Bei den wöchentlichen Gemeinschaftsabenden kommen Sorgen, Ärger und freudige Ereignisse zur Sprache. „Die Gemeinschaft funktioniert umso besser, je transparenter sie ist, je deutlicher jeder öffentlich seine Meinung und Empfindungen mitteilt", sagt Inka Engler. Vertiefend findet etwa alle zwei Monate eine Supervision statt. Drei- bis viermal im Jahr treffen sich alle Mitglieder, auch die noch auswärtig wohnenden, zu einer Woche inhaltlicher Arbeit an den vielfältigen Themen der Gemeinschaftsentwicklung.

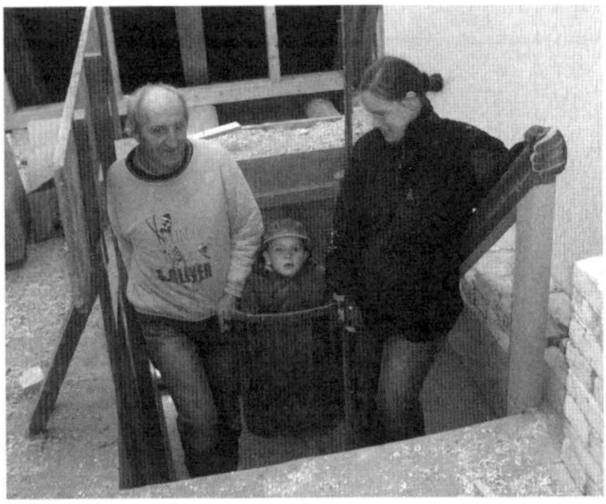

26d Konrad lässt sich's gut gehen.

Sie empfinde Jahnishausen immer mehr als ihr neues Zuhause und spüre, wie sie sich hier verändert habe, sagt Inka Engler: Noch nie habe sie so viel Verantwortung übernommen und sich so viel Neues zugetraut. Eine Diskussion moderieren konnte sie bis dahin ebenso wenig wie Reden halten oder ein Informations-Wochenende für Interessenten organisieren. „Das alles macht mir keine Angst mehr", sagt sie, die es mit über 50 gelernt hat, sich für eigene Ziele zu engagieren, vor Problemen nicht mehr wegzulaufen und Dinge anzusprechen, über die sie sich ärgert: „Früher wäre ich mit einer solchen Beziehungssituation nicht lange zurechtgekommen. Heute stelle ich mich den Konflikten, spreche aus, was ich denke." Und was vermisst sie? „Endlich mal wieder richtig faul sein." Angesichts der Großbaustelle ein verständlicher Wunsch, den auch Peter Griepentrog hegt. „Andererseits ist gerade diese Pionierphase ideal für Menschen, die ihre Persönlichkeit weiterentwickeln wollen", sagt er und wünscht sich, dass die Gemeinschaft in angemessenem Tempo weiter wächst, nicht zu schnell, aber auch nicht zu langsam: „Eben so, dass wir gemeinsam mit den Aufgaben wachsen können."

Lebens(t)raumgemeinschaft Jahnishausen

► Kompakt

Gründungsjahr der Gemeinschaft und der Genossenschaft: 2001
Gründungsmitglieder: 7 im Alter von 52 bis 67 Jahren
Mitglieder Ende 2004: 21 im Alter von 36 bis 70 Jahren und 6 Kinder zwischen 3 und 7 Jahren
Rechtsform: Das Rittergut Jahnishausen ist Eigentum der Siedlungs- und Wohnungsbaugenossenschaft Jahnishausen e. G., deren Mitgliederschaft sich aus der Lebens(t)raumgemeinschaft Jannishausen zusammensetzt.
Finanzierung: über Einlagen der Genossenschaftler mit einem Anteil von 7750 Euro, Mieteinnahmen, Erträge aus Dienstleistungen und Kredite
Bestand: 12 Gebäude mit rund 20 000 Quadratmetern Nutzfläche

► Kontakt

Jahnatalstraße 4a
01594 Riesa/Jahnishausen
Tel.: 03525/529525
Fax: 03525/5290588
E-Mail: ltgj@gmx.de
Internet: www.ltgj.de

Die individuelle Gemeinschaft

Mitglieder des Vereins Wahlfamilie aus Bielefeld planen ihr Leben unter einem Dach

Die Vorstellung, an ihrem Lebensabend ins Altenheim abgeschoben zu werden, ist ihnen fremd. Ebenso wie der Gedanke daran, einmal von ihren Kindern gepflegt zu werden. „Um das große Haus und den Garten möchte ich mich irgendwann nicht mehr kümmern müssen“, erzählt Heidi Vollmer. Sie gehört zum Verein Wahlfamilie Bielefeld. Dessen zwölf Mitglieder wollen selbstverantwortlich leben, späte Freiheiten genießen und zugleich füreinander einstehen: Solidarität heißt für sie, dem ande-

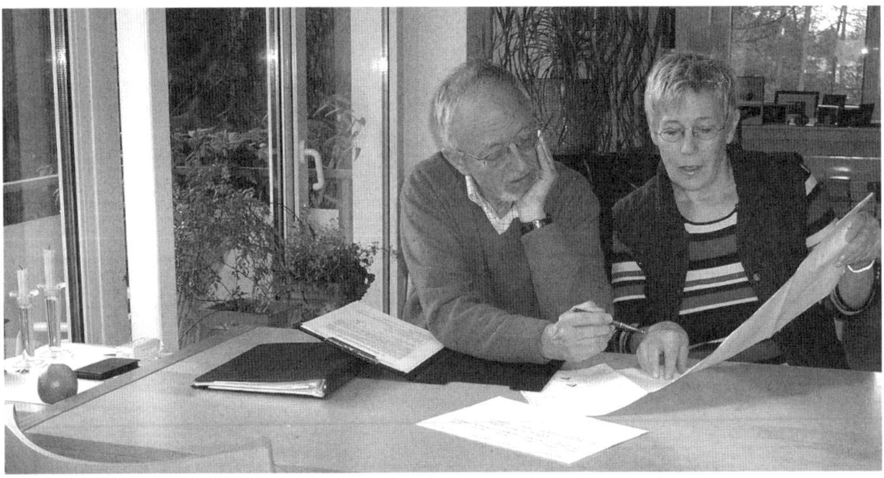

27a Peter Munsche und Monika Detering sind seit Gründung der Wahlfamilie dabei.

ren zu helfen, wenn es nötig ist, und für ihn da zu sein, wo es möglich ist. Die Wahlfamilie ist ein kleiner Verein, der ein gemeinsames Haus baut.

Sie wollen es sich erarbeiten, das Haus, das ihr neues Zuhause werden soll. Deshalb plante die Wahlfamilie, die auf eine Idee von Bruno Peters und Helga Vormfeld zurückgeht, seit 1999 viele Details selbst, ließ sich aber auch von einer Projektbegleiterin beraten, die mit Zuschüssen des Landes Nordrhein-Westfalen bezahlt wurde. Was nicht vor Misserfolgen schützte: Weil der Investor nicht genügend

Kredit von den Banken bekam, scheiterte Anfang 2002 nach 18 Monate dauernden Verhandlungen der Plan, ein Gebäude nahe dem Bielefelder Zentrum in 15 Wohnungen und Gemeinschaftsräume umzubauen. „Das war ein enormer Rückschlag“, sagt Peter Munsche, „wir verloren danach 13 enttäuschte Mitglieder.“ Der frühere Bibliothekar an der Universität Bielefeld ist von Anfang an dabei und weiß, wie frustrierend die Absage war. Erneut musste die Wahlfamilie auf die Suche gehen. Und fand schließlich unweit der Universität ein Grundstück in einem Neubaugebiet mit guter Infrastruktur, auf dem nun das Haus unter der Regie des Bielefelder Wohnungsbau- und -verwaltungsunternehmens Ravensberger Heimstätten errichtet wird. Voraussichtlich 20 Menschen unterschiedlichen Alters, einige mit Kindern, werden in den 15 Mietwohnungen des Familienwohnsitzes leben, wo es als Kommunikationsmittelpunkt möglichst viele Gemeinschaftsräume geben soll. Geht es nach den Wünschen der Wahlfamilie, entstehen neben den Wohnungen eine Cafeteria, ein Versammlungsraum, eine Werkstatt und ein Gästeappartement. Wie viel davon verwirklicht wird, hängt letztlich von der Finanzierbarkeit ab. Für die Nachbarschaft soll das Haus offen stehen.

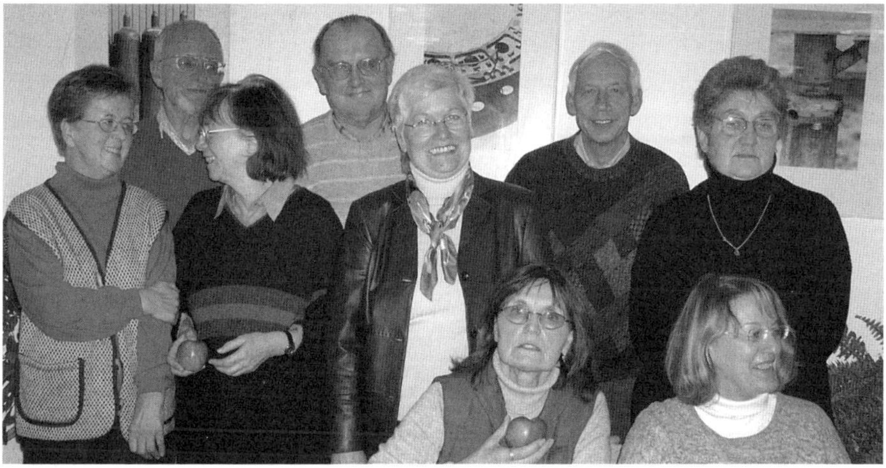

27b Die Mitglieder der Wahlfamilie treffen sich in regelmäßigen Abständen in der Bielefelder „Bürgerwache“, einem Gemeinschaftshaus in der Innenstadt.

Denn als eines wollen sich die künftigen Bewohner nicht verstehen – als „geschlossene Gesellschaft“, die hinter ihren Mauern vor sich hin puzzelt. Vielmehr will die Wahlfamilie ein Katalysator sein für gelebte Nachbarschaft, will kulturelle und soziale Veranstaltungen organisieren und offen sein für die Bedürfnisse der Menschen im Wohnumfeld.

So unterschiedlich der Lebenshintergrund der einzelnen Familienmitglieder ist, so sehr unterscheiden sich die Vorstellungen, mit denen sie das neue Haus mit Leben füllen wollen. Über eines allerdings waren sich alle von Anfang an einig: Das Gebäude soll nicht nur Hülle sein, in deren Innern rund zwei Dutzend Individualisten lieben und leiden, aufwachsen und sterben, ohne einander wahrzunehmen. Das verbindende Element der kleinen solidarischen Gemeinschaft ist es, sich wechselseitig zu unterstützen. Neben dieser Konstanten gibt es indessen viele Variable, die große Freiräume eröffnen sollen: „Ein Muss soll und wird es bei der individuellen Lebensgestaltung nicht geben", sagt Monika Detering. Um Konsens zu finden, gibt es monatliche Treffen, die neuen Interessenten zugleich einen Einblick in das Vorhaben geben. Offene Diskussionen helfen, Ideen zur Planung und späteren Ausgestaltung zu bündeln, dabei sind persönliche Zurückhaltung und Geheimniskrämerei ausdrücklich nicht erwünscht: „Alle wichtigen Entscheidungen trifft die Mitgliederversammlung nach demokratischen Grundsätzen. Dabei müssen wir lernen, abweichende Meinungen erst einmal anzuhören und zu verstehen, anstatt sie sofort abzuwerten", sagt Peter Munsche, räumt aber zugleich ein, dass sich nicht alle Pläne realisieren lassen. So kann zwar im Vorfeld jeder künftige Bewohner einen Grundrisswunsch äußern, jedoch „in der Praxis wird es aus technischen Gründen voraussichtlich höchstens drei Wohnungstypen geben. Nicht tragende Wände können allerdings nach den eigenen Bedürfnissen verändert werden", so Munsche.

Lebensgestaltung ohne Muss

Bei maximal 6,50 Euro pro Quadratmeter soll die Miete für frei finanzierte Wohnungen liegen, sozial geförderte kosten je nach Haushaltseinkommen zwischen 4,30 und 5,40 Euro. „Wenn für einzelne Mitglieder das Konzept nicht lebbar ist, können sie ohne Einschränkung wieder ausziehen", sagt Monika Detering, die ebenso wie Peter Munsche hofft, dass dieses soziale Risiko in der mittlerweile gewachsenen Gemeinschaft gering bleibt: „Wir glauben, dass unser Konzept attraktiv genug ist, um neue Interessenten anzuziehen." Dennoch: Erst das Leben unter einem Dach wird zeigen, wie haltbar die Verbindung untereinander ist. „Nur so werden wir uns richtig kennen lernen. Das kann die Mitgliederversammlung nicht leisten", formuliert Gründungsmitglied Helga Vormfeld die Sicht der Wahlfamilie.

Wie weit gedacht die Idee vom gemeinsamen Haus im späten Lebensabschnitt ist, zeigt die Reaktion der Bielefelder Gemeinnützigen Wohnungsgesellschaft (BGW), die die Grundstücke in dem Neubaugebiet vermarktet und das der Wahlfamilie an die Ravensberger Heimstätten verkauft hat. Sie will die Erfahrungen der Hausgemeinschaft nutzen, um auf alternative Wohnideen bei der Planung neuer Miethäuser vorbereitet zu sein. Gut möglich, dass in naher Zeit auch andere ältere Bielefelder nach dem Vorbild der Wahlfamilie zusammenleben werden. Wahl-Verwandte, wenn man so will.

Nur kein Heimweh – neue Wohnformen im Alter sind gefragt

Wahlfamilie Bielefeld

► Kompakt

Gründungsjahr: 1999
Gründungsmitglieder: 7
Mitglieder Ende 2004: 10 Frauen und 5 Männer im Alter von 50 und 70 Jahren, davon 3 Paare und 9 Singles
Finanzierung einer Wohnanlage mit 14 separaten Mietwohnungen und Gemeinschaftseinrichtungen: 50 Prozent der Wohnungen sind öffentlich gefördert, 50 Prozent frei finanziert.
Rechtsform: gemeinnütziger, eingetragener Verein

► Kontakt

Hartmut Vollmer
Tel.: 05202/80309
E-Mail: hartmut-vollmer@gmx.de

Peter Munsche
Tel.: 0521/886694
E-Mail: peter.munsche@web.de

Ursula Schwarz
Tel.: 0521/102052

Ältere im Einsatz für die Jüngsten

Landauf, landab kümmern sich Großmütter und Großväter liebevoll und mit viel Tatkraft um das Wohl und Wehe der Jüngsten. Das ist doch selbstverständlich, schließlich geht es ja um die eigene Verwandtschaft, werden die meisten jetzt denken. Falsch gedacht: Längst bestellen fleißige Menschen im Großeltern-Alter auch das Feld des Nachbarn und springen ein, wenn es in anderen Familien brennt. Überall in Deutschland gibt es Oma-Opa-Dienste, in denen sie ihre Betreuung anbieten. Außerdem helfen engagierte Ältere der jüngeren Generation als Hausaufgabenbetreuer, als Begleiter beim Start in den Beruf oder als Kummerkasten. All das geschieht über verwandtschaftliche Grenzen hinweg.

Projekte, in denen Ältere einen Generationenpakt mit den Jüngsten unserer Gesellschaft schließen, entstehen in allen nur erdenklichen Variationen. Die Initiative „Gärtnern mit Kindern" vom Zentrum Aktiver Bürger in Nürnberg (Adresse siehe Anhang auf S. 196) beispielsweise will Kindern die Natur nahe bringen. Dafür gestalten Seniorinnen vom Nürnberger Tauschring „Gib & nimm" gemeinsam mit Sozialpädagoginnen und Kindern im Alter zwischen zwei und zwölf Jahren ehrenamtlich grüne Erlebnisoasen mitten in der Stadt. Sie pflegen das Freigelände einer Kindertagesstätte und einen verwilderten Garten in einem dicht besiedelten Stadtteil.

Ein weiteres Beispiel für den erfolgreichen Schulterschluss zwischen den Generationen ist das Programm „biffy – große Freunde für junge Leute" in den Berliner Stadtteilen Kreuzberg und Prenzlauer Berg (Adressen siehe Anhang auf S. 196). Das Projekt steht unter der Schirmherrschaft von Prof. Dr. Rita Süssmuth. Dabei übernehmen Ältere die Patenschaft für Jugendliche. Jung und Alt verbringen einen Teil ihrer Freizeit gemeinsam und tauschen sich über die kleinen und großen Sorgen des Alltags aus, vom knappen Taschengeld über die erste unglückliche Liebe bis hin zur beruflichen Zukunft der jungen Leute.

Bei solchen „Alt hilft Jung"-Projekten werden Ältere selbst wieder jung. Andere lassen sich sensibilisieren für die Nöte und Hoffnungen der jungen Generation, wie folgende Beispiele zeigen.

Lesen und lesen lassen

Lesepaten machen in Forchheim Schulkinder mit Literatur vertraut

Lesen ist schön“ schmettern 27 Kinderkehlen zur Begrüßung des Gastes aus Berlin. Renate Schmidt ist nach Erlangen gekommen, um im „Ronald Mc Donald“-Kinderhaus vorzulesen. Und die Bundesfamilienministerin hat sie gern vernommen, die Hymne der Zweitklässler von der Grundschule Buckenhofen/Burk im nahe gelegenen Forchheim. Sie klingt in Zeiten schwächelnder Lesekompetenz an deutschen Schulen wie ein Mut machendes Aufbruchsignal.

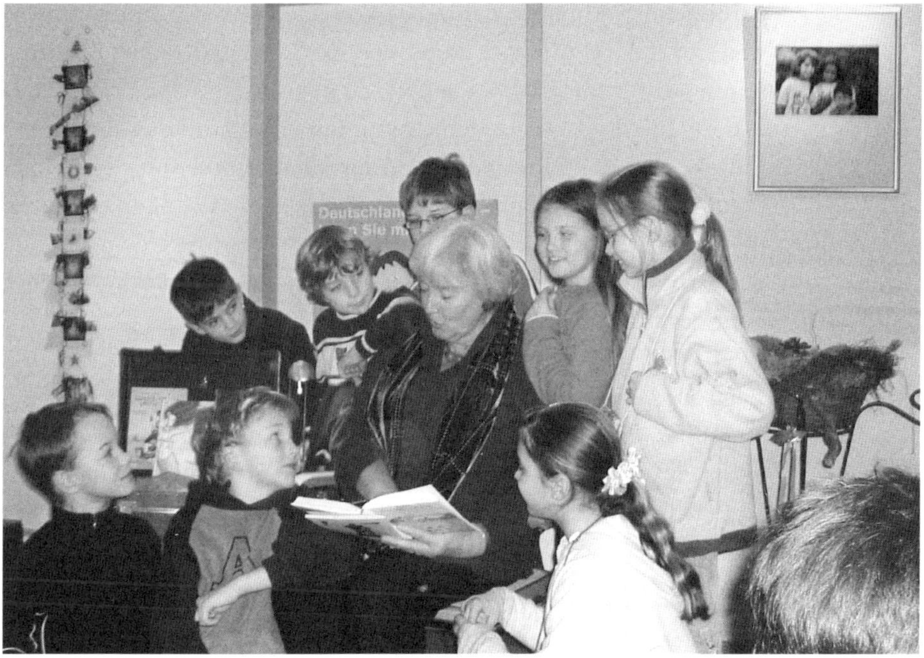

28 Besuch aus Berlin: Bundesfamilienministerin Renate Schmidt liest Kindern in Erlangen vor.

Die Liebe der Kinder zum Lesen ist in der Schule erwacht. Genauer gesagt: nach der Schule. Denn an zwei Forchheimer Grundschulen verbringen Kinder der zweiten und an einer Hauptschule der fünften Klassenstufe einen Teil ihrer Freizeit etwas anders als ihre Altersgenossen an den meisten deutschen Schulen: In der fränkischen Kreisstadt haben Lesepaten nach dem Unterricht einen festen Platz im Zeitplan der Kinder. 18 Frauen und Männer zwischen 60 und 70 Jahren besuchen die Kinder, um gemeinsam mit ihnen zu lesen, ihnen vorzulesen und um die Geschichte hinter der Geschichte zu entdecken.

Angefangen hatte alles mit einem Gespräch am Gartenzaun. Karl-Heinz Kremer unterhielt sich mit seinem Nachbarn über die Ergebnisse der ersten PISA-Studie, die 2001 veröffentlicht wurde. Sie bescheinigte Kindern an deutschen Schulen unterdurchschnittliche Lese- und Rechtschreibkompetenz. Ulrich Löhr hörte aufmerksam zu, schließlich kannte er als Konrektor der Ritter-von-Traitteur-Hauptschule die Problematik schon lange vor Erscheinen des weltweiten Schulvergleichs. Und er stimmte erwartungsfroh zu, als Kremer zuletzt mit dem Angebot herausrückte, an der Schule einen festen Vorlesenachmittag einzurichten. Beim traditionellen Forchheimer Annafest nahm das Vorhaben feste Konturen an; ein weiterer Rektor, Michael Bauer von der innerstädtischen Martinsschule, wurde mit ins Boot geholt. Zu Beginn des Schuljahres 2002/2003 nahm der Initiator gemeinsam mit einer Förderlehrerin seine Tätigkeit an der Ritter-von-Traitteur-Hauptschule mit den beiden Gruppen „Lesespaß“ und „Kopfkino“ auf, zu denen neun türkische und ein pakistanisches Kind gehörten. Das war die Geburtsstunde des Arbeitskreises „Generationen-Treffs“, der dem Forchheimer Seniorenbüro angeschlossen ist.

In der 30 000 Einwohner zählenden Stadt zwischen Erlangen und Bamberg sprach sich schnell herum, was sich an den Schulen tat. Und so blieben die Lesepaten der ersten Stunde nicht lange allein: Aus anderen Gruppen des Seniorenbüros kamen weitere Mitstreiter, andere hatten aus der Zeitung vom Arbeitskreis erfahren. Bereits ein Jahr später wurden an zwei Grundschulen sieben Neigungsgruppen gebildet, die seither einmal pro Woche einen Vorlese- und Lesenachmittag gestalten. „Bestanden diese Gruppen anfangs aus bis zu fünf von einem Lesepaten betreuten Kindern, so setzte sich im Laufe der Zeit die Erfahrung durch, dass sich Gruppen mit bis zu zehn Kindern und zwei Lesepaten besser organisieren lassen, weil bei Ausfall eines Betreuers der Betrieb aufrechterhalten bleibt“, so der Initiator und Arbeitskreisleiter von „Generationen-Treffs“, Karl-Heinz Kremer.

Es ist eine Gemeinschaft auf Gegenseitigkeit, die sich in Forchheim gefestigt hat. Die Kinder stärken durch gezieltes Heranführen an ausgewählte Literatur ihre Lese- und Sprachkompetenz, lernen, Geschichten zu interpretieren, und entdecken ihre Neugier am nicht mehr allzu populären Medium Buch. Die Lesepatenschaft ist zugleich ein probates Mittel für Kinder von Einwanderern, um Defizite in der neuen Sprache auszugleichen und damit besseren Zugang zur Allgemeinbildung zu finden. Die Lesepaten ihrerseits erfahren, was Kinder denken. Sie können rückblickend vergleichen, was sich seit ihrer eigenen Kindheit in den Denkhaltungen verändert hat und welche Muster heute noch gültig sind. Lesepaten als Scharnier zwischen Alt und Jung. Das Geben und Nehmen zwischen den Generationen war Anlass für die Stadt Forchheim, bereits ein Jahr nach seiner Gründung dem Arbeitskreis „Generationen-Treffs" den jährlich ausgelobten Bürgerpreis der Stadt zu überreichen. Und weil das Projekt die Jury in Berlin ebenfalls überzeugte, belegte „Generationen-Treffs" 2003 den zweiten Platz beim Bundes-Bürgerpreis.

Gemeinschaft auf Gegenseitigkeit

„Eine hohe Verpflichtung, die es zu rechtfertigen gilt", sagt Karl-Heinz Kremer. Der frühere Sicherheitsingenieur bei Siemens in Erlangen hat mit den Lesepaten ein Konzept ausgearbeitet, das den Handlungsrahmen der Akteure ebenso festlegt wie deren Kompetenzen. So verstehen sich die Lesepaten nicht als verlängerter Arm des Lehrerkollegiums. Sie sehen ihr Angebot als Kür nach der Pflicht, nehmen Rücksicht auf die Wünsche der Kinder, denn schließlich soll das Lesen nach der Schule vor allem Spaß machen. Gleichzeitig werden die Kinder sanft in die Pflicht genommen: Haben sie sich entschieden, eine Neigungsgruppe zu besuchen, wird von ihnen erwartet, bei der einmal wöchentlich stattfindenden Lesestunde dabei zu sein. Ebenso bindend ist der Literatur- oder Themenwunsch der Kinder, der, einmal genannt, erfüllt und gründlich behandelt wird. Bei regelmäßigen Treffen im Haus des Seniorenbüros tauschen die Lesepaten ihre Erfahrungen aus und holen sich die goldenen Tipps der anderen „Einzelkämpfer", genau so, wie es die Lehrer in ihren Konferenzen tun. Um neuen Lesepaten die Schwellenangst zu nehmen, lassen sie sich einmal pro Jahr in einem Tagesseminar der Forchheimer Lesewerkstatt von Ingeborg Taube schulen.

Fast alle Mädchen lieben Bücher und Geschichten über Pferde, Jungen begeistern sich für Sport, Technik, Entdeckergeschichten und Fabelwesen. Karl-Heinz Kremer hat auch schon den Favoriten ausgemacht: „Die Entführung der Welt" von Brigitte Schär ist der große Renner bei den kleinen Leuten. „Beim Lesen läuft die Fantasie der Kinder auf Hochtouren. Ganz individuelle Filme produzieren deren ‚Kopfkinos', wie anschließend gemalte Bilder ausweisen", sagt Kremer, der sich wünscht, den anderen vier Forchheimer Grundschulen das gleiche Angebot machen zu können. Dafür sucht „Generationen-Treffs" weitere Lesepaten, die sich gern in die Welt der Kinder begeben und mit ihnen gemeinsam ein paar kleine Schritte gehen wollen.

Generationen-Treffs

► Kompakt

Gründungsjahr: 2002
Mitglieder Ende 2004: 18
Rechtsform: eine von 18 Gruppen unter dem gemeinnützigen Dach des Seniorenbüros Forchheim e. V.
Finanzierung: Preisgelder und Spenden

► Kontakt

Seniorenbüro Forchheim e. V.
Sattlertorstraße 32
91301 Forchheim
Tel.: 09191/66220 (montags bis donnerstags von 9 bis 12 Uhr)
Fax: 09191/640517
E-Mail: info@senbuefo.de
Internet: www.senbuefo.de

Karl-Heinz Kremer, Leiter des Arbeitskreises „Generationen-Treffs"
Rebenstraße 22
91301 Forchheim
Tel./Fax: 09191/32192

Nächstenliebe ist ihr Antrieb

Heidi Lander aus Saalfeld unterstützt Flüchtlingsfamilien

Asylarbeit. Das Wort berührt oft unangenehm. Es provoziert häufig Gleichgültigkeit, gelegentlich Mitleid, selten wird es als Aufforderung zur Hilfe verstanden. Diese Erfahrung hat Heidi Lander gemacht. Ihr ist es nicht egal, was mit Menschen passiert, die Krieg und Vertreibung aus den Krisenregionen der Welt nach Deutschland gespült haben, nach Thüringen, in die Kreisstadt Saalfeld. Die 65-Jährige kümmert sich ehrenamtlich um solche Flüchtlingsfamilien, die bei uns zurückgezogen ihrer ungewissen Zukunft entgegensehen.

Heidi Lander begleitet seit zehn Jahren Asylanten. Und seit dem Jahr 2000 besonders eine Familie aus Jugoslawien mit zehn Kindern. Die Muharemis gehören zu den Aschkali, einer Gruppe der Sinti und Roma. Sie sind bei den Kosovo-Albanern wenig angesehen. 2004 kam eine Familie aus Tschetschenien mit acht Kindern dazu und eine Familie aus Aserbaidschan, in der die zwei Kinder und die Ehefrau besonders unter der Alkoholkrankheit des Vaters leiden. Mit nur ein paar Brocken Deutsch sind sie angewiesen auf Hilfe bei Behörden und Ärzten und bei der Beschaffung von lebensnotwendigen Dingen, die das Leben mit vielen Kindern erfordert. Heidi Lander hilft dabei, geht zwischendurch mit den Kindern auf den Spielplatz, bringt kleinen Mädchen Deutsch bei und verzweifelt nicht, dass die Kosovarin selbst nach zwei Jahren Deutschkurs bei der Caritas kaum ihren Namen richtig schreiben und gar nicht lesen kann. Auf Unterstützung kann sie bei ihrer ehrenamtlichen Arbeit wenig hoffen, im Gegenteil: „Schön dumm bist du, dass du das tust", hört sie oft. Und: „Warum machst du das?" Solche Fragen stellen ihr selbst die Roma-Kinder.

Heidi Landers Antwort ist ebenso einfach wie eindeutig: „Weil Gott mich an diesen Platz gestellt hat", sagt „Frau Heidi", wie sie von den Flüchtlingsfamilien angeredet wird. Und sie weiß genau, dass sie mit dieser Haltung so ziemlich allein für diese Menschen kämpft. Gerade sucht sie Räume, in denen sie 22 Kinder altersgerecht beschäftigen kann. Die müssen sich derzeit in der Begegnungsstätte der

Diakonie mit 16 Quadratmetern begnügen, Raum, der eigentlich für die Betreuung von Russlanddeutschen bestimmt ist. Mit ihrer Bitte nach einer eventuell leer stehenden Wohnung für die Arbeit mit den Kindern und ihren Müttern stößt Heidi Lander fast überall auf Ablehnung. Selbst „Gottes Bodenpersonal“ wehrt ab und verweist auf die muslimische Herkunft der Menschen. Ein Einwand, den Heidi Lander nicht akzeptieren kann und will: „Sie sind da und brauchen Hilfe. Jeder Mensch ist ein Geschenk und ein Geschöpf Gottes.“ Mit dieser Lebenseinstellung schafft sie es, Trennendes zwischen den Religionen zu überwinden, ihre Liebe auszuweiten über die Gemeinschaft der Gleichen hinweg. Und so kommt es vor, dass ein muslimisches Kind mit zur Bibelfreizeit genommen wird und dort gemeinsam mit Christen für die zerstrittenen Eltern betet. Oder dass sie das Ungeborene einer Roma-Frau rettet. Die Leitung des Asylbewerberheims und Ärzte hatten der mittellosen Frau eingeredet, ihr Kind würde krank zur Welt kommen und schlugen ihr die Abtreibung vor. Heidi Lander konnte die Frau davon überzeugen, dass jedes Leben wert ist, geboren zu werden. Heute ist das Kind drei Jahre alt und kerngesund.

„Jeder Mensch ist ein Geschenk und ein Geschöpf Gottes.“

Seit ihrer frühen Kindheit brennt ihr Herz für die Missionsarbeit. Als Diakonisse wollte Heidi Lander nach Brasilien gehen, da war sie zehn. Mit 14 las sie der Großmutter Missionsberichte vor, träumte davon, in der Fremde Nächstenliebe zu leben und nicht nur zu predigen. Ein Grenzzaun und 28 trennende Jahre und ihre Heirat 1959 machten diese Träume zunichte; Heidi Lander arbeitete im nahe gelegenen Bad Blankenburg als kaufmännische Angestellte in einem christlichen Verlag, nahm sich 14 Jahre Zeit für ihre drei Kinder und ging später in einer Schule putzen. Mit der Grenzöffnung erwachten die Träume des kleinen Mädchens wieder, die so lange nicht gelebt werden durften. Heidi Lander flog nach Kolumbien und Pakistan, besuchte Missionare und sah das Elend, das die Menschen dort aushalten mussten. In Saalfeld ging sie danach zum Asylbewerberheim und wusste, wo künftig ihr Platz war. Dafür lernte sie Englisch, richtete den kritischen Blick auf die Kirche und ihre milden Augen auf die Kinder, die am wenigsten dafür können, dass sie nicht mit den Wertmaßstäben des Westens aufwachsen. Ihr fester Glaube und ihre Grundsatzfestigkeit – Fundamente für den toleranten Umgang mit Menschen aus anderen Religionen und Kulturkreisen – gaben und geben Heidi Lander die Kraft, weiterzumachen.

Die Menschen danken es „Frau Heidi“, die seit den Anfängen ihrer Asylarbeit zwei armenische Patenkinder hat. Die Neunjährigen wohnen inzwischen in Belgien und bekommen des Öfteren Besuch aus Thüringen. Rexhep Muharemi, Vater der zehn Kinder aus dem Kosovo, vergleicht Heidi Lander mit Mutter Teresa. Die hört solche großen Worte nicht so gern: „Meine Zeit und Kraft sind mir von Gott geschenkt. Ich schenke sie nur an andere Menschen weiter“, sagt sie und wechselt sofort das Thema: Die Aschkali-Familie habe jetzt einen Pass bekommen, sagt sie, ebenso könnten die Tschetschenen hoffen, bleiben zu dürfen. Doch die Freude darüber währt nur kurz, zu drängend sind die Probleme, vor denen Heidi Lander steht: Jetzt hofft sie auf die Hilfe von Behörden bei der dauerhaften Beschaffung von Spielräumen für die Kinder. Und hat sie dieses Ziel erreicht, warten neue Aufgaben auf die unermüdliche Helferin.

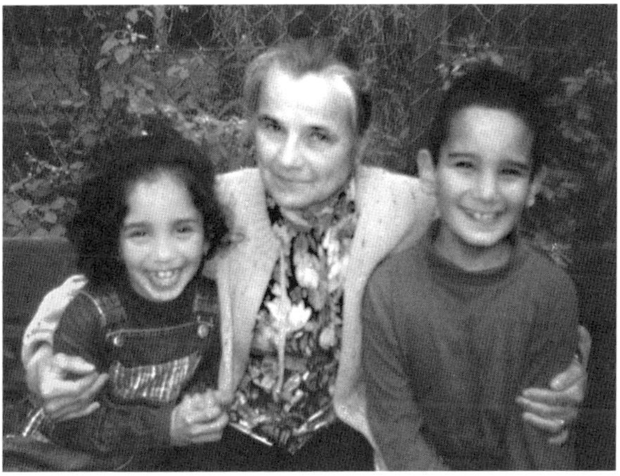

29 Heidi Lander kümmert sich um Menschen, die Krieg und Vertreibung aus den Krisenregionen der Welt nach Deutschland gespült haben.

Kultur, Freizeit und Umwelt

Spätestens dann, wenn die Kinder aus dem Haus sind oder der Ruhestand beginnt, sollten wir frühere Träume ausleben und unsere tiefen Sehnsüchte wahr werden lassen. Einfach nach Lust und Laune tun, wozu wir während unseres langen Arbeitslebens nicht gekommen sind oder nicht kommen durften: als Clown in der Fußgängerzone die Kinder zum Staunen und zum Lachen bringen, als Schauspieler leidenschaftliche Gefühle in starke Gestik verwandeln, das Leben in Bildern zeichnen, in einem Chor das eigene musikalische Talent auskosten, im Radio hemmungslos über Land und Leute plaudern, sich in einer Zeitung Luft machen über all das, was man nicht gut findet, in einem Buch Geschichten aus der Vergangenheit erzählen oder einfach nur die großen Literaten und Philosophen dieser Welt in Ruhe lesen.

Wer Gleichgesinnte sucht, um so etwas gemeinsam mit anderen zu verwirklichen, wird sich wundern, wie viele Menschen begeistert auf den Zug aufspringen und mitmachen – vielleicht, weil sie insgeheim nur darauf gewartet haben, dass sie endlich jemand darin bestärkt, eigene Ideen, und klingen sie auch noch so verrückt, mit Leben zu erfüllen, oder weil sie all das loswerden wollen, was auf der Seele brennt.

Die folgenden Projekte und Privatinitiativen vermitteln einen kleinen Eindruck davon, was Menschen landauf, landab mit viel Enthusiasmus, Liebe und Energie auf die Beine stellen und wie sie damit zugleich etwas Erfreuliches für uns und unsere Umwelt tun.

Geschichten und Geschichte

156 Ehrenamtliche der Berliner Zeitzeugenbörse bewahren die Vergangenheit vor dem Vergessen

Sie sind Zeugen eines aufregenden Jahrhunderts. Sie waren dabei an dem Tag, an dem Hitler die Macht an sich riss. Sie erlebten den Einzug der Roten Armee in die brennende deutsche Hauptstadt. Sie sahen Mauerbau und Maueröffnung, hörten Kennedy, Reagan und Gorbatschow in West und Ost historische Sätze sagen. Und sie lebten zwischendurch das ganz normale Leben ei-

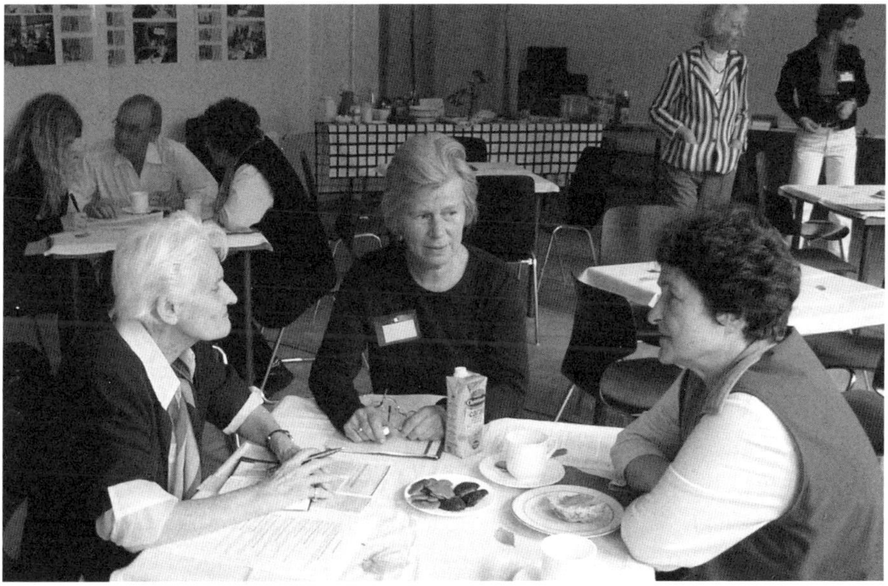

30 Zeitzeugen unter sich – bei der Berliner Zeitzeugenbörse berichten 156 Ehrenamtliche über ihre individuell erlebte Geschichte.

ner pulsierenden Großstadt: Zeitzeugenbörse heißt ein Berliner Verein, der es sich zur Aufgabe macht, Geschichten zur Geschichte vor dem Vergessen zu bewahren und nachwachsenden Generationen zu übermitteln, was damals war.

Selten berichten sie von den Ereignissen in und um Berlin in der Diktion der offiziellen Geschichtsschreibung, die 156 Zeitzeugen, die in der Kartei der Zeitzeugenbörse abrufbar sind. Vielmehr sind es die eigenen Erinnerungen und Empfindungen, ist es die persönlich erlebte Geschichte, die mitunter das Bild der Vergangenheit wenn nicht korrigieren, so doch relativieren kann und hilft, den Blick für die zeitlichen Umstände zu schärfen. Entstanden ist die Zeitzeugenbörse 1993 aus der Idee, den Erfahrungsschatz der älteren Generation zu heben und sie, die Augenzeugen waren bei Ereignissen von geschichtlicher Bedeutung, am gesellschaftlichen Wahrnehmungsprozess mitwirken zu lassen.

Irma Gideon ist eines von 39 Mitgliedern, die dem Verein angehören. Die 71 Jahre alte Berlinerin arbeitet, ehrenamtlich wie alle Vereinsmitglieder, seit Anfang 2001 bei der Zeitzeugenbörse mit. Sie fand dazu durch das Ehrenamtsbüro im Rathaus Reinickendorf. Seitdem ist sie in der Geschäftsstelle der Börse beschäftigt. An drei Vormittagen in der Woche beantworten Vereinsmitglieder in der Eberswalder Straße Anfragen von Schulen, Studenten und Journalisten oder vereinbaren Termine für Vorträge; selbst das Goethe-Institut hat mit der Zeitzeugenbörse eine feste Adresse für seine ausländischen Studenten, die einmal im Jahr ein Seminar zur Geschichte Berlins besuchen. Honorar bekommen die Zeitzeugen nicht, höchstens eine Aufwandsentschädigung. Sie wird aus dem schmalen Zuschuss bezahlt, den die Liga der Berliner Sozialverbände überweist: Gerade mal 450 Euro im Monat müssen für sämtliche Kosten reichen. Zudem stellt die Liga Büroräume bereit.

Dialog der Generationen

„Zeitzeuge kann im Prinzip jeder sein", sagt Michael Erich Berge. Der Geschäftsführer der Zeitzeugenbörse sieht keinen Unterschied darin, ob jemand mit 20 oder mit 70 ein wichtiges Ereignis der Zeitgeschichte und aus welchem Blickwinkel er oder sie Zeitgeschichte betrachtet, bewertet und wiedergibt. Entscheidend sei, dass der Zeitzeuge anschaulich und strukturiert die Vergangenheit darstellen kann und sie weder glorifiziert noch zur Geschichtsklitterung missbraucht: „Unbelehrbare Alt-Nazis oder Stasi-Obere haben bei uns keine Chance", sagt Berge. Und so hält die frühere Angestellte des Reisebüros der DDR, Irma Gideon, ebenso Vorträge über die von ihr erlebte deutsche Geschichte wie Manfred Omankowsky, in den 50er und 60er Jahren persönlicher Referent des West-Berliner Arbeits- und Sozialsenators. Es ist ihr subjektives Wissen um die Vergangenheit, das sie und die übrigen rund 150 weiteren Zeitzeugen zum Dialog der Generationen beitragen. Und sie erfahren über ihre Aufgabe als Zeitzeuge, dass dieses erlebte Wissen älterer und alter Menschen in unserem Land gebraucht wird, weil ihr erzähltes Leben quasi aus erster Hand das liefert, was die Geschichtsbücher verschweigen, und so jungen Menschen hilft, die Gegenwart besser zu verstehen.

„Viele Eltern erzählen ihren Kindern zu wenig aus der Vergangenheit", stellt Irma Gideon fest. Und darum kann und will sie nicht schweigen, wird sie nach ihrem Leben in der DDR gefragt. Sie berichtet dann über den Alltag im kleineren der beiden deutschen Staaten. Darüber, wie sie als DDR-Bürgerin die sozialistischen Ziele mitgetragen hat in dem Glauben, es lohne sich, sich für die gute Sache zu engagieren. Und sie spricht über ihren inneren Kampf, dem sie sich nach der Wende stellen musste, die schmerzliche Erkenntnis von Fehlern inbegriffen. Dabei setzt sie die Ansprüche an sich hoch, will sich nicht verbiegen lassen und vergisst deshalb nie, auf das hinzuweisen, was allzu schnell nach dem Fall der Mauer vergessen wurde: Wo immer in der DDR die Ursachen und Beweggründe lagen für Erscheinungen wie Vollbeschäftigung, niedrige Kriminalitätsrate und die Einbindung nahezu aller Menschen in ein engmaschiges soziales Netz – auch das war die DDR, und das prägte die Wahrnehmung von Irma Gideon.

Wie unmittelbar die Berichte der Zeitzeugen wirken, erleben die Referenten immer wieder selbst. Etwa in einer fünften Klasse in Berlin, in der sie über das Thema „Trümmerfrauen" berichteten. War beim ersten Auftritt das Interesse der Schulkinder noch verhalten, begann es beim zweiten zu erwachen, als die Vortragenden Utensilien zeigten, die zur Ausrüstung der Trümmerfrauen gehört haben. Nach einem halben Jahr, am Ende der Vortragsreihe, überraschten die Kinder ihre Zeitzeuginnen mit einem eigenen Theaterstück: In selbst gefertigten Kostümen, mit selbst gebauten Requisiten und mit einer selbst erarbeiten Handlung, die auf dem Unterrichtsstoff basierte, stellten sie die Arbeit der Berliner Trümmerfrauen dar.

Nicht allein die Zuhörer gehen mit Gewinn aus den Vorträgen der Zeitzeugen. Heilende Wirkung hat die Reflexion der Vergangenheit mitunter auch auf die Zeitzeugen selbst. „Einige von ihnen waren bei der Waffen-SS, in der Hitler-Jugend oder im Bund Deutscher Mädchen. Sie bewunderten Hitler, durchleuchten heute ihr Leben selbstkritisch und wollen sich den Fragen stellen", sagt Michael Erich Berge. Was nicht bedeutet, das Innerste schonungslos nach außen zu kehren: Manche Fragen müssen die Zeitzeugen übergehen, weil die Erinnerung zu starke Gefühle weckt und jeder Versuch einer

Antwort zu sehr an die Substanz geht. Das ist die Stelle, an der die Drachenhaut der Lebensjahre eine kleine verletzliche Lücke nicht geschlossen hat.

Zeitzeugenbörse

► Kompakt

Gründungsjahr: 1993
Gründungsmitglieder: 5 unter Leitung von Ingeburg Seldte († 2004)
Mitglieder 2004: 39
Aktive 2004: 156 Zeitzeugen
Budget: 450 Euro monatlich fest, Spenden variabel
Finanzierung: einmalige Einlage plus monatliche Beiträge der Mitglieder; 1993 bis 1996 feste Förderung als Modellprojekt des Bundesministeriums für Familie, Senioren, Frauen und Jugend, seit 1996 monatlicher Zuschuss von der Liga der Sozialverbände in Berlin in Höhe von 450 Euro (Büroräume werden von der Liga gestellt), private Spenden
Rechtsform: eingetragener Verein
Vernetzte Arbeit: Tagungen mit Partnerbörsen in Deutschland, Polen und Luxemburg; Unterstützung beim Aufbau von Zeitzeugenbörsen in Lodz, Krakow und Poznan
Publikationen: Zeitzeugen-Brief (monatlich), Bücher
Vorträge pro Jahr: 300 bis 400

► Kontakt

Eberswalder Straße 1
10437 Berlin
Tel.: 030/44046378
Fax: 030/44046379
E-Mail: zeitzeugenboerse@aol.com
Internet: www.zeitzeugenboerse.de

Per Du mit Kamera und Schneideplatz

Ortrud Lamping ist Fernsehfrau beim Offenen Kanal in Bremen

Fernsehzuschauer, die in Bremen Kabelkanal 11 einschalten, können was erleben. Themen aus der Hansestadt, die in der Berichterstattung der großen Sender wenig berücksichtigt werden, finden über den Offenen Kanal den Weg in die Wohnzimmer. Dort produzieren Bremer Bürger ihre Sendungen selbst. „Generationenmagazin" heißt eine solche, im Bürgerfernsehen Bremen etablierte Reihe, die von zehn Fernsehschaffenden aller Altersklassen produziert wird. Ortrud Lamping gehört zu ihnen, macht Fernsehen mit Leib und Seele, seit ihr Kamera und Schneideplatz 1994 das Du anboten.

Die frühere Angestellte der Universität Bremen stand damals aus gesundheitlichen Gründen vor der Frühpensionierung und damit an einem Wendepunkt ihres Lebens. „Ich hatte Angst, in ein Loch zu fallen", sagt Ortrud Lamping. Sie spürte auf einmal, wie sich Alter anfühlt, wie es ist, nach einem anstrengenden Arbeitsleben plötzlich von vorn zu beginnen, um der Leere des Nichtstuns zu begegnen. Eine Broschüre des Senats eröffnete ihr eine neue Perspektive: „Wir Alten machen unser Fernsehen selbst", hieß es darin mit Verweis auf den Offenen Kanal. Der war zwei Jahre zuvor in Bremen eröffnet worden und strahlt sein Programm weit über die Grenzen des kleinsten deutschen Bundeslandes aus bis in die Landkreise Diepholz und Delmenhorst im Süden und Südwesten, nach Norden bis Osterholz-Scharmbeck.

Mit dem „Seniorenmagazin" hatte für Ortrud Lamping alles angefangen. Die Reihe belegte seit längerer Zeit einen festen Sendeplatz im Offenen Kanal Bremen. Sie erinnert sich gut an ihren ersten Beitrag, ein Interview mit einer Altengruppe aus dem Bremer Stadtteil Huchting. Jemand hatte ihr ein Mikrofon in die Hand gedrückt und sie zum „Stern", dem Verkehrskreisel am Bürgerpark, geschickt. Dort sollte sie ihre Gesprächspartner von der Straßenbahn abholen und befragen: „Da bin ich voll ins kalte Wasser gesprungen", sagt die heute 66-Jährige und schaut mit mildem Blick auf die 16

Sendeminuten bei ihrem TV-Debüt: „Offen gesagt, ich hatte von nichts eine Ahnung." Konnte sie auch nicht, denn bis 1994 hatte sie das Medium Fernsehen nur aus dem Zuschauersessel erlebt. Beim Film über die Seniorengruppe aus Huchting fing Ortrud Lamping Feuer. Bis zum Ende des „Seniorenmagazins" 2002 produzierte sie ungezählte Beiträge für die Reihe des Bürgerfernsehens: mit großem Aufwand gedrehte und betextete Reisefilme, für die sie tagelang mit dem Bremer Goethe-Bund unterwegs war, gefühlvoll komponierte Porträts von Malerinnen und Schauspielerinnen aus der Hansestadt und Beiträge zu kommunalen Themen. Gelernt hat sie ihr Handwerk im Do-it-yourself-Verfahren. Eine ehemalige Berufs-Cutterin im Offenen Kanal ließ sie über die Schulter schauen – „Ich durfte nur gucken, gesagt hat die nichts" –, einiges sah sie bei ihren Kanal-Kollegen während der Dreharbeiten draußen und im Studio. Weil ihr das alles nicht genügte, hat sich Ortrud Lamping eine ungewöhnliche Methode ausgedacht, um aus den Fehlern anderer zu lernen: Sie sitzt häufig im Schauspielhaus und im Theater am Goetheplatz bei den Generalproben, notiert sich dort die Korrekturen der Regie – Wissen, das hilfreich ist für ihre Arbeit beim Bürgerfernsehen.

„Voll ins kalte Wasser gesprungen"

Das „Seniorenmagazin" ist Vergangenheit – Ortrud Lamping wollte mehr als das eng begrenzte Format, das sie nach acht Jahren Mitarbeit ausgeschöpft hatte. Mit Unterstützung der Volkshochschule wurde Ende 2003 das „Generationenmagazin" aus der Taufe gehoben. Die Fernsehfrau blickt ein wenig amüsiert zurück auf das erste Treffen: „Da kamen 30 Leute, die ihre Urlaubsfilme zeigen wollten", erinnert sie sich. Übrig geblieben sind letztlich zehn Fernsehschaffende, deren achte Sendung gerade über den Sender lief. Darin wurde berichtet über die Eröffnung der Zentralbibliothek im Forum, über 50 Jahre Deutsches Sozialwerk Bremen und darüber, wie Jung und Alt gemeinsam Brot im Steinbackofen der Egestorff-Stiftung backen. Themen vorheriger Sendungen behandelten den Hausnotruf der Johanniter, den Zoo am Meer und die Internationale Chor-Olympiade.

Einmal die Woche treffen sich die Macher des „Generationenmagazins" in den Studios des Offenen Kanals gleich hinter dem Hauptbahnhof an der Findorffstraße. Und es sind in der Tat Generationen, die dort aufeinander treffen: Mit 15 Jahren ist Miriam Stenzel die Jüngste in der Runde, Hanjo Kunze hat die 70 längst überschritten. „Dadurch erreichen wir eine große Themenvielfalt, mit der wir einen sehr großen Zuschauerkreis ansprechen“, sagt Ortrud Lamping. Zugleich ist das Miteinander von Jung und Alt für die Gruppe ein Gewinn. Die älteren Teilnehmer schauen bei den jüngeren so manchen Kniff am Computer ab und lernen, ihre Nervosität zu zügeln, wenn die Maschinen bockig sind und nicht tun, was verlangt wird. Die Jüngeren wiederum bremsen ihre Vorliebe für schnelle Schnitte und hektische Sequenzen, nehmen mehr Rücksicht auf alte Augen, die einem solchen Tempo am Bildschirm nicht folgen können und wollen. „Wir zehn Leute machen alles allein, von der ersten Recherche bis zum sendefertigen Beitrag“, sagt Ortrud Lamping,

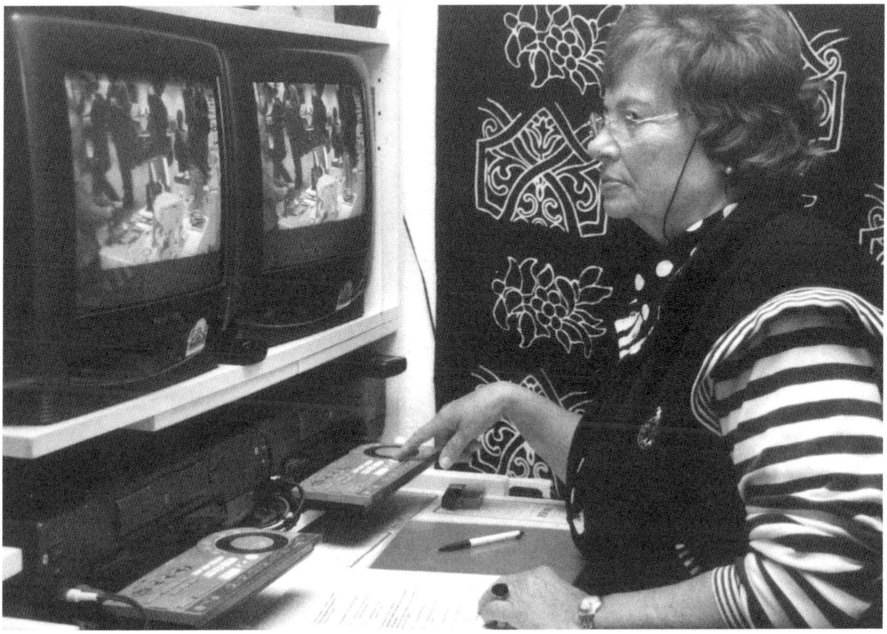

31a Mit der Studiotechnik ist Ortrud Lamping mittlerweile bestens vertraut.

„und einige sind dabei, die vor einem Jahr zum ersten Mal eine Kamera in der Hand hatten.“ Kamera und Studiotechnik stellt der Offene Kanal bereit, alle weiteren Auslagen bestreiten die Filmemacher selbst – öffentliche Gelder fließen hier lange nicht so reichlich wie die Gebühren an die Kollegen vom Sender Radio Bremen.

„Ich habe so viel zu tun, ich komme nie auf dumme Gedanken“, sagt Ortrud Lamping. Sie hat sich im Sommer 2004 einen digitalen Schnittplatz am Computer eingerichtet und arbeitet gerade an einem Film über die Begegnungsstätte im St. Remberti-Stift. Dort nimmt sie alles auf, was passiert, und führt Interviews, die sie später mit

Bildern überblenden wird. Ein Drehbuch hat sie nicht, „das entwickelt sich beim Sichten des Materials oft von selbst.“ Viel lieber konzentriert sie sich auf die Stiftsbewohner. Da geht sie ganz nah ran, entdeckt in den Augen, im Lächeln, in der Trauer, in den Falten eines Gesichts die Höhen und Tiefen eines Menschenlebens: „Gesichter zeigen viel und erzählen viel“, hat Ortrud Lamping bei ihrer Fernseharbeit immer wieder erfahren.

Gelegentlich denkt sie zurück an den kleinen Jungen, den sie bei einer Märchenstunde filmte. Er hatte offenbar kaum Freunde in seiner Klasse und hörte still und verträumt der Erzählung zu. Die Kamerafrau sah im Monitor die ausdrucksstarken Kinderaugen und konnte genau beobachten, wie das Märchen bei dem Jungen ankam. Das sind die Momente, für die Ortrud Lamping ein anderes Speichermedium ohne Löschtaste reserviert hat. Diese Bilder hält sie fest in ihrem Herzen.

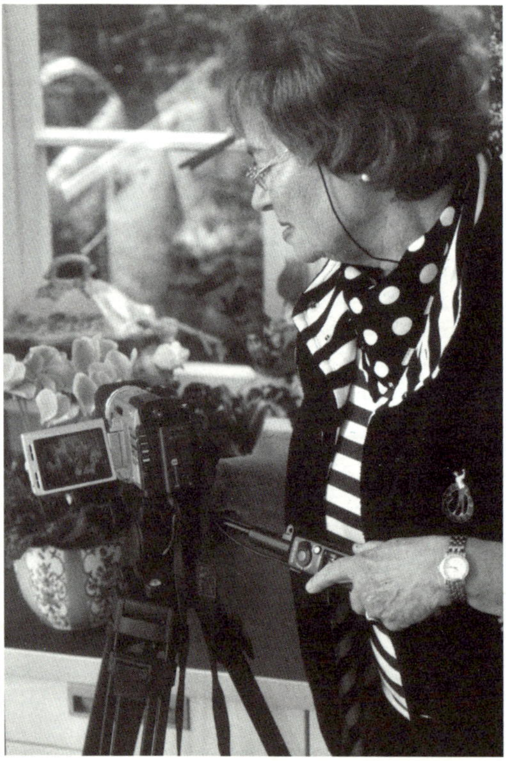

31b Ortrud Lamping arbeitet mit der Kamera.

Franz-Josef Knipschilds Zimmertheater in Meschede

Ein Traum wird endlich wahr

Ich habe zu lange mit geballter Faust in der Tasche gelebt. Jetzt tue ich das, wozu ich Lust habe." Als Franz-Josef Knipschild das sagte, war er 64 Jahre alt und fühlte sich reif für die Kür des Lebens. Ständige Arbeitspflichten und Kompromisse, die der Alltag mit sich brachte, hatten den Familienvater fast zeitlebens eingeschnürt. Der Befreiungsschlag begann mit der Entrümpelung seiner Wohnung: Er trennte sich von den meisten Möbeln, um Platz zu schaffen für die Bretter, „die die Welt bedeuten". Ein paar schwarze, selbst gezimmerte Stellwände, wenige Accessoires – fertig war das erste Bühnenbild in seinem Mescheder Wohnzimmer. Franz-Josef Knipschild setzt bewusst auf schlichtes Arrangement. Er will dem Zauber der Worte mehr als Gegenständen Raum geben.

Die Faust in der Tasche geballt

Der Pensionär frönt regelmäßig seiner Liebe zu Schauspiel und Literatur. Dabei ist er Choreograph, Regisseur und Darsteller in einem. Hat er ein Bühnenstück erst einmal akribisch einstudiert, lädt er eine kleine Schar interessierter Menschen in sein Zimmertheater ein und lässt sie an seiner Leidenschaft teilhaben. Die Nähe und damit eine gewisse Vertrautheit zum Publikum sind ihm wichtig: Die Bühne befindet sich in einem Teil des Wohnzimmers – direkt davor auf gleicher Ebene und weiter hinten etwas erhöht in der Küche sitzen die Zuschauer auf bis zu 46 Stühlen. Zu den ersten Aufführungen kamen sie meist aus der direkten Nachbarschaft. Heute ist der Kreis der Besucher größer. Franz-Josef Knipschilds Zimmertheater ist in der sauerländischen Kreisstadt Meschede und deren Umgebung eine kleine Institution geworden.

Nicht nur die ungewöhnliche Wohnzimmeratmosphäre sorgt für ein besonderes Theatererlebnis. Die Gäste kommen auch kulinarisch auf ihre Kosten: Mit Rotwein, selbst gebackenem Brot und Brötchen werden sie bewirtet. Jeder kann einen kleinen Obolus für den Theaterbesuch entrichten, dessen Höhe er selbst bestimmt. Das rechnet sich zwar finanziell keinesfalls, aber das ist dem Rentner nicht wichtig. Er zieht aus dem Theaterspielen so viel Lebensenergie, wie sie sich mit Geld nie und nimmer „bezahlen“ ließe.

Der heute 69-Jährige hat sich mit seinem Zimmertheater einen jahrzehntelang gehegten Traum erfüllt, den er auf Umwegen erst im Alter verwirklichen konnte. Die Zeit davor hat er dennoch nicht bereut. „Die Summe dessen, was ich bislang erlebt habe, das bin ich heute“, sagt der Wahl-Sauerländer. Begonnen hatte er seine berufliche Laufbahn vor mehr als 50 Jahren als Bäckerlehrling. Später holte er auf dem zweiten Bildungsweg das Abitur nach und studierte Theaterwissenschaften, Germanistik und Philosophie. Die Liebe ließ

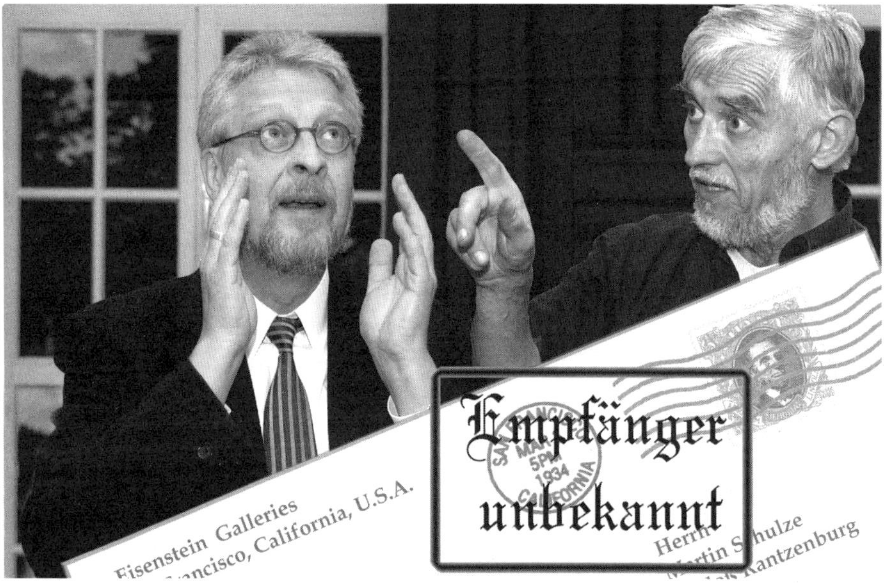

32a Franz Kaps (l.) und Franz-Josef Knipschild in „Empfänger unbekannt“

ihn dann allerdings nicht auf die Theaterbühne, sondern vor den Traualtar treten. Franz-Josef Knipschild gründete eine Familie und entschied sich damals, im Alter von 30 Jahren, für einen „anständigen“ Beruf: Er wurde Grundschullehrer, um Frau, Sohn und Tochter ein geregeltes Leben und finanzielle Sicherheit zu bieten. Als er mit 56 Jahren in den Vorruhestand trat, war er gesundheitlich am Ende und steckte in einer familiären und beruflichen Lebenskrise. Er trennte sich von seiner Frau – „Ich hatte wohl auf das falsche Pferd gesetzt“ – und sattelte um: „Ich will etwas ganz Neues anfangen.“ Als Mensch der Tat hob der frisch gebackene Frührentner 1991 die Seniorentheatergruppe „Rostfrei“ aus der Taufe. Aus dem physisch und psychisch angeschlagenen Menschen wurde in wenigen Monaten wieder ein gesunder und agiler Mann. Theater war für ihn Therapie. Wer auf der Bühne befreit aufschreien könne, der finde im Leben besser zu sich selbst, meint Knipschild.

Bis 1998 spielte er mit der 12- bis 14-köpfigen Seniorentheatergruppe in Altenheimen, Krankenhäusern und bei kirchlichen Veranstaltungen. Dann folgte er seinem Motto „Die Beständigkeit in meinem Leben ist die Veränderung", hörte nach sieben Jahren bei „Rostfrei" auf und gründete 1999 das Zimmertheater. Zur Eröffnung führte er das Ein-Personen-Stück des Iren Samuel Beckett „Das letzte Band" auf. Die Hauptfigur darin ist Krapp, der das Resümee seines Lebens zieht. Verpasste Gelegenheiten, die Sinnlosigkeit des Daseins und die Einsamkeit sind die Leitmotive des Werks. Franz-Josef Knipschild spielte in dem Stück im Grunde nicht nur den Krapp, sondern passagenweise auch sich selbst, seine persönliche Entwicklung. Zu häufig in seinem Leben musste er Träumen adieu sagen, Kompromisse eingehen und litt unter der Einsamkeit des nach Selbstverwirklichung Suchenden.

Theater als Therapie

Zwölf weitere Inszenierungen gab es seit dem Start des Zimmertheaters, darunter „Love Letters" von A. R. Gurney, außerdem Kriminalgeschichten und Ringelnatz-, Eugen-Roth- sowie Heinrich-Heine-Lesungen. Nicht immer handelte es sich dabei um eine Ein-Mann-Show. Bei der Ton- und Lichttechnik hilft beispielsweise der gelernte Elektroingenieur Eckhard Stoll, der freiberuflich vor allem als Produzent von Radiosendungen für den Bürgerfunk und als Leiter der von ihm gegründeten Radiowerkstatt in Meschede tätig ist. Und mit Franz Kaps, Richter im bürgerlichem Beruf und Mitglied der Theatergruppe Jodocus in Rüthen, plant er verschiedene szenische Lesungen. Das erste gemeinsame Projekt hatte am 13. November 2004 in der Alten Synagoge in Meschede Premiere: die Lesung von „Empfänger unbekannt". Das Stück von Kathrine Kressmann Taylor beruht auf einem Briefwechsel zweier Menschen und dreht sich um die zerstörerische Wirkung des Nationalsozialismus.

Die Lehrerin a. D. und Buchautorin Veronika Kramer findet sich ebenfalls regelmäßig an Franz-Josef Knipschilds Seite auf der Bühne. Mit ihr gab er Gurney's „Love Letters" zum Besten, ein Lesestück, in dem das Leben von zwei Liebenden anrührend und tragisch zugleich erzählt wird. An der Dramaturgie für „Love Letters" hatte er ein Jahr lang gearbeitet und drei Monate geprobt. Allerdings nicht 40 Stunden pro Woche. Denn: So selbst bestimmt er sein Leben mittlerweile führt, so frei gestaltet er seine Zeit. Manchmal feilt er drei Wochen lang über viele Stunden täglich an einem Bühnenstück und manchmal eben nicht. Dann ruht er sich aus oder bringt den Garten in Ordnung. Das ist ein Luxus, den man sich mit 69 Jahren eben gönnen kann. Dessen ist sich ein tiefsinniger Mensch wie Franz Josef Knipschild durchaus bewusst und er genießt solche Freiheiten.

Gelegentlich verlegt der Amateur mit professionellem Anspruch sein Zimmertheater für besondere Stücke auch in ungewöhnliche Räume. Einmal fand er in Meschede als idealen Aufführungsort für die Lesung von Kriminalgeschichten ein mit Spinnweben behange-

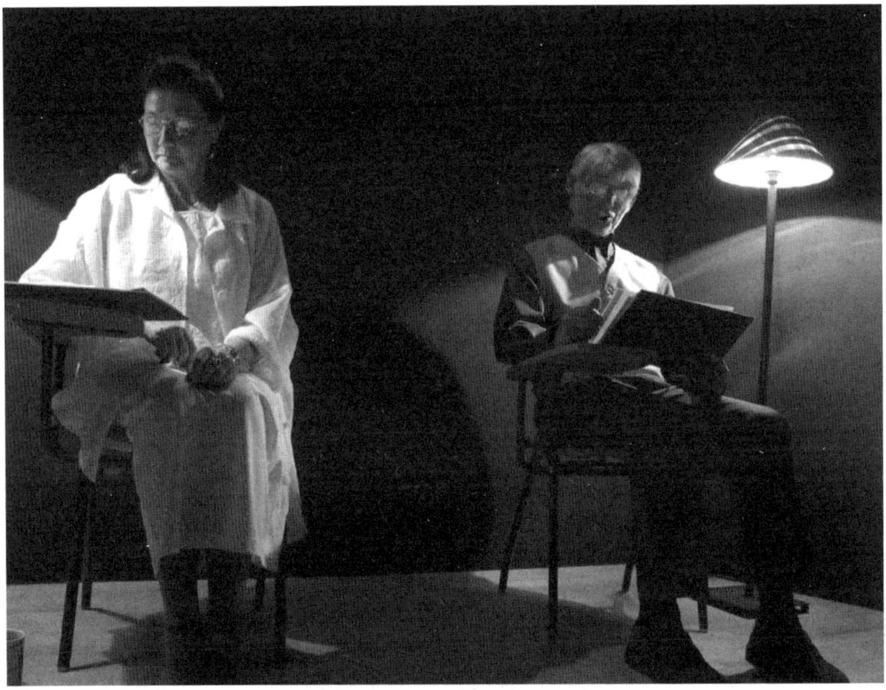

32b Franz-Josef Knipschild an der Seite von Veronika Kramer in Gurney's „Love Letters"

nes ehemaliges Sarglager mit Schreinerei. Auf Anfrage gibt er auch auswärts Gastspiele. Und wer regelmäßig um 18.04 Uhr Radio Sauerland einschaltet, hat vielleicht das Glück, in der Sendereihe „Lyrik am Abend" aus dem Zimmertheater Meschede Rosengedichte von Veronika Kramer, Tiergedichte, vorgetragen von Kindern der Grundschule Niedersfeld, und andere amüsante oder elegische Lyrik zu hören.

„Ich hinterlasse Spuren“, sagt Franz-Josef Knipschild nicht ganz ohne Stolz. „Das tut gut, ist aber auch eine Verpflichtung weiterzumachen. Ich will niemanden enttäuschen. Die Menschen erwarten das von mir.“ Denkt er manchmal ans Aufhören? „Nein.“ Mit 70 Jahren, ja, da will er dann ein wenig kürzer treten, aber eben nur ein wenig.

Zimmertheater in Meschede

► Kompakt

Gründungsjahr: 1999
Akteure 2004: Gründer Franz-Josef Knipschild und drei weitere Mitwirkende
Finanzierung: freiwillige Spenden, um Selbstkosten zu decken

► Kontakt

Franz-Josef Knipschild
Ittmecker Weg 67
59872 Meschede
Tel.: 0291/1678

Spieltrieb ohne Altersgrenzen im Norden der Republik

Ein bisschen Spaß muss sein

Immer mittwochs, zweimal im Monat, wird es in der Stadtbücherei im schleswig-holsteinischen Neumünster etwas lauter: Dann machen es sich drei Frauen und ein Mann, alle um die 70 Jahre alt, für zwei Stunden an dem Tisch der Jugendbücherei gemütlich und spielen Brettspiele. Die Begeisterung kennt dabei manchmal kaum Grenzen. Und dann kommt es vor, dass die Spielwütigen alles um sich herum vergessen – auch, dass sie in einer öffentlichen Bücherei sind – und aus lauter Spaß am Spiel derart lautstark werden, dass sie das Personal schon mal zur Ordnung rufen muss.

Die Initiatorin der Spielgruppe heißt Gerlinde Behnke. Die heute 71-Jährige hat in den vergangenen elf Jahren mehrere solcher „Aktivprogramme" für Senioren gestartet, denn als sie mit 60 in Rente ging, stand für sie fest: „Däumchen drehen will ich nicht. Jetzt tue ich, wozu ich Lust habe." Was für sie bedeutete, ihre Erfahrung und ihre Energie bewusst zu nutzen. „Das Wissen der Älteren wird viel zu wenig angezapft. Wir wären bereit, wenn man es nur von uns fordert", sagt Gerlinde Behnke. Warten wollte sie darauf allerdings nicht. Sie hatte eigene Vorstellungen und fand im städtischen Seniorenbüro den idealen Partner für deren Umsetzung. Dorthin geht sie mit ihren Ideen und trifft in der Regel auf Zuspruch. Ihr erstes Projekt setzte sie im November 1995 in die Tat um. Es war ein Vorlesewettbewerb, bei dem sich Bürger der Stadt einmal pro Jahr dem Urteil einer Kinderjury stellen. „Sie sollten erleben, wie aufgeregt die Erwachsenen dabei sind", erzählt Gerlinde Behnke schmunzelnd.

„Däumchen drehen will ich nicht."

Aus dem Vorlesewettbewerb entwickelte die Neumünsteranerin eine zweite Initiative: Als „Oma Hund und Co." besuchen Seniorinnen seit Februar 1996 regelmäßig die kleinen Patienten der Klinik für Kinder- und Jugendmedizin im Friedrich-Ebert-Krankenhaus von Neumünster. Sie muntern die Kinder auf nach dem Motto „Lachen ist die beste Medizin", trösten sie, spielen oder reden mit ihnen und lesen Geschichten vor. Mit ihrem Projekt „Oma Hund und Co." belegten die ehrenamtlich tätigen Seniorinnen 2004 den dritten Platz beim schleswig-holsteinischen Bürgerpreis „Für mich, für uns, für alle".

„Oma Hund und Co." war der Auslöser für die Initiative der Senioren-Spieletester: Beim Spielen mit den kranken Kindern fiel den Omas auf, dass die Spielanleitungen oft zu kompliziert und unverständlich waren – und das galt für Jung und Alt. „Bei manchen brauchen Sie einen Doktortitel", meint Gerlinde Behnke. Das wollte sie so nicht hinnehmen. Sie gründete kurzerhand eine Gruppe, die fort-

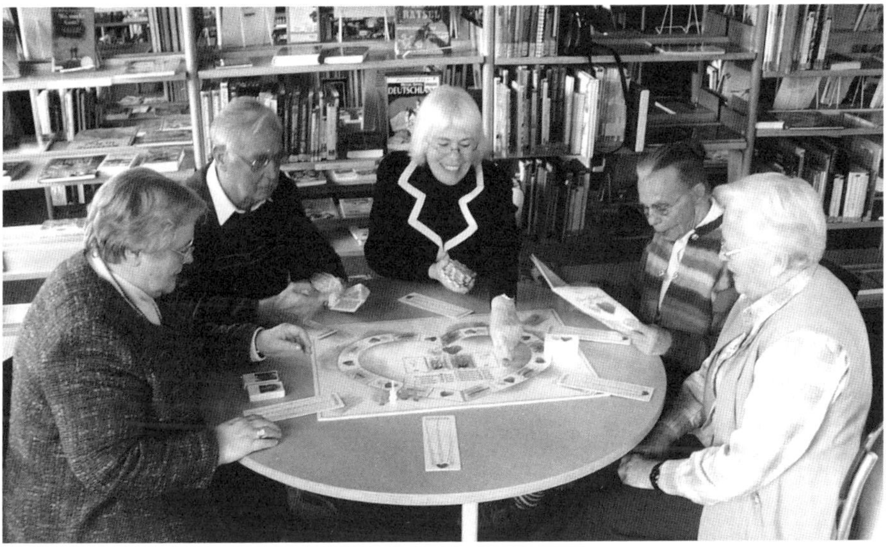

33 Die Neumünsteraner Spieletester in ihrem Element (v.l.): Gisela Moka, Hans Engel, Initiatorin Gerlinde Behnke, Luise Knörrlich und Erika Lamm

an Spiele testete. „Und das war richtig Arbeit", erinnert sich die Neumünsteranerin. Die Spieletester entwarfen einen Bewertungsbogen, in dem Anspruch und Idee eines Spiels kurz charakterisiert und Anmerkungen über Haltbarkeit, Optik, Qualität der verwendeten Materialien und Verständlichkeit der Spielanleitung genau festgehalten wurden. Zudem bewerteten die Senioren das Niveau und den Spaßfaktor des Spiels, notierten, wie lange ein Spiel dauerte, ob man Köpfchen oder Glück zum Gewinnen brauchte und für welche Altersklasse es geeignet war – im Zweifelsfall mussten die Enkel mittesten. Das Testat enthielt außerdem ein kurzes Resümee von dem Spiel, das beispielsweise wie folgt lauten konnte: „Dieses Spiel macht süchtig. Das teilweise witzig verpackte Wissen garantiert einen vergnüglichen Spielverlauf. Nach Spielende weiß man eine ganze Menge mehr." Nicht immer urteilten die Senioren so positiv wie hier über „Sofies Welt". Im Einzelfall wurde auch mit harter Kritik nicht gespart.

Im Laufe der Jahre nahmen die Tester Klassiker wie „Die Siedler von Catan" und die Spiele des Jahres unter die Lupe. Dabei kamen sie so mancher Schwachstelle auf die Spur: Kuriosestes Beispiel war ein Spiel für den deutschen Markt mit einer Anleitung, die es nur auf holländisch gab. Die Senioren nahmen die Herausforderung der Übersetzung an. Das abschließende Testat fiel angesichts solcher Mühen allerdings nicht sonderlich günstig aus. Hatten die Spieletester ihre Beurteilung schwarz auf weiß verfasst, traten sie mit den Herstellern in Kontakt und legten die auf einer DIN-A-4-Seite zusammengefassten Bewertungsbögen in der Stadtbücherei Neumünster, in der Klinik für Kinder- und Jugendmedizin des Friedrich-Ebert-Krankenhauses und im ortsansässigen Bastelgeschäft aus, das ihnen die Spiele in den ersten Jahren kostenlos zur Verfügung stellte.

Gerlinde Behnke verabschiedete sich im Jahr 2000 aus der Gruppe, um sich anderweitig zu engagieren. Seitdem wurde immer weniger getestet und schließlich nur noch aus Spaß gespielt. Wegen der derzeit so großen Schwemme auf dem Spielemarkt wollen die Senioren-Spieletester ihrem Namen allerdings ab 2005 wieder Ehre machen und fleißig Gütesiegel verteilen. In der Stadtbücherei Neumünster ist es daher mittwochs jetzt noch etwas lauter – angesichts heftiger Diskussionen darüber, wer was von welchen Spielen hält.

Senioren-Spieletester

► Kompakt

Gründungsjahr: 1997
Aktive bei der Gründung: 5 Frauen und ein Mann
Aktive 2004: 3 Frauen und ein Mann
Finanzierung: Mittel von am Projekt beteiligten Ehrenamtlichen
Organisationsform: eine Einrichtung des städtischen Seniorenbüros Neumünster

► Kontakt

Seniorenbüro Neumünster
Großflecken 59
24534 Neumünster
Tel.: 04321/9422754
Fax: 04321/45970
E-Mail: seniorenbuero@neumuenster.de
Internet: www.neumuenster.de/seniorenwegweiser

► Info

Nähere Auskünfte über den Vorlesewettbewerb und die Initiative „Oma Hund und Co." gibt das Seniorenbüro Neumünster.

Ehrenamtlicher Einsatz für die Natur

Waldemar Golnik schafft Wohnraum für Schleiereulen im Landkreis Uelzen

Könnte die Vogelwelt den Menschen Orden für besondere Verdienste verleihen, dann wäre Waldemar Golnik mit Sicherheit einer der ersten Empfänger dieser Auszeichnung. Vor allem Schleiereulen haben es dem Naturschützer aus dem niedersächsischen Ort Himbergen angetan. Seit etwa 20 Jahren kümmert er sich um die nachtaktiven Tiere, unterstützt von Mitgliedern des Naturschutzbundes und anderen engagierten Menschen im Landkreis Uelzen. Der heute 57-Jährige sorgt dafür, dass die Schleiereulen in Scheunen, alten Kirch- oder Trafotürmen und Gebäuden genügend Nist- und Schlafplätze finden. In 210 von 250 Ortschaften des Landkreises Uelzen hat Waldemar Golnik bislang rund 380 Nistkästen aufgehängt, die regelmäßig gesäubert werden müssen.

Endlich frei, um die Liebe zur Natur auszukosten

Mehr als 10 000 Kilometer jährlich legt er dafür mit dem eigenen Auto und dem Anhänger für Arbeitsmaterial wie Leitern und Nistkästen zurück. Die Kosten, die durch die Fahrten entstehen, ersetzt ihm niemand. Für den stellvertretenden Vorsitzenden des Naturschutzbundes Kreisverband Uelzen ist das kein Problem. Er hakt das ab als „Spende an den Naturschutzbund“. Seit Waldemar Golnik von seinem Arbeitgeber, der Allgemeinen Orts-Krankenkasse, nach einer Umstrukturierung im Jahr 2000 in den Vorruhestand entlassen wurde, fällt diese Spende noch großzügiger aus als zuvor. Durchschnittlich 20 Stunden pro Woche widmet sich der passionierte Naturschützer nun der Hege und Pflege von Schleiereulen, anderen Tierarten und ganzen Biotopen. Im Winter fällt meist weniger Arbeit an, im Sommer, wenn der Schleiereulen-

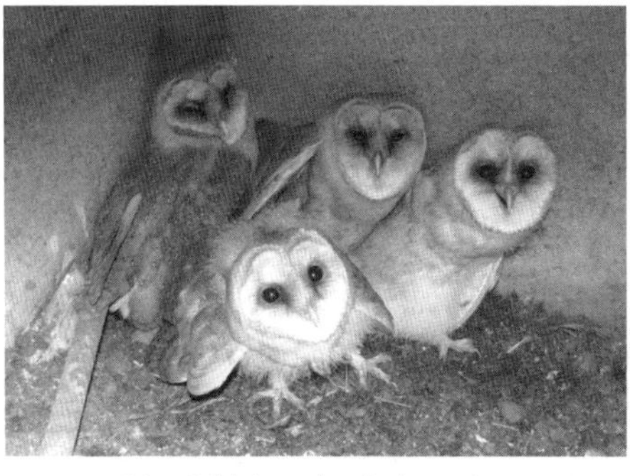

34a Schleiereulen haben eine charakteristische Gesichtsmaske.

Nachwuchs beringt wird, auch schon mal etwas mehr. Für Waldemar Golnik, den die Natur bereits in Kinderjahren faszinierte, ist das eine Herzensangelegenheit. Hätte er wählen können, wäre er Förster geworden. Dieser Traumjob blieb ihm jedoch verwehrt: Als er vor gut 40 Jahren einen Ausbildungsplatz suchte, war dieser Beruf sehr gefragt und die wenigen Försterstellen wurden meist in der Familie „vererbt". Als rüstiger Ruheständler nimmt er sich nun endlich die Freiheit, seine Liebe zur Natur täglich auszukosten.

Den Schleiereulen ist er besonders zugetan, weil die ihm aus seiner Jugendzeit so vertrauten Vögel in den 70er Jahren in der von Landwirtschaft geprägten Region um Uelzen immer seltener wurden und schließlich auszusterben drohten. Mit etwas Glück und dank Waldemar Golnik können Nachtschwärmer die Tiere mit ihrer charakteristischen herzförmigen Gesichtsmaske heute wieder vermehrt auf Beutezug beobachten. Die Population im Landkreis Uelzen wuchs in den vergangenen 20 Jahren von nahezu null auf durchschnittlich 80 bis 100 Paare an. Allerdings ist der Bestand starken Schwankungen unterworfen. Harte oder verregnete Winter setzen den Schleiereulen, die sich im Gegensatz zu anderen Tieren keinen Winterspeck anfressen können, ziemlich zu. Eng an menschliche Siedlungen angeschlossen, enthält ihr Speiseplan vorwiegend Mäuse. Für Waldemar Golnik war es bitter, als er im verregneten Herbst und Winter 2002/2003 miterleben musste, wie mit den Mäusen auch die Schleiereulen-Population von einem Jahr aufs andere um mehr als die Hälfte auf 30 Paare schrumpfte. Zwei Jahre später war die Freude dafür umso größer: 2004 zog jedes Schleiereulenpärchen gleich zwei Bruten groß und ungewöhnlich viele Junge wurden flügge. Das war ein arbeitsreicher Sommer und Herbst für den Naturfreund aus Himbergen, der jeden einzelnen Jungvogel beringte.

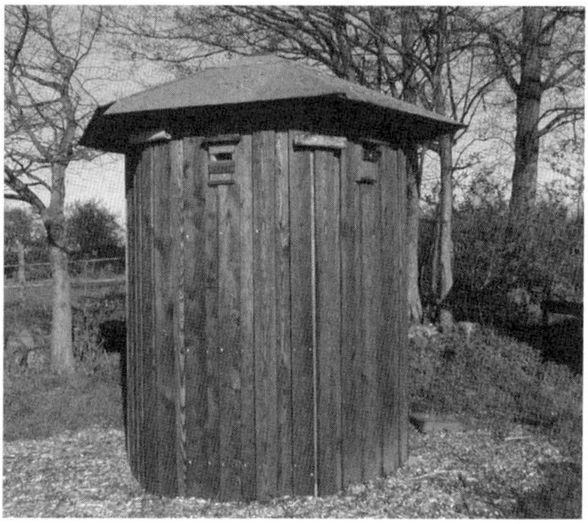

34b Der Vogelbeobachtungspavillon auf den Streuobstwiesen vor Waldemar Golniks Haus

Voraussetzung für die erfolgreiche Ansiedlung der Schleiereulen im Landkreis Uelzen waren geeignete Nist- und Schlafplätze in Gebäuden. Waldemar Golnik musste bei den Menschen in der Region vor allem anfangs mächtig für die seltene Tierart werben und noch heute ist es nicht immer leicht, Landwirte davon zu überzeugen, die

„Uhlenfluchten" ihrer Scheunen für die Vögel „offen" zu halten – zumal Naturschutz und EU-Recht sich nicht immer vertragen. Beispielsweise schreibt die Europäische Union vor, dass Scheunen, in denen Nahrungsmittel wie Korn gelagert werden, für Tiere unzugänglich bleiben sollen.

Auf der Suche nach alternativen Wohnräumen für die Schleiereulen haben die Naturschützer mittlerweile richtige Luxusunterkünfte ausfindig gemacht: Alte Trafotürme, die von den Stromkonzernen nach und nach stillgelegt werden, bauen Waldemar Golnik und seine Mitstreiter in Wohndomizile der Extraklasse um. In den dort für die Eulen aufgehängten Nistkästen fühlen sich auch Turmfalken und Waldkäuze wohl. Da die Türme zudem innen und

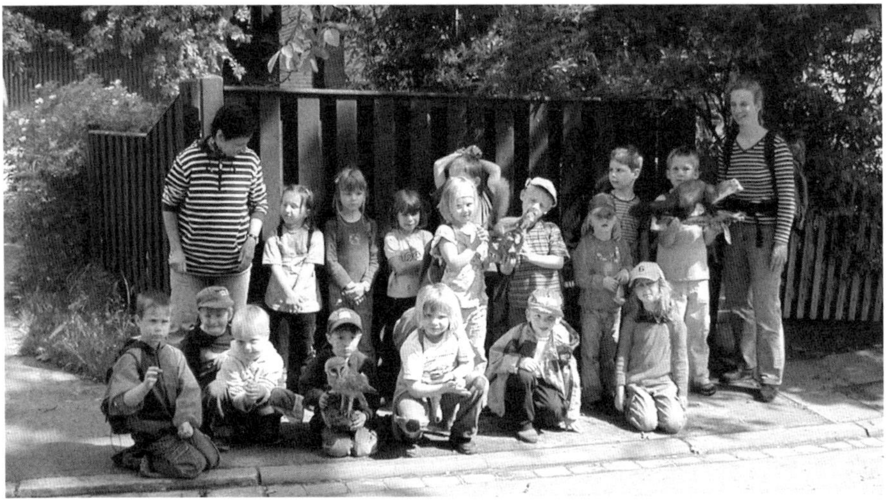

34c **Früh übt sich: die Kindergruppe des Naturschutzbundes in Uelzen**

außen mit Nisthilfen und Schlafplätzen für andere Vögel ausgestattet werden, finden Stare, Meisen, Trauerschnäpper, Garten- und Hausrotschwänze, Zaunkönige, Grauschnäpper, Bachstelzen, Baumläufer und Mehlschwalben in den Trafotürmen ebenfalls ein Zuhause. Auch Fledermäuse werden in den alten Gemäuern schnell heimisch. Im Winter bieten die Türme außerdem einen idealen Unterschlupf für Lurche und Igel.

Damit Schleiereulen und Co. auch in Zukunft auf engagierte Menschen bauen können, die ihren Lebensraum schützen und sich für sie stark machen, geben die Mitglieder des Naturschutzbundes im Landkreis Uelzen ihr Wissen regelmäßig und gerne an junge Menschen weiter, zeigen Schulklassen und Kindergärten, wo und wie Tiere in der Natur leben und warum sie nützlich sind. Beispielsweise hat Waldemar Golnik einen Vogel-Beobachtungspavillon auf den Streuobstwiesen vor seinem Haus errichtet. Dort kann sich der Nachwuchs die Nasen an den Plexiglasscheiben von Nistkästen platt drücken und miterleben, wie es in der Kinderstube heimischer Vögel wie Spatzen oder Meisen zugeht. Ist die Begeisterung für alles, was draußen kriecht und fliegt, erst einmal geweckt, so der Hintergedanke, dann lässt sie die Kinder auch später nicht mehr los. Zur Zeit fehlt es dem Naturschutzbund Landesverband Uelzen an engagierten jüngeren Mitgliedern. Vor allem ältere Menschen sind dort aktiv. Dabei gäbe es reichlich zu tun, denn nicht nur die Quartiere der Schleiereulen wollen sauber gehalten werden. Auch die Pflege von Streuobstwiesen, Kopfweiden, Weidenzäunen, Heideflächen und Teichen sowie das Anlegen und Erhalten natürlicher Biotope für Amphibien und Vögel stehen laufend auf dem Programm. „Arbeit für alle" – zumindest auf ehrenamtlicher Basis ist dies im Landkreis Uelzen möglich.

Naturschutzbund

► Kontakt

Naturschutzbund Kreisverband Uelzen e. V.
Krietenberg 21; 29525 Uelzen
Tel.: 0581/73977
E-Mail: block@nabu-uelzen.de
Internet: www.nabu-uelzen.de

NABU-Bundesgeschäftsstelle Bonn
Herbert-Rabius-Straße 26; 53225 Bonn
Tel.: 0228/40360; Fax: 0228/4036200
E-Mail: NABU@NABU.de
Internet: www.nabu.de

NABU-Bundesgeschäftsstelle Berlin
Invalidenstraße 112; 10115 Berlin
Tel.: 030/2849840; Fax: 030/28498484
E-Mail: BV.Berlin@NABU.de
Internet: www.nabu.de

Senioren ans Netz

Nicht den Anschluss verlieren an eine sich rasant wandelnde Mediengesellschaft – das ist für ältere Menschen eine der großen Herausforderungen der kommenden Jahrzehnte. Im Internet hat sich dafür eine Vielzahl von Netzwerken etabliert. Dort hauen Senioren engagiert in die Tasten und tauschen in Chatrooms und Foren selbstbewusst ihre Gedanken und Meinungen, Ansichten und Einsichten zu Themen wie Gesundheit, Literatur, Liebe, Freizeit, Reisen, Wohnen und Politik aus. Ein Beispiel dafür sind die Webseiten von *www.endlich-alt.de*.

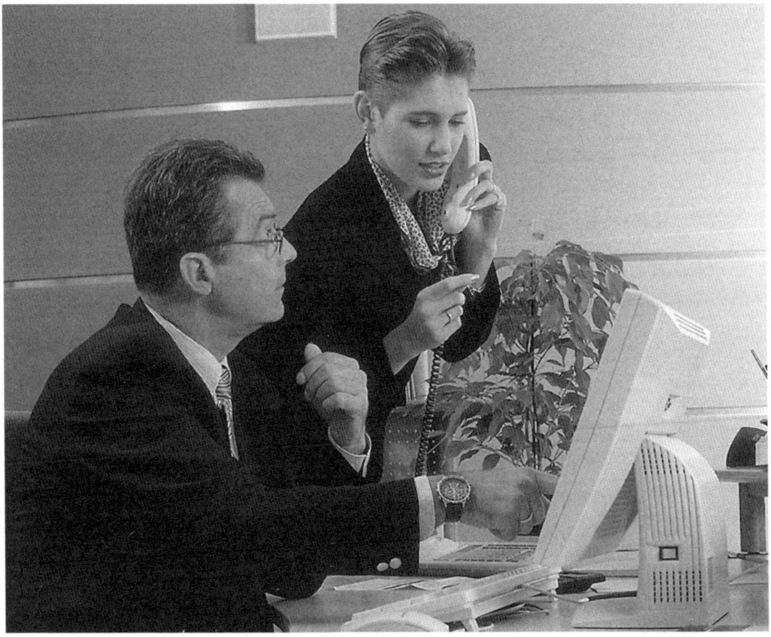

35 Den Umgang mit dem Computer können auch Ältere lernen.

Noch sind es allerdings die Jüngeren, die die Domains und Quoten im Internet dominieren. Dass Senioren dort unterrepräsentiert sind, liegt auch daran, dass sie selten die Möglichkeit haben, sich im eigenen Tempo nach eigenem Gusto mit Computer und Internet vertraut zu machen. Wer gibt schon gerne zu, nichts kapiert zu haben, wenn der elfjährige Enkel zum x-ten Male wieselflink mit den

Tasten klappert, etwas von Internet Explorer und Firewall murmelt, Dateien in Sekundenschnelle öffnet und schließt, um dann zu sagen: „Ist doch ganz einfach. Mach doch mal!“ Sich zu trauen fällt leichter, wenn man „unter sich“ ist – denn die ersten Schritte im Umgang mit dem PC sind für Leute, die mit der guten alten Schreibmaschine aufgewachsen sind, nun einmal kein Kinderspiel. Erst in einer Gemeinschaft, in der alle die gleichen Berührungsängste haben, in die gleichen Fallen tappen und an den gleichen Stellen erschrocken innehalten, nicht wissend, wie es weitergeht, macht das Lernen Spaß. In einer solchen Gruppe ist es selbstverständlich, niemanden auszulachen, sondern höchstens über eigene Fehler und diejenigen anderer zu lächeln, um schließlich gemeinsam daraus klug zu werden.

„Ist doch ganz einfach. Mach mal!“

Damit Ältere in Zukunft im Internet mehr Flagge zeigen, lernen, ihre Bankgeschäfte online zu erledigen, Reisen und Bücher im Netz zu buchen und E-Mails an Bekannte und Verwandte zu schreiben, hat das Bundesministerium für Familie, Senioren, Frauen und Jugend im Februar 2004 das Projekt „Online-Kompetenz für die Generation 50 plus“ gestartet. Interessierte erhalten auf dem eigens dafür eingerichteten Internetportal www.50plus-ans-netz.de aktuelle Informationen über deutschlandweite Kurse, Initiativen und Projekte rund um PC und Internet.

Eines dieser Projekte ist www.senioren-lernen-online.de. 2002 gegründet, bietet dort eine Gruppe ehrenamtlich tätiger Senioren Lernprogramme für Ältere an, die jedem unabhängig vom Wohnort ermöglichen, sich mit dem Computer, mit Schreibprogrammen und Tabellenkalkulationen, mit Web-Design und Bildbearbeitung vertraut zu machen. Die kostenlosen Kurse finden ausnahmslos online statt. Die Lernbausteine werden im Selbststudium erarbeitet, so dass feste Zeiten keine Rolle spielen. Fragen werden mit den Kursanbietern per Telefon, E-Mail oder während der zu bestimmten Terminen vereinbarten Online-Treffen geklärt.

Wer solche Kurse ohne den direkten Blickkontakt mit seinem Lehrer nicht mag oder bislang noch nicht einmal den Einschaltknopf eines Computers gedrückt hat, geschweige denn weiß, wie er eine E-Mail abruft oder einen Brief auf dem PC schreibt, der kann bei den Volkshochschulen entsprechende Kurse für ältere Menschen belegen. Zudem organisieren viele regionale Seniorenbüros, die je nach Ort unter der Trägerschaft von Kommunen, Landkreisen, Wohlfahrtsverbänden, Kirchen oder Vereinen geführt werden, Computer- und Internetkurse. Die Bundesarbeitsgemeinschaft der Seniorenbüros (Adresse siehe Anhang auf S. 209) hält eine Liste aller cirka 175 bundesweit angesiedelten Seniorenbüros bereit.

Viele regionale Seniorennetzwerke – sie lassen sich mit einschlägigen Suchmaschinen im Internet finden – veranstalten ebenfalls PC-Kurse für Einsteiger. So zum Beispiel das 1997 gegründete Seniorennetz Erlangen www.seniorennetz-erlangen.de. Aus der Idee, Ältere mit den neuen Medien vertraut zu machen, hat sich in der süddeutschen Stadt ein ganz besonderer Ableger, der Aktienclub „€uroWelt 2000“, gebildet. Menschen, die bis vor ein paar Jahren nicht einmal wussten, wie sie eine E-Mail verfassen und abschicken sollten, jonglieren dort inzwischen mit modernster Technik, als ob's nichts wäre: Sobald die agilen Senior-Aktionäre ihre Laptops ausgepackt haben und mit schlafwandlerischer Sicherheit Aktien oder Dax- und Discountzertifikate ordern, schaut selbst so mancher Jüngere staunend und respektvoll zu.

Mit schlafwandlerischer Sicherheit

Erlanger Senioren spekulieren an der Börse

Neue Medien – ein Kinderspiel für alte Hasen

Im Alter lässt die Risikofreudigkeit nach? Von wegen! Die Senioren des Erlanger Aktienclubs „€uroWelt 2000“ beweisen das Gegenteil. Für sie ist Spekulieren an der Börse viel verlockender als eine sichere, aber langweilige Geldanlage mit Niedrigzins beispielsweise bei der örtlichen Sparkasse. „No risk – no fun“, so bringt Fritz W. Peter, Geschäftsführer des Clubs, die Sache auf den Punkt. Spaß muss schon dabei sein. Schließlich geht es den Mitgliedern nicht darum, ihre Rente aufzubessern. „Unser eigentliches Ziel

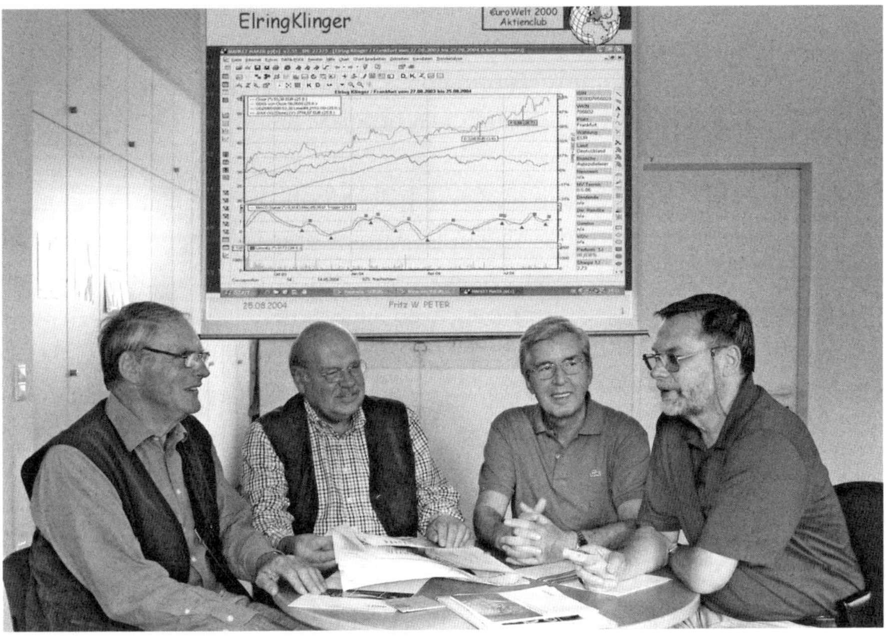

36 €uroWelt-Börsianer unter sich (v.l.): Walter Bösel, Fritz W. Peter (Geschäftsführer), Hans-Jörg Nüsslin (stellvertretender Geschäftsführer), Hermannn Brodel (Schriftführer)

ist es, ältere Menschen an neue Medien heranzuführen“, erklärt Peter. Und wie ließe sich der Umgang mit Computer und Internet leichter erlernen als mit dem Anreiz, irgendwann vielleicht den großen Aktien-Coup zu landen?

Weil die Senioren von „€uroWelt 2000“ nicht wie Dagobert Duck nach Geld gieren, gibt es auch keine jährlichen Ertragsausschüttungen. Überschüsse werden allenfalls in gemeinsame Frühschoppen, Weihnachtsfeste oder Ausflüge investiert. Geselligkeit ist ohnehin mehr wert als der schnöde Mammon. Die Euphorie der ersten Zeit ist sowieso vorbei. Glaubte Fritz W. Peter bei der Gründung des Clubs im Börsenboom-Jahr 1999 noch, die erste Million sei schnell gemacht, so sind heute alle auf dem Boden der Tatsachen angekommen. Immerhin haben sie die besonders harten Börsenjahre 2000 bis 2002 unter dem Strich mit plus minus null überstanden, und darauf sind die Freizeit-Broker stolz.

Fünf Jahre nach der Gründung zählt der Aktienclub 30 Mitglieder im Durchschnittsalter von 65 Jahren, darunter vier Frauen. Die älteste Spekulantin ist 81 Jahre alt. Von Beruf waren oder sind sie zum Beispiel Sekretärin, Informatikerin, Krankenschwester, Literaturprofessor, Immobilienmaklerin, Physiker, Volkswirt, Kaufmann, Ingenieur, Forstdirektor, Bankerin, Unternehmer und Graphologin. Vom Börsenfach sind die wenigsten, aber die bunte Mischung, die Fritz W. Peter einen „großen Input“ nennt, macht den eigentlichen Reiz erst aus. „Das bringt Schwung in den Laden“, sagt der Geschäftsführer.

Einmal im Monat treffen sich die Mitglieder in einem Schulungsraum der Friedrich-Alexander-Universität Erlangen-Nürnberg an der Paul-Gordan-Straße. Dort dürfen sie kostenlos tagen, weil sie Studienobjekt für das Institut FIM („Fernstudium im Medienverbund“) sind. Ältere Menschen werden offensichtlich auch für die Wissenschaft zunehmend interessanter.

High-Tech bei den High-Agern

„Unsere Treffen finden papierlos statt“, erklärt Peter. „Wir nutzen nur die modernste Technik.“ Ausgerüstet sind die Senior-Börsianer mit Laptops und schnellen Internetanschlüssen. Gearbeitet wird mit professioneller Börsensoftware und Aktienanalysen. Sie sprechen von „Charts“ und von „volatil“ und werfen ihre Zahlen und Tabellen mit dem „Beamer“ an die Wand. High-Tech und High-Soft bei den High-Agern. Das sucht seinesgleichen in Deutschland.

Während die einen bei den regelmäßigen Versammlungen Kauf- und Verkaufsempfehlungen geben, hören die anderen interessiert zu. Abgestimmt wird per Mehrheitsentscheid. Zu Streitigkeiten kommt es dadurch höchst selten. Auch das Anlagerisiko ist begrenzt: Die Mitglieder haben sich darauf geeinigt, immer nur zehn Wertpapiere im Depot zu halten, und davon darf lediglich eines riskant sein. Empfehlungen spricht der aus den eigenen Reihen bestimmte Beraterausschuss aus. Zudem gibt es Paten für spezielle Wertpapiere, die auf dem Markt beobachtet und auf ihre Anlagetauglichkeit hin geprüft werden. Die Strategie des Clubs hat sich mit der wachsenden Erfahrung der Mitglieder verändert. Sie setzen heute nicht mehr nur auf Aktien, sondern vermehrt auf innovative Finanzprodukte wie Discount- und Dax-Zertifikate. Als Informationsquellen für Anlagestrategien nutzen sie das Internet, Fachartikel in Zeitschriften und die Hauptversammlungen der Aktiengesellschaften. Bei speziellen Problemen kommen auch Bankexperten zu Wort.

Erfahrung sammeln die Clubmitglieder nicht allein mit realen Zahlungsmitteln. Bei Börsenspielen wird fiktives Geld gesetzt. Dabei ist der Nervenkitzel besonders groß, denn hier können sie auf hochspekulative Aktien setzen, ohne zu riskieren, gleich ihr gesamtes Vermögen zu verlieren. Außerdem liegt die Herausforderung darin, sich direkt mit anderen zu messen. Die Erlanger tun das mit großem Erfolg. Bei dem IC-Börsencup – organisiert von der Schutzgemeinschaft der Kleinaktionäre (SdK) und der „Börse online" – haben sie 2003/2004 unter 38 anderen Aktienclubs den zweiten Platz belegt. Das steigert das Selbstbewusstsein ungemein.

„€uroWelt 2000" ist eine Initiative des SeniorenNetzes Erlangen, das sich zum Ziel gesetzt hat, Älteren in der Multimedia-Landschaft Orientierung zu geben und sie auf dem Laufenden zu halten. Nachdem die Idee für den Aktienclub geboren war, galt es jemanden zu finden, der das Vorhaben verwirklichen konnte. Fritz W. Peter kam zur rechten Zeit am rechten Ort vorbei. Von seiner Firma 1998 mit 55 Jahren in den Vorruhestand geschickt, spähte er nach einer neuen Aufgabe. Als er sich im „Internet-Café" des SeniorenNetzes wie selbstverständlich an einen Computer setzte, um sich Aktiencharts anzuschauen, war schnell klar: Peter war der richtige Mann für den Club. Der ehemalige Entwickler von Computertomographen ließ sich nicht zweimal bitten. Er nahm die Herausforderung an, setzte sich mit dem Bundesaufsichtsamt für Kreditwesen in Verbindung, informierte sich bei der Deutschen Schutzgemeinschaft für Wertpapierbesitz, formulierte einen Vertrag und fand für die Zusammenarbeit eine Bank. Am 1. April 1999 war es geschafft: Er und elf weitere Mitglieder gründeten den Aktienclub. Als Rechtsform wählten sie die Gesellschaft des bürgerlichen Rechts. Sie hat den Vorteil, dass keine Gewerbe- und Körperschaftssteuer fällig wird. Eventuell anfallende jährliche Erträge versteuert jedes Clubmitglied privat. Die laufenden Kosten sind überschaubar: Jeder zahlt einmalig 2000 Euro ein und einen monatlichen Beitrag von mindestens 50 Euro.

Wer wenig Ahnung von Computer, Internet und Börse hat, aber trotzdem als Aktionär bei „€uroWelt 2000“ mitmischen möchte, erhält von Fritz W. Peter mittwochs nachmittags Nachhilfe in Sachen Finanzbörsen und Online-Banking im „Internet-Café“ des SeniorenNetzes Erlangen. Jedoch ist damit nicht garantiert, dass jeder frisch getunte Online-Senior automatisch einen Platz im Club bekommt, da die Mitgliederzahl auf 30 Personen begrenzt ist. Überzählige Bewerber werden auf eine Warteliste gesetzt, die in den vergangenen Jahren allerdings immer kürzer wurde. Denn erstens haben die Pioniere unter den Senior-Aktienclubs mittlerweile Konkurrenz bekommen und zweitens ist das Aktienfieber der Deutschen in jüngster Vergangenheit gewaltig gesunken. Das tut dem Optimismus und dem Engagement der derzeitigen Mitglieder keinen Abbruch. Sie rechnen fest mit einer Konjunkturbelebung und mit besseren Zeiten an der Börse. Wer weiß? Vielleicht reichen die Kursgewinne dann nicht nur für den Frühschoppen in einem Erlanger Lokal, sondern für einen Flug zur New Yorker Börse oder eine gemeinsame Kreuzfahrt auf einem Luxusdampfer.

Aktienclub „€uroWelt 2000“

► Kompakt

Gründungsjahr: 1999
Gründungsmitglieder: 12 Ehrenamtliche (Durchschnittsalter 63 Jahre)
Mitglieder 2004: 30 (Durchschnittsalter 65 Jahre) – fünf potenzielle Nachrücker auf der Warteliste
Finanzierung: einmalige Einlage plus monatliche Beiträge der Mitglieder
Rechtsform: Gesellschaft des bürgerlichen Rechts (GbR)

► Kontakt

Der Aktienclub „€uroWelt 2000“ ist eine Gruppe
im SeniorenNetz Erlangen
Henri-Dunant-Straße 4
91058 Erlangen
Tel.: 09131/1200-510
E-Mail: sne@seniorennetz-erlangen.de
Internet: www.seniorennetz-erlangen.de

Ehrenamtlicher Geschäftsführer von „€uroWelt 2000“:
Fritz W. Peter
Steinweg 7
91080 Spardorf
Tel.: 09131/58800
E-Mail: ea2284@fen-net.de
Internet: www.seniorennetz-erlangen.de/eurowelt/

► Info

Informationen zur Gründung eines Seniorennetzes:
FIM – Neues Lernen, Friedrich-Alexander-Universität Erlangen-Nürnberg
Bayrisches SeniorenNetzForum (BSNF) e. V.
Konrad-Zuse-Straße 3, 91052 Erlangen; Tel.: 09131/507292; Fax: 09131/8524738; E-Mail: info@fim.uni-erlangen.de; Internet: www.fim.uni-erlangen.de

Mustersatzung und Informationen zur Gründung eines Aktienclubs:
Deutsche Schutzvereinigung für Wertpapierbesitz (DSW)
Postfach 350163, 40443 Düsseldorf; Tel.: 0211/669702; Internet: www.dsw-info.de

Schutzgemeinschaft der Kleinaktionäre (SdK)
Jakobstraße 73, 73734 Esslingen; Tel.: 0711/3452091;
Internet: www.sdk.org

Ein Berliner Paar entdeckt die wunderbare Welt des Internets

„Erfüll dir deine Träume – wenn nicht jetzt, wann dann?"

Was ich von Beruf war? Das finden Sie irgendwo auf meiner Homepage. Wann meine Frau in den Ruhestand gegangen ist? Das weiß ich nicht mehr so genau. Schauen Sie doch bitte auf ihren Webseiten nach." So antwortet jemand, der sein Leben ins world wide web gestellt hat: Was der 71-jährige Edgar Naujok denkt, was ihn bewegt, welche Hobbys er hat, welche Musik er liebt und wie er dazu kam, seine eigene Homepage zu gestalten – das und mehr hat er in den vergangenen Jahren zunächst seinem Computer, später dem Internet und damit Menschen in aller Welt anvertraut. Getreu seiner positiven Lebenseinstellung begrüßt und ermuntert er sie auf seiner Homepage www.edinauke.de mit Sätzen wie: „Ja, so wollen wir es anpacken und eine glückliche Seniorenzeit bewusst gestalten, erleben und genießen. Das Motto soll lauten: Alles, was Spaß macht! So wendet sich ‚Edis Seniorensite' an alle, die schon Senioren sind, und gleichzeitig an all jene, die es einmal werden wollen. Ältere und Jüngere haben hier die gute Gelegenheit, sich mit Humor und Witz in völliger Ungezwungenheit und manchmal auch mit ‚Weisheit' darzustellen und auszutauschen." Es folgt Witziges, Prosaisches, Nachdenkliches – und ein Link zur Homepage seiner Ehefrau, die die Initiatorin für all das war. Auch Sigrid Naujok präsentiert dort amüsante Gedichte und Geschichten und vieles, was ihr wichtig ist.

„Alles, was Spaß macht!"

Das Berliner Ehepaar wurde 1998 vom Computerfieber heimgesucht. Grund dafür war ein Geschenk von Sigrids Tochter Martina: ihr ausgedienter Computer. Eher skeptisch und zunächst gegen den erklärten Willen ihres Mannes – „In unserem Alter fängt man nicht mehr mit Computern an" – ließ sich die damals 63-Jährige auf die fremde Technik ein. Nachdem erste zarte Bande geknüpft waren, entwickelte sich daraus noch im gleichen Jahr eine leidenschaftliche Beziehung, die offenbar hoch ansteckend war. Denn es dauerte nicht lange, bis der ehemalige Landwirt und Ökonom Edgar Naujok, seit 1993 Rentner, ebenfalls Feuer fing. Der alte PC der Tochter hatte seine Schuldigkeit bald getan und so wurde 1998 erst ein und wegen des großen „Andrangs" im Hause Naujok ein Jahr später ein zweiter nagelneuer Computer angeschafft. Ohne Volkshochschulkurs, ohne Internetcafé, nur mit Hilfe von Handbüchern und gelegentlicher Unterstützung durch Tochter Martina und deren Freund tauchten die beiden Rentner im Do-it-yourself-Verfahren immer tiefer in die Materie ein.

Im Dezember 1999 war das erste Etappenziel erreicht: Sigrid Naujok stellte ihre erste Homepage ins Netz. Auf www.animierte-tiere.de präsentiert sie seitdem einen virtuellen Zoo, der sich stetig vermehrt. Über den Bildschirm fliegen Flamingos, springen Hunde, flattern schillernde Schmetterlinge und trampeln Heerscharen von Elchen. In „Sigis animiertem Zoo" tummeln sich etwa 8000 Tiere aus aller Welt. Neben dieser besonderen Form von Artenschutz zeigt Sigrid Naujok auf ihrer zweiten Homepage www.naujok-live.de herrliche Fotos von Reisen, Stillleben mit und ohne Weinglas sowie wunderschöne Aufnahmen aus dem mehr als 1000 Quadratmeter großen Garten ihres Eigenheims in Französisch Buchholz, einem Ortsteil im Bezirk Berlin-Pankow. Prachtvolle Bäume, darunter eine Blutbuche, ein Ahorn, Edeltannen, Kiefern und jede Menge Sträucher, Ranken- und Blütenpflanzen locken Eichhörnchen und viele Vogelarten an. Auch ein Wildentenpärchen ist im Frühjahr regelmäßiger und gern gesehener Gast am Naturteich. Das ist „unser Garten Eden", sagt Edgar Naujok.

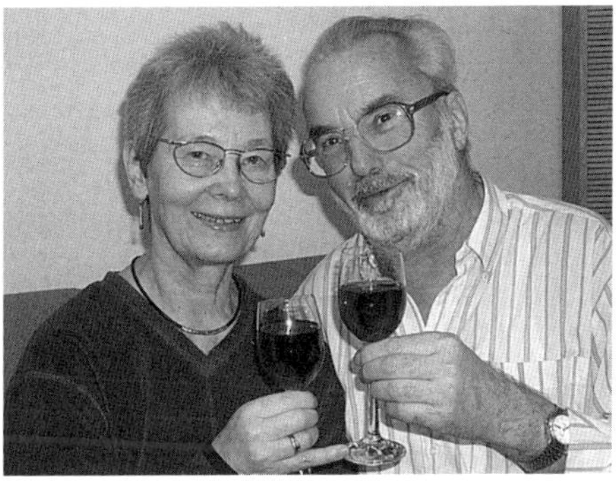

37 Ein Prosit auf das Alter: Sigrid und Edgar Naujok

Ihre Fotoimpressionen hat seine Frau auf ihrer Homepage mit Musik untermalt. Begleitet werden sie von komischen, nachdenklichen und tröstlichen Gedichten und Geschichten über das Leben und auch über den Tod. Mit der Angst vor dem Sterben und der Einsamkeit wird die nunmehr 69-Jährige regelmäßig beim Berliner Seniorentelefon (Adresse und Telefonnummer siehe Anhang auf S. 195) konfrontiert. Dort hat sie seit 1990 – nachdem sie mit 55 Jahren in den Vorruhestand ging, sich aber mit Nichtstun nicht zufrieden geben wollte – ein offenes Ohr für die Probleme von alten Menschen und hilft ihnen beispielsweise mit Berliner Ansprechpartnern speziell für ihre Belange weiter. Für das Seniorentelefon wirbt Sigrid Naujok nicht nur auf ihrer eigenen Homepage www.naujok-live.de, vielmehr hat sie eigens für das Projekt Web-Seiten eingerichtet. (www.berliner-seniorentelefon.de)

Auf der Suche nach dem „besten Programm“ und der „zündenden Idee“ brauchte „Edi“ etwas länger als seine Frau, bevor er 2001 seine ersten beiden Internet-Seiten unter dem Motto „Mit 66 Jahren – da fängt das Leben an“ ins Netz stellte. Mittlerweile ist die Seitenzahl unter www.edinauke.de auf über 150 angewachsen. Auf der Homepage stellt er seine Hobbys – Reisen, Fotografieren, Schreiben, Garten, Knobeln, Nachdenken – sowie Persönliches, besondere Erlebnisse und Aktuelles in Wort, Bild und Ton vor. Nicht nur Geschichten, die sein eigenes Leben schrieb, sondern auch Erfahrungen anderer, hintergründige Denksprüche, Prosa und Gedichte von mehr oder weniger bekannten Persönlichkeiten sind dort versammelt. Und zwischendurch lässt er immer wieder seine positive Lebensphilosophie durchblicken: „Mensch, erfülle dir deine Träume! Wenn nicht jetzt, wann dann?“ Und wer nicht so recht weiß, wovon er träumen soll, dem unterbreitet Edgar Naujok gleich eine konkrete Offerte: Sonnenüberflutete Strände auf Hawaii gehören zu den Verlockungen, die der jetzt 71-Jährige anzubieten hat. Oder wie wäre es mit einer Reise nach China? Triebfeder für seine unermüdliche Internetaktivität ist die Lust am „Knobeln“. Soll heißen: Ihm macht das Tüfteln mit Bildbearbeitungsprogrammen und das Erstellen komplizierter Gif-Grafiken unbändigen Spaß.

Für Zwölfjährige „cool“ – für Senioren „sehr schön“

Längst haben sich die beiden Berliner Ruheständler zu angehenden Profis in Sachen Webpage-Gestaltung entwickelt und sie vermitteln dabei ungehemmt ihre Freude an Farben, Formen, Bildern und Tönen. „Sie mögen so bunt werden, wie es das ganze Leben ist“, schreibt Edgar Naujok. Die Botschaft kommt offensichtlich an. Insgesamt wurden ihre drei Homepages etwa 120 000-mal „angeklickt“ – und das, ohne jemals Werbung für sie gemacht zu haben. Auch die Gästebücher sprechen Bände: „Hallo, das ist ja wirklich eine tolle HP. Hat Freude gemacht hier zu sein. Komme bestimmt wieder.“ Und: „Hallo Edi – das hast du nun davon, ich sitze jetzt in eurem Garten und kann mich nicht trennen.“ Oder: „Hallo ‚Frau Sigrid’, ich bin so beeindruckt von Ihrer Seite, dass es mich fast vom

Stuhl haut!“ Von überall aus der Republik und der ganzen Welt empfangen die beiden Internetfreaks Grüße. Zwölfjährige finden die Seiten „cool“, 70-Jährige „sehr schön“ oder „überwältigend“. Auch Freunde haben sie auf diesem Weg gefunden. „Das Internet ist eine wunderbare Sache, um Kontakte zu knüpfen“, meint Edgar Naujok.

Was lernen wir von dem Berliner Ehepaar? Wer Freude und Engagement mitbringt, ist nie zu alt für die technischen Errungenschaften unserer Zeit. Das schaffe ich nicht, gibt es nicht. Haben Sie Zweifel? Dann forschen Sie doch auf den Internetseiten von Sigrid und Edgar Naujok genauer nach deren Lebensrezept.

Beratungsservice für Organisationen und Unternehmen

Die Idee ist einfach: Menschen, die sich aus dem Berufsleben verabschiedet haben, geben ihre Zeit, ihre wertvollen Kenntnisse und ihre Erfahrung an Unternehmen weiter. Sie kennen sich aus mit den Tücken der Wirtschaft, haben selbst teilweise unter widrigsten Umständen gearbeitet, so manchen Erfolg errungen und den einen oder anderen Misserfolg weggesteckt. Einige der Routiniers in Sachen Existenzgründer-Beratung gehören zu regionalen Vereinen unter dem Dach von „Die Wirtschafts-Senioren – Bundesarbeitsgemeinschaft Alt hilft Jung" mit Sitz in Bonn (Adresse siehe S. 191), andere zu nicht gebundenen „Alt hilft Jung"-Vereinen. Und der Erfolg ihrer Arbeit zeigt: In Deutschlands Pensionären steckt ein Riesen-Potenzial. Ziel der altgedienten Experten aus Wirtschaft, Verwaltung und freien Berufen ist es, mit ihrem Know-how jungen Unternehmern bei der Existenzgründung oder der Unternehmensnachfolge unter die Arme zu greifen. Die Spontaneität und der Wagemut der Jungen, gepaart mit der Erfahrung und Abgeklärtheit der Älteren – so lautet die Philosophie der alten Wirtschaftsfüchse, die hoffnungsvollen Jungunternehmern zum Erfolg verhelfen. Die gestandenen Wirtschaftsexperten beraten junge Unternehmer bei der Betriebsführung wie in kaufmännischen und betriebswirtschaftlichen Fragen und stehen als Krisenmanager im Dienst von Firmen, die in wirtschaftliche Schwierigkeiten geraten sind.

Quer durch die Republik, von Hamburg bis München (Adressen siehe Anhang auf S. 197ff.), sind sie seit Mitte der 80er Jahre unermüdlich im Einsatz. Da die finanziellen Reserven von Jungunternehmern meist begrenzt sind, ist der Bedarf an sehr guter und zugleich bezahlbarer Beratung groß. Die Wirtschafts-Senioren sind qualifiziert und bekommen überdies kein Honorar, weil sie auf ehrenamtlicher Basis arbeiten. Für jede Beratung wird lediglich ein Beitrag zur Deckung der Vereinskosten fällig. Darüber hinaus müssen bei der Beratung eventuell entstehende Ausgaben wie Fahrt- und Übernachtungskosten getragen werden.

Was die Wirtschafts-Senioren zur Unterstützung deutscher Unternehmen tun, das macht der Senior Experten Service (SES) vorwiegend im Ausland. In der gemeinnützigen GmbH mit Bonner Zentrale und zwölf Verbindungsbüros in ganz Deutschland (Adressen siehe S. 186 und im Anhang auf S. 201ff.) kümmern sich 40 Hauptberufliche und mehr als 70 Ehrenamtliche darum, dass die 6200 Senior-Experten zur richtigen Zeit am richtigen Ort sind. Wie die Wirtschafts-Senioren sind die Senior-Experten ehrenamtlich tätig. Sie fördern die Aus- und Weiterbildung von Fach- und Führungskräften im Ausland, helfen mit technischem Wissen und unterstützen Organisationen wie die Europäische Union, die Deutsche Gesellschaft für Technische Zusammenarbeit und den Deutschen Entwicklungsdienst. Seit kurzem stellen sie ihre Dienste nicht nur im Ausland zur Verfügung, sondern leisten auch in Deutschland Hilfe zur Selbsthilfe für wirtschaftlich angeschlagene kleinere bis mittlere Unternehmen.

Seit seiner Gründung hat der Senior Experten Service 13 000 Einsätze in 151 Ländern gemanagt. Beispiele für das unermüdliche Engagement seiner Experten ist die Hilfe bei...

- der Einführung der Solartechnik in Kenia,
- der Abwasserreinigung in einer chinesischen Papierfabrik,
- der Fortbildung von Laboranten, Apothekern und Hebammen in einem Krankenhaus im Flüchtlingscamp bei Peschawar an der pakistanischen Grenze zu Afghanistan,
- der Ausbildung von Bauhandwerkern in Äthiopien,
- der Integration von Straßenkindern und der Qualifizierung von pädagogischen Mitarbeitern in einem Freizeit- und Ausbildungszentrum in Rumänien und
- der Installation von deutschen und rumänischen Bierbrauanlagen in Russland.

Rolf Horn aus Bielefeld in Nordrhein-Westfalen ist einer der alten Hasen im Senior Experten Service. Mehrfach war er bereits im Ausland und hat beim Aufbau moderner Druckereien mitgeholfen...

Ein Pensionär, der ordentlich Druck macht

Rolf Horn aus Bielefeld ist für den Senior Experten Service im Ausland unterwegs

Wenn irgendwo in der nördlichen Mongolei die Bezeichnung „Schneidemaschinen-Wunderheiler“ fällt, dann nicken die Leute andächtig. Geschichten wie diese sprechen sich schnell herum in dem dünn besiedelten Land, unter den Nomaden ebenso wie bei den Menschen in den wenigen Städten und bei den fahrenden Händlern, die unterwegs durch die weite karge Steppe zum nächsten Markt sind. Aus Deutschland kommt er, der

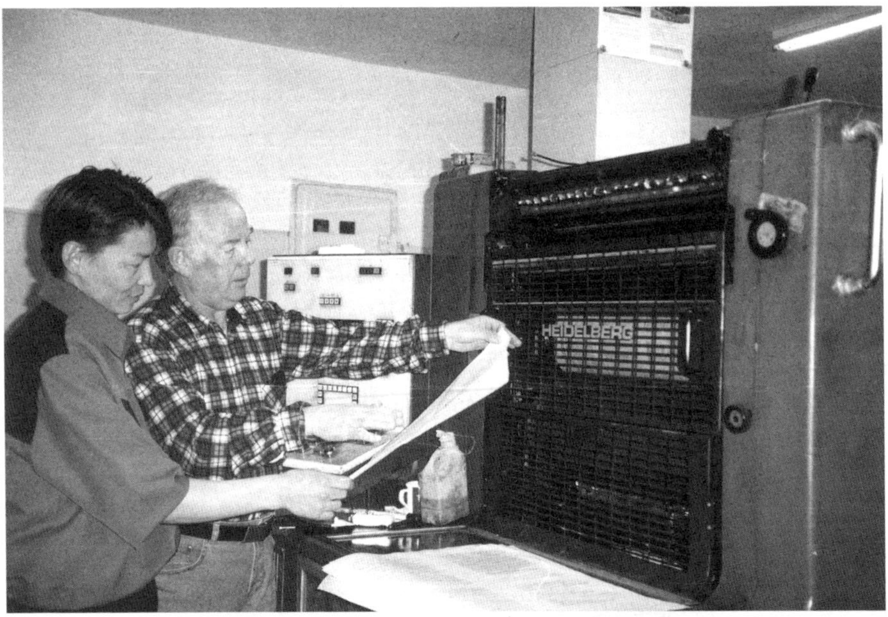

38 Rolf Horn wird in der Mongolei der „Schneidemaschinen-Wunderheiler“ genannt.

„Schneidemaschinen-Wunderheiler“, wissen sie. Und einige von ihnen haben den Mann selbst kennen gelernt, der sie, die Erben Dschingis Khans, ein Stück auf dem steinigen Weg in den Kapitalismus begleitet hat.

Pixel und Papier statt Rosen und Rabatten: Eine Zeitungsanzeige stellte die Weichen für den künftigen Lebensweg, den Rolf Horn aus Bielefeld nach seiner Pensionierung im Jahre 2000 einschlagen sollte. „Experten aus allen Branchen für Aufbauhilfe im Ausland gesucht", inserierte der Bonner Senior Experten Service (SES), die Stiftung der deutschen Wirtschaft für internationale Zusammenarbeit, die Experten zur Aufbauhilfe ins Ausland vermittelt – dorthin, wo Branchenkenntnisse ebenso knapp sind wie Geld für teure Fachkräfte.

„Ich hatte genügend Ideen für den Ruhestand", erzählt der Teilzeit-Rentner bei unserem Besuch im Bielefelder Vorort Vilsendorf. Einen Barockgarten wollte er sich anlegen und Rennrad fahren. Selbst ein Philosophiestudium an der nahe gelegenen Universität Bielefeld stand auf der Rechnung des früheren Technischen Direktors eines mittelständischen Kalenderwerkes. Aber da war der Wunsch, seine Lebenserfahrung weiterzugeben. Und ein Ehrenamt sollte es sein, eines, mit dem er anderen helfen konnte. So zog es ihn gleich nach der Pensionierung zur Bielefelder Bahnhofsmission. Einmal die Woche geht Rolf Horn dort hilfsbedürftigen Reisenden zur Hand.

„Ich hatte genügend Ideen für den Ruhestand."

Acht Wochen im Jahr muss die Bahnhofsmission allerdings auf Rolf Horn verzichten. Dann ist er unterwegs in fremden Ländern, baut dort Druckereien im Auftrag des SES auf. Darkhan und Ulaan Baatar in der Mongolei, Gleiwitz in Polen – Stationen, die bereits Geschichte sind. Gerade kommt er zurück von einem Einsatz in Makejewka, einer grauen Industriestadt im ukrainischen Donezkbecken. Und zeigt die Zeitungsausschnitte in kyrillischer-Schrift, die über den deutschen Aufbauhelfer bei „Profi-Press" berichten. Das modernste Druckwerk Osteuropas hat mit seiner Hilfe soeben die Arbeit aufgenommen.

„Es ist eine Herausforderung in jeder Hinsicht", sagt Rolf Horn, dem die Vorstellung, im Alter zu rosten, ein Gräuel ist. Geistige und körperliche Beweglichkeit als Fundament für ein erfülltes Leben im Ruhestand – ist es das, was er sucht? „Erfolgserlebnisse inbegriffen", fügt er schmunzelnd hinzu, denn die brauche schließlich jeder Mensch, ohne die könne man den Sinn seines Schaffens komplett in Frage stellen.

Rolf Horn ist trittsicher auf allen Gebieten der Druckbranche. Angefangen als Lehrling in einem Herforder Druckunternehmen, ging er zielstrebig über die Meisterausbildung, innerbetriebliche Weiterbildung und ein Fernstudium seinen Weg bis zum Technischen Direktor, war zuletzt verantwortlich für 700 Leute. Dem Mann, der neben seiner täglichen Arbeit alle Refa-Scheine gemacht hat, ist Betriebswirtschaft ebenso wenig fremd wie Marketing, Managementfragen, Controlling und Coaching. Auf dieser Grundlage kann er kompetent in Entwicklungs- und Schwellenländern beraten, gibt Hilfe zur Selbsthilfe, erarbeitet gemeinsam mit den Menschen am Einsatzort praktikable Lösungen, die sie nutzen können, wenn der Coach bereits am anderen Ende der Welt die nächste Druckerei aufzubauen hilft.

Sein reicher Erfahrungsschatz und sein Fachwissen helfen ihm, auch unter erschwerten Bedingungen souveräne Entscheidungen zu treffen: Im Ausland ist Rolf Horn auf sich allein gestellt und muss sich mitunter blitzschnell festlegen, manchmal in höchst unsicheren und nicht geplanten Situationen. Nach Makejewka kam er, da waren die Fundamente noch nicht gegossen. Horn warf seine Pläne über den Haufen, schulte spontan das mittlere Management, eigentlich Position 20 auf seiner Vorbereitungsliste. Und in Darkhan schnitt die gebrauchte, aus Korea beschaffte Papierschneidemaschine, Fabrikat Wohlenberg, plötzlich nur schiefe Bögen. Niemand wusste warum. Horn rief beim Hersteller in Hannover an, und bald war die Maschine wieder auf 90-Grad-Schnittkurs – der „Schneidemaschinen-Wunderheiler" hatte seine Legende erschaffen.

Zwischen drei und fünf US-Dollar pro Tag zahlt der SES seinem Senior-Experten in Sachen Druck. Kost, Logis und Flug sind frei. Dafür begleitet er die Firma von der Planung der Anlage bis zum Produktionsstart, entwickelt Qualitätsstrategien und berät Arbeiter ebenso wie die Betriebsleitung – ein Job, der nur mit intensiver Vorbereitungsarbeit zu schultern ist, die oft drei bis vier Wochen dauert.

Bevor die Reise losgeht, schickt er an das Unternehmen Checklisten, besorgt sich Betriebsanleitungen und Standardisierungskonzepte von Druckmaschinenherstellern, nimmt Kontakt zu Verbänden der Druckindustrie auf. Vor der Fahrt zu „Profi-Press" etwa besuchte Horn die Druckmesse „Drupa", ließ sich dort Unterlagen über die Maschine geben, die im Donezkbecken bald Verpackungen drucken sollte. Bei seinem früheren Arbeitgeber in Oerlinghausen informierte er sich über den neuesten Stand in Sachen Verpackungsdruck und eine moderne Etikettendruckerei in Versmold bei Gütersloh gibt ihm Know-how für den nächsten Bulgarien-Einsatz mit.

Rolf Horns Erfolge sind nicht allein in Zahlen messbar: Gewiss, 80 Leute haben in Darkhan und Ulaan Baatar und 110 in der Ukraine durch sein Wirken Arbeit gefunden, ebenso viele sind es in Gleiwitz und demnächst in Burgas, Bulgarien. Doch neben dem rationalen Sinn hat er sich den Blick für den Menschen bewahrt, verliert diese Perspektive bei all den Zahlenspielen um Produktionskennziffern und Gewinnspannen nie aus den Augen. Er weiß, mit welch enormen Problemen alle Beteiligten kämpfen – auf der einen Seite das Management, von dem die Kapitaleigner und die Banken gute Ergebnisse verlangen, auf der anderen Seite die Arbeiter und Angestellten, die, soeben aus sozialistischen Produktionsbedingungen entlassen, jetzt ihren einsamen Existenzkampf bestehen müssen.

Botschafter seines Landes

„Nein, ein Sozialarbeiter bin ich nicht", wiegelt Horn ab, wenn er solche Beobachtungen schildert. Aber er ist sozial genug, Unternehmer auf offensichtliche Missstände hinzuweisen. Damit macht er sich nicht immer Freunde. Der Inhaber der mongolischen Druckerei runzelte streng die Stirn, dass es der Fremde wagte, sein Strafsystem für zu hohen Papierverbrauch in Frage zu stellen, und zudem anmerkte, die Arbeiter bekämen zu wenig Lohn. Dennoch dachte er über Horns Meinung nach und hörte wenige Tage später gespannt dessen Einschätzung einer Verkaufssachbearbeiterin zu, die mit guten Deutsch- und Drucktechnik-Kenntnissen glänzte. Stunden später saß die Frau im mittleren Management der Firma – auf Empfehlung des Deutschen.

Die Menschen wissen es zu schätzen, dass der zurückhaltende Mann ohne erhobenen Zeigefinger hilft, die großen und kleinen Krisen zu meistern. Sie laden ihn in ihre einfachen Wohnungen ein und geben ein Vermögen aus, damit der Gast sich wohl fühlt. Alte Leute sprechen ihn in Polen an und erzählen ihm vom Überfall der Deutschen auf den Sender in ihrer Heimatstadt Gleiwitz. Und ein Ukrainer berichtet gerührt, wie ein deutscher Soldat einen anderen Deutschen daran gehindert hatte, ihn und seine Mutter zu erschießen. Selbst in Deutschland trifft er seine neuen Bekannten: Bereits zum zweiten Mal wird ihn die Tochter des mongolischen Druckereibesitzers besuchen. Sie ist au pair in Bad Godesberg und findet „Bielefeld gut zum Shoppen". So ist Rolf Horn in vielerlei Hinsicht auch

Botschafter seines Landes. Und für seine Stadt, denn als Gastgeschenk bringt er stets Pudding mit – von Dr. Oetker in Bielefeld, die eine Kiste immer gratis mit auf die Reise geben.

Senior Experten Service

► Kompakt

Gründungsjahr: 1983
Mitarbeiter im Inland (Stand: 2004): 40 hauptberufliche und mehr als 70 Ehrenamtliche in der Bonner Zentrale und in den zwölf deutschen Verbindungsbüros
Repräsentanten im Ausland (Stand: 2004): 75 Ehrenamtliche in mehr als 50 Ländern in Afrika, Asien, Lateinamerika und Osteuropa
Senior-Experten (Stand: 2004): 6200 ehrenamtliche Fachleute aus mehr als 50 Branchen
Bilanz 1983 – 2004: 13 000 Einsätze in 151 Ländern
Finanzierung: öffentliche Mittel, Spenden der deutschen Wirtschaft und des Vereins zur Förderung des Senior Experten Service
Rechtsform: gemeinnützige GmbH
Träger: SES-Stiftung (seit 2003)

► Kontakt

Wer Interesse hat, beim Senior Experten Service als Experte mitzumachen, kann sich an eines der zwölf Verbindungsbüros (Adressen siehe Anhang auf S. 201ff.) oder an die Bonner Zentrale wenden:
Senior Experten Service Bonn
Buschstraße 2
53113 Bonn
Tel.: 0228/260900
Fax: 0228/2609077
E-Mail: ses@ses-bonn.de
Internet: www.ses-bonn.de

Eine Schatzkiste für Existenzgründer

Dessauer Wirtschafts-Senioren helfen beim Start in die Selbstständigkeit

Sie haben ein Leben lang Erfahrung in ihrer wirtschaftlichen Tätigkeit und im Beruf gesammelt, kennen alle Tücken des Marktes, aber auch seine Potenziale: die ehrenamtlichen Berater von „Alt hilft Jung Sachsen-Anhalt“ mit Sitz in Dessau unter Vorsitz von Dr. Wolf-Dieter Wenzel und seinem Stellvertreter Dr. Hans-Jürgen Storm. Sie stehen Existenzgründern vor dem Start in die Selbstständigkeit beratend zur Seite. Frei von finanziellen Interessen öffnen sie die Schatzkiste ihrer Erfahrung gern für die künftigen Unternehmer, mehr noch: Sie fordern sie auf, sich daraus reichlich zu bedienen.

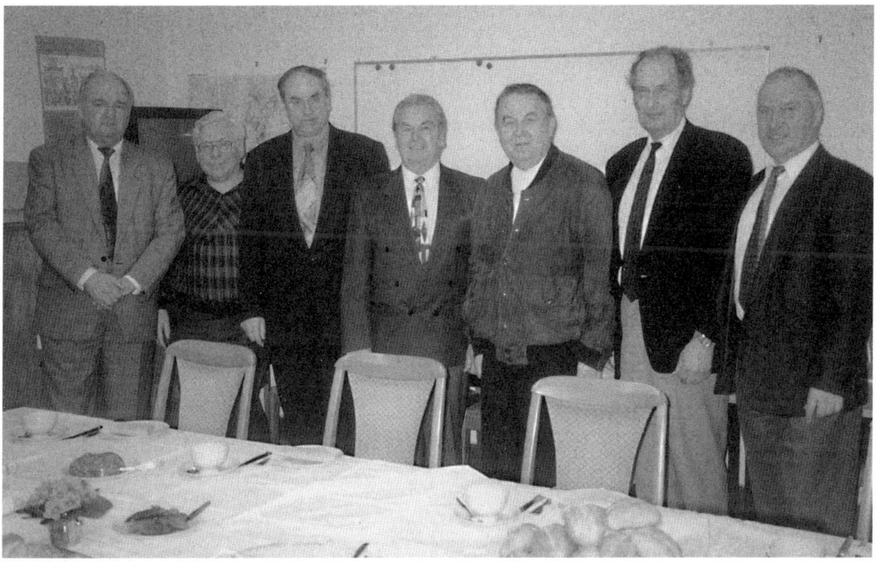

39 Die Dessauer Wirtschafts-Senioren stehen Existenzgründern vor dem Start in die Selbstständigkeit beratend zur Seite.

1994 trafen sich beim Verein „Urania“ in Dessau Senioren aus Unternehmen in Sachsen-Anhalt mit der Idee, etwas Nützliches für die Gesellschaft zu tun. Ihr gemeinsames Ziel war, Existenzgründer mit den gesammelten Berufs- und Lebenserfahrungen zu unterstützen, um solche Vorhaben erfolgreich an den Start zu bringen und damit neue Arbeitsplätze zu schaffen. Walter Fischer war einer der Organisatoren der Initiative. Als leitender betriebswirtschaftlicher Mitarbeiter in einer Magnetbandfabrik tätig, fand er schnell Mitstreiter wie Fritz Krüger, Christof Popp, Dieter Heindorf und Dr. Erhard Bode. Dazu kamen Gleichgesinnte aus Köthen, Wolfen und Halle, allesamt mit akademischer Ausbildung. Mit den ersten Erfolgen wirksamer Hilfe und der Anerkennung durch die Ratsuchenden verstärkte sich die Überzeugung, von den Jüngeren gebraucht zu werden und mithelfen zu können, dass es mit der Wirtschaft aufwärts geht.

Ein Jahr nach dem ersten Treffen, 1995, wurde die Dessauer Initiative in die bundesweit anerkannte Organisation „Alt hilft Jung" als Mitglied aufgenommen. Zehn Mitgliedsvereine der Bundesarbeitsgemeinschaft waren zu diesem Zeitpunkt seit 1993 in Sachsen-Anhalt mit dem gleichen Ziel tätig. In den folgenden Jahren entwickelte sich zwischen ihnen eine enge Zusammenarbeit.

Kostbares Fachwissen weiterreichen

Im Jahr 2002 gründete sich die Dessauer Initiative als selbstständiger Verein „Alt hilft Jung Sachsen-Anhalt". Gemeinsam mit den „Aktivsenioren Bayern" und den „Wirtschaftssenioren Hannover" baute der Verein ein Netz von Beratungsstellen in allen Landkreisen und Territorien in Sachsen-Anhalt auf. Seit 2004 ist der Dessauer Verein Vertragspartner des Landesministeriums für Wirtschaft und Arbeit. Triebkraft ihres Wirkens ist für die Vereinsmitglieder von „Alt hilft Jung Sachsen-Anhalt" der Gedanke, Berufserfahrung und kostbares Fachwissen, erlernt und genutzt als Leistungsträger in Produktion, Handel und Handwerk, in Forschung und Industrie, bei Wirtschaftsverbänden und Banken, nach dem Eintritt in den Ruhestand nicht ungenutzt verkümmern zu lassen, sondern es an nachwachsende Unternehmer-Generationen weiterzureichen.

Schnell wird in der Öffentlichkeit gemutmaßt, schlechte wirtschaftliche Rahmenbedingungen seien der Grund für die vielen Unternehmensinsolvenzen in Deutschland. Stimmt nicht, der Grundstein für die unternehmerischen Misserfolge wird häufig bereits in der Planung gelegt. „Die Mehrzahl der in ihrer Existenz bedrohten Unternehmen waren ungenügend auf ihre Gründung vorbereitet", schätzt Walter Fischer ein. Um Fehler in der Vor-Gründungsphase zu minimieren, bietet der Verein ein Beratungskonzept an, mit dessen Hilfe künftige Existenzgründer systematisch an den Start gebracht werden. Dazu nehmen die Berater einige Mühen auf sich: Nahezu jedes Beratungsgespräch wird am Ort des künftigen Unternehmens geführt. So haben die Wirtschaftsfachleute den unversperrten Blick auf die Bedingungen, unter denen es arbeiten und sich am Markt behaupten muss, und sie können sich ein Bild von den privaten Lebensumständen machen – nicht unbedeutend, bedenkt man, dass die Gründung einer Firma von allen Beteiligten große Opfer verlangt, bis sich erste Erfolge einstellen.

Die ersten Schritte sind die Einschätzung der Geschäftsidee und die Suche nach der geeigneten Rechtsform, das Erarbeiten von Unternehmenskonzepten und die betriebswirtschaftliche Beurteilung des Vorhabens, für das bei guter Bewertung ein Finanzierungsmodell aufgebaut wird. Auf dessen Basis beraten die erfahrenen Wirtschaftsfachleute bei der Entwicklung von Marketing-Strategien, suchen Wege, um überflüssige Kosten zu vermeiden, und geben Hinweise für das bevorstehende Bankgespräch. Sehen sie zu große Lücken bei der Planung oder erscheint ihnen der künftige Gründer fachlich nicht geeignet, dann legen sie solche Defizite offen und versuchen, das Vorhaben zu bremsen oder in eine günstigere Richtung zu lenken. Beraten werden neben Existenzgründern auch Personen, die ein Unternehmen übernehmen wollen, und kleine mittelständische Unternehmer, die in schweres Fahrwasser geraten sind und aus eigener Kraft nur schlecht weiterkommen. Der Verein „Alt hilft Jung“ berät in enger Verbindung mit der Wirtschaftsförderung der Landratsämter, mit Wirtschaftsförderungsgesellschaften, den Industrie- und Handelskammern, den Handwerkskammern und den Agenturen für Arbeit.

Ein Blick in die Bilanz von „Alt hilft Jung Sachsen-Anhalt“ verdeutlicht den enormen Beratungsbedarf von Unternehmensgründern. Allein 2004 haben die drei Vereine „Alt hilft Jung“ in Dessau, die „Aktivsenioren Bayern“ und die „Wirtschaftssenioren Hannover“ in Sachsen-Anhalt rund 1000 Ratsuchenden in Sprechstunden und bei Informationsveranstaltungen Auskunft zur Existenzgründung gegeben. 250 junge Unternehmer, die an vier bis fünf Beratungstagen von den Wirtschaftsexperten ihre Geschäftsidee oder ihr Unternehmensmodell prüfen ließen, gingen die ersten Schritte in die Selbstständigkeit. Natürlich, räumt Walter Fischer ein, scheine bei der Arbeit des Vereins nicht immer die Sonne. So müssen die Berater des Öfteren erleben, dass mancher gut gemeinte Rat an mangelnder betriebswirtschaftlicher Erfahrung des Gründers scheitert, an Problemen mit den Banken oder am Eigenkapital, „das in den meisten Fällen nicht vorhanden ist“, wie Fischer während seiner Tätigkeit immer wieder festgestellt hat. „Überstunden“ sind für die Berater, deren Ältester, Dr. Wilhelm Wehlend, immerhin 76 Jahre alt ist, vielfach die Regel, wenn sie mitunter die ganze Woche von einem Ort zum anderen fahren, abends betriebswirtschaftliche Daten aufarbeiten und nach Lösungen für eine erfolgreiche Existenzgründung suchen. Ist es dann so weit, steht ein Betrieb auf sicheren Füßen und glänzt gar mit einer guten Anfangsbilanz, dann sind die Sorgen vergessen, die sich die Alten um die Jungen gemacht haben. Und sie sind wieder motiviert für neue Aufgaben.

Alt hilft Jung

Die Wirtschafts-Senioren – Bundesarbeitsgemeinschaft Alt hilft Jung hat sich zum Jahresende 2004 neu strukturiert. Einige regional tätige Vereine sind nicht mehr Mitglied der Bundesarbeitsgemeinschaft. Zum Zeitpunkt der Veröffentlichung dieses Buches lagen deshalb keine verlässlichen Zahlen und Angaben vor.

► Kontakt

Wer selbst einen lokalen Verein Alt hilft Jung gründen möchte oder als Wirtschaftsexperte tätig werden will, kann sich mit Die Wirtschaftssenioren – Bundesarbeitsgemeinschaft Alt hilft Jung oder einem der regional tätigen Vereine (Adressen siehe Anhang auf S. 197ff.) in Verbindung setzen:

Die Wirtschaftssenioren –
Bundesarbeitsgemeinschaft Alt hilft Jung
Tel.: 0228/3771257
E-Mail: kontakt@diewirtschaftssenioren.de
Internet: www.diewirtschaftssenioren.de

ANHANG

Adressen

Ehrenamt/freiwilliges Engagement

Bundesweit tätige Organisationen

Bundesarbeitsgemeinschaft
der Freiwilligenagenturen e. V. (bagfa)
Torstraße 231
10115 Berlin
Tel.: 030/20453366
Fax: 030/28094699
E-Mail: bagfa@bagfa.de
Internet: www.bagfa.de

Bundesnetzwerk Bürgerschaftliches
Engagement (BBE)
Bundesgeschäftsstelle
Ernst-Reuter-Haus
Straße des 17. Juni 112
10623 Berlin
Tel.: 030/398-86436
Fax: 030/398-38617
E-Mail: info@b-b-e.de
Internet: www.wegweiser-buergergesellschaft.de und
www.b-b-e.de

Stiftung Bürger für Bürger
Singerstraße 109
10179 Berlin
Tel.: 030/243149-0
Fax: 030/243149-49
E-Mail: info@buerger-fuer-buerger.de
Internet: www.buerger-fuer-buerger.de

Informationspool für Projekte, Initiativen und Selbsthilfegruppen

Senioren-Initiativen
Internet: www.senioren-initiativen.de
Angebot: Informations- und Ideenpool für Initiativen älterer Menschen

Nationale Kontakt- und Informationsstelle zur Anregung und Unterstützung von Selbsthilfegruppen (NAKOS)
Wilmersdorfer Straße 39
10627 Berlin
Tel.: 030/31018960
Fax: 030/31018970
E-Mail: selbsthilfe@nakos.de
Internet: www.nakos.de
Angebot: Adressen von Selbsthilfevereinigungen und -gruppen, Unterstützungsstellen und Kontaktangebot mit Menschen, die an seltenen Krankheiten oder psychosozialen Problemen leiden

Einzelprojekte

Berliner Seniorentelefon
Fehrbelliner Straße 92
10119 Berlin
Tel. (Beratung): 030/2796444 (sonntags, montags und freitags von 14 bis 16 Uhr, mittwochs von 12 bis 14 Uhr)
Tel. (Büro): 030/2796393
Fax: 030/44024997
Internet: www.berliner-seniorentelefon.de

„Biffy – Große Freunde für junge Leute“
der Freiwilligen Agentur Kreuzberg
Nachbarschaftshaus Urbanstraße
Urbanstraße 21
10961 Berlin
Tel.: 030/69049723
E-Mail: freiwilligenagentur@nachbarschaftshaus.de
Internet: www.die-freiwilligenagentur.de

„Biffy – Große Freunde für junge Leute“ des Projektbüros
„Dialog der Generationen“ in Berlin Prenzlauer Berg
Fehrbelliner Straße 92
10119 Berlin
Tel.: 030/44383475
E-Mail: biffy-berlin@web.de
Internet: www.generationendialog.de

Bundesdeutscher Senioren-Notruf e. V.
Ehrenbreitsteinerstraße 20
80933 München
Tel.: 089/19231

Gärtnern mit Kindern des Zentrums
Aktiver Bürger (ZAB)
Das ZAB ist ein Projekt des Instituts für Soziale und Kulturelle Arbeit (ISKA)
Gostenhofer Hauptstraße 61
90443 Nürnberg
Tel.: 0911/272998-0
Fax: 0911/9296690
E-Mail: post@iska-nuernberg.de
Internet: www.iska-nuernberg.de

Frauenwohnprojekte Beginenhöfe

Beginen e. V.
Markmannsgasse 7
50667 Köln
Tel./Fax: 0221/9655820
E-Mail: info@beginen.de
Internet: www.beginen.de

Beginen-Werk e. V.
Bergmannstraße 68
10961 Berlin
Tel.: 030/6159177
Fax: 030/6159177
E-Mail: info@beginenwerk.de
Internet: www.beginenwerk.de

Bielefelder Beginenhöfe e. V.
Alfred-Bozi-Straße 10
33602 Bielefeld
Tel.: 0521/3367633
E-Mail: bielefelder.beginenhoefe@web.de
Internet: www.bielefelder-beginenhoefe.de

Förderverein Schwerter Beginenhof e. V.
Beckhausweg 7
58239 Schwerte
Tel./Fax: 02304/72249
Internet: www.schwerte.de/leben/frauen/beginen.html

Senioren-Wirtschaftsexperten

Die Wirtschaftssenioren –
Bundesarbeitsgemeinschaft Alt hilft Jung e. V.
Tel.: 0228/3771257
E-Mail: kontakt@diewirtschaftssenioren.de
Internet: www.diewirtschaftssenioren.de

Alt hilft Jung NRW e. V.
Kennedyallee 62 – 70
53175 Bonn
Tel.: 0228/3771097
Fax: 0228/3771258
E-Mail: ahj-bonn@t-online.de
Internet: www.althilftjung-nordrhein-westfalen.de

Senioren helfen Junioren Arbeitskreis e. V.
Bahnhofstraße 14
71034 Böblingen
Tel.: 07031/228388
Fax: 07031/221182
E-Mail: kontakt@shj-beratung.de
Internet: www.shj-beratung.de

Aktivsenioren Bayern e. V.
Thierschstraße 17
80538 München
Tel.:089/222237
Fax: 089/229968
E-Mail: aktivsenioren@t-online.de
Internet: www.aktivsenioren.de

Alt-hilft-Jung e. V.
c/o Helmut Lederer
Thurmayerstraße 4
93049 Regensburg
Tel.: 0941/4607374
Fax: 0941/4607375
E-Mail: kontakt@alt-hilft-jung.de
Internet: www.alt-hilft-jung.de

Berliner Beratungsdienst e. V.
Goltzstraße 19
10781 Berlin
Tel.: 030/45252030
Fax: 030/4259650
E-Mail: BBDeV@t-online.de
Internet: www.bbdev.de

Bremer Senior Service e. V.
Bürgermeister Spitta Allee 5
28329 Bremen
Tel.: 0421/249278
Fax: 0421/2449870
E-Mail: Curt.Brandis@t-online.de
Internet: www.existenzgruendung-bremen.de

Senioren helfen jungen Unternehmern e. V.
c/o Rita Mirliauntas
Postfach 130868
20108 Hamburg
Tel.: 040/444204
E-Mail: gruenderberatung@dufis.de
Internet: www.existenz-gruenderberatung.de

Die Wirtschafts-Paten Rhein/Main e. V.
Heinrich-von-Brentanostraße 15
63486 Bruchköbel
Tel.: 06181/576512
Fax: 06181/576513
E-Mail: wirtschaftspaten-rm@gmx.de

Seniorenkreis Wirtschaft Braunschweig e. V.
Rebenring 33
38106 Braunschweig
Tel.: 0531/3804120
Fax: 0531/3804152
E-Mail: wirtschaftssenioren@TU-BS.de

Wirtschaftssenioren Hannover – Alt hilft Jung e. V.
Vahrenwalder Straße 7
30165 Hannover
Tel.: 0511/9357310
Fax: 0511/9357311
E-Mail: ahjhannover@t-online.de
Internet: www.wirtschafts-senioren.de

Wirtschafts-Senioren Osnabrück e. V.
Centrum für Umwelt und Technologie
Westerbreite 7
49084 Osnabrück
Tel.: 0541/9778-103
Fax: 0541/9778-106
E-Mail: wirtschafts-senioren@cut-os.de
Internet: www.cut-os.de/wirtschafts-senioren

Senior Experten (EWFW) e. V.
TCN-Olympiastraße 1, Halle 7
26419 Schortens
Tel.: 04421/367138
Fax: 04421/367140
E-Mail: info@seniorexperten-ewfw.de
Internet: www.seniorexperten-ewfw.de

E.U.L.E. e. V.
Flachsmarktstraße 9
55116 Mainz
Tel.: 06131/1446-120
Fax: 06131/1446-446
E-Mail: info@eule-mainz.de
Internet: www.eule-mainz.de

Alt hilft Jung Sachsen-Anhalt e. V.
Brauereistraße 13
06847 Dessau
Tel.: 0340/5029-220
Fax: 0340/5029-221
E-Mail: ahj-sachsenanhalt@t-online.de
Internet: www.ahj-sachsenanhalt.de

Arbeitskreis Alt hilft Jung im RKW Thüringen
Konrad-Zuse-Straße 5
99099 Erfurt
Tel.: 0361/5514324
Fax: 0361/5514327
E-Mail: heym@rkw-thueringen.de
Internet: www.rkw-thueringen.de

Senior Experten Service (SES)
Zentrale
Buschstraße 2
53113 Bonn
Tel.: 0228/260900
Fax: 0228/2609077
E-Mail: ses@ses-bonn.de
Internet: www.ses-bonn.de

SES – Büro Berlin-Brandenburg
Haus der Deutschen Wirtschaft
Breite Straße 29
10178 Berlin
Tel.: 030/20308-4500
Fax: 030/20308-4502
E-Mail: ses@ses-buero-berlin.de

SES – Büro Dresden
c/o Sächsische Aufbaubank
Pirnaische Straße 9
01069 Dresden
Tel.: 0351/49104925
Fax: 0351/49104000
E-Mail: ses@ses-buero-dresden.de

SES – Büro Duisburg
Baumstraße 31
47198 Duisburg
Tel.: 02066/502210
Fax: 02066/9939855
E-Mail: ses@ses-buero-duisburg.de

SES – Büro Erfurt
c/o Industrie- und Handelskammer
Weimarische Straße 45
99099 Erfurt
Tel.: 0361/3484123
Fax: 0361/3484122
E-Mail: ses@ses-buero-erfurt.de

SES – Büro Halle
c/o IHK Halle-Dessau, Zimmer 308
Franckestraße 8
06110 Halle
Tel.: 0345/2126454
Fax: 0345/2126454
E-Mail: ses@ses-buero-halle.de

SES – Büro Hamburg
c/o EMW
Normannenweg 17 – 21
20537 Hamburg
Tel./Fax: 040/2503811
E-Mail: ses@ses-buero-hamburg.de

SES – Büro Hannover
c/o InWEnt gGmbH
Theaterstraße 16
30159 Hannover
Tel.: 0511/3631939
Fax: 0511/3048099
E-Mail: ses@ses-buero-hannover.de

SES – Büro Mainz
c/o Schott Glas, Gebäude V 2-323
Hattenbergstraße 10
55122 Mainz
Tel.: 06131/663158
Fax: 06131/662062
E-Mail: ses@ses-buero-mainz.de

SES – Büro München
c/o Siemens AG, Raum 93.204
Otto-Hahn-Ring 6
81739 München
Tel.: 089/63641623
Fax: 089/63641617
E-Mail: ses@ses-buero-muenchen.de

SES – Büro Schwerin
c/o IHK zu Schwerin, Raum 224
Schloßstraße 17
19053 Schwerin
Tel.: 0385/5103224
Fax: 0385/5103136
E-Mail: ses@ses-buero-schwerin.de

SES – Büro Stuttgart
c/o L-Bank Baden-Württemberg
Friedrichstraße 24
70174 Stuttgart
Tel.: 0711/1222023
Fax: 0711/1222024
E-Mail: ses@ses-buero-stuttgart.de

SES – Büro Wolfsburg
Goethestraße 48
38440 Wolfsburg
Tel.: 05361/864632
Fax: 05361/25705
E-Mail: ses@ses-buero-wolfsburg.de

Arbeitslosigkeit/Weiterbildung

Information/Vermittlung

Bundesagentur für Arbeit
Regensburger Straße 104
90408 Nürnberg
Tel.: 0911/179-0
Fax: 0911/179-2123
E-Mail: Zentrale@arbeitsagentur.de
Internet: www.arbeitsagentur.de

Auskünfte über Arbeitslosen-Selbsthilfegruppen

Informationen über regionale Arbeitslosen-Selbsthilfegruppen sind bei den Landesbezirksstellen des Deutschen Gewerkschaftsbundes (DGB) und bei Parteien, Kirchen und Wohlfahrtsverbänden in den jeweiligen Städten und Gemeinden erhältlich.

Bundesarbeitsgemeinschaft Arbeit e. V.
Brunnenstraße 181
10119 Berlin
Tel.: 030/283058-0
Internet: www.bagarbeit.de

Bundesarbeitsgemeinschaft unabhängiger Erwerbsloseninitiativen (BAG-E)
BAG-Erwerbslose
c/o FALZ
Am Hauptbahnhof 18
60329 Frankfurt am Main
Tel.: 069/700425
Fax: 069/704812
E-Mail: kontakt@bag-erwerbslose.de
Internet: www.bag-erwerbslose.de

Informationen zum Thema Weiterbildung

Aktion Bildungsinformation e. V.
Alte Poststraße 5
70173 Stuttgart
Tel.: 0711/220216-30
Fax: 0711/220216-40
E-Mail: info@abi-ev.de
Internet: www.abi-ev.de

Bundesinstitut für Berufsbildung (BIBB)
Robert-Schumann-Platz 3
53175 Bonn
Tel.: 0228/107-0
Fax: 0228/107-2977
E-Mail: zentrale@bibb.de
Internet: www.bibb.de

Bundesministerium für Bildung und Forschung
Hannoversche Straße 28 – 30
10115 Berlin
Tel.: 01888/57-0
Fax: 01888/57-83601
E-Mail: bmbf@bmbf.bund.de
Internet: www.bmbf.de

Deutscher Bildungsserver
Schloßstraße 29
60486 Frankfurt am Main
Tel.: 069/24708-326
Fax: 069/24708-328
E-Mail: dbs@dipf.de
Internet: www.bildungsserver.de

Deutsches Institut für Erwachsenenbildung
Friedrich-Ebert-Allee 38
53113 Bonn
Tel.: 0228/3294-0
Fax: 0228/3294399
E-Mail: info@die-bonn.de
Internet: www.die-bonn.de

Für Existenzgründer

Allgemeine Informationen/Beratung

Bundesministerium für Wirtschaft und Arbeit (BMWA)
Scharnhorststraße 34 – 37
10115 Berlin
Tel.: 01888/615-0
Fax: 01888/615-7010
Internet: www.bmwa.bund.de
Mittelstands-/Existenzgründerhotline: 01805/615-001
Schritt für Schritt zum Existenzgründer im Internet:
www.existenzgruender.de

Bundesverband Deutscher Unternehmensberater e. V.
Kronprinzendamm 1
10711 Berlin
Tel.: 030/8931070
Fax: 030/8934746
Internet: www.bdu.de

Bundesverband mittelständische Wirtschaft, Unternehmerverband Deutschlands e. V.
Leipziger Platz 15
10117 Berlin
Tel.: 030/533206-0
Fax: 030/533206-50
Internet: www.bvmwonline.de

Unternehmerverband mittelständische Wirtschaft e. V.
Rizzastraße 41
56068 Koblenz
Tel.: 0261/17164
Fax: 0261/17689
Internet: www.umw.org

Vereinigung beratender Betriebs- und Volkswirte e. V.
Holstenstraße 15
25335 Elmshorn
Tel.: 04121/25252
Fax: 04121/25867
Internet: www.vbv.de

Deutscher Industrie- und Handelskammertag (DIHK)
Breite Straße 29
10178 Berlin
Tel.: 030/20308-0
Fax: 030/20308-1000
Internet: www.dihk.de

Zentralverband des Deutschen Handwerks (ZDH)
Mohrenstraße 20 – 21
10117 Berlin
Tel.: 030/20619-0
Fax: 030/20619-460
Internet: www.zdh.de

Beratung durch Senioren

siehe Senioren-Wirtschaftsexperten auf S. 197ff.

Finanzierungen/Kredite/ Fördermöglichkeiten

Förderberatung des Bundesministeriums für Wirtschaft und Arbeit (BMWA)
Scharnhorststraße 34 – 37
10115 Berlin
Tel.: 01888/615-8000
Fax: 01888/615-7033
Im Internet (Förderdatenbank): www.bmwa.bund.de

Kreditanstalt für Wiederaufbau (KfW)
Palmengartenstraße 5 – 9
60325 Frankfurt am Main
Tel.: 069/7431-0
Fax: 069/7431-2888
E-Mail: info@kfw.de
Internet: www.kfw.de
Servicetelefon der KfW Mittelstandsbank: 01801/241124
E-Mail: infocenter@kfw-mittelstandsbank.de
Internet: www.kfw-mittelstandsbank.de

Verband der Bürgschaftsbanken e. V.
Dottendorfer Straße 86
53129 Bonn
Tel.: 0228/9768886
Fax: 0228/9768882
Internet: www.vdb-info.de

Bundesverband Deutscher Kapitalbeteiligungs-gesellschaften e. V. (BVK)
Reinhardtstraße 27 c
10117 Berlin
Tel.: 030/306982-0
Fax: 030/306982-20
Internet: www.bvk-ev.de

Seniorenorganisationen

Seniorenbüros

Adressen aller regional tätigen Seniorenbüros sind erhältlich bei:

Bundesarbeitsgemeinschaft der Seniorenbüros e. V.
Graurheindorfer Straße 79
53111 Bonn
Tel.: 0228/614074
Fax: 0228/614060
E-Mail: bas@seniorenbueros.org
Internet: www.seniorenbueros.org

Sonstige

Büro gegen Altersdiskriminierung e. V.
Piusstraße 15
50823 Köln
Tel.: 0221/9345007
Fax: 0221/9345007
E-Mail: Baldis@gmx.de
Internet: www.altersdiskriminierung.de

Bundesarbeitsgemeinschaft der Senioren-Organisationen (BAGSO) e. V.
Unter dem Dach der BAGSO arbeiten heute 86 bundesweit tätige Verbände, Organisationen und Initiativen der freien Altenarbeit zusammen. Über ihre Mitglieder vertritt die Arbeitsgemeinschaft mehr als zehn Millionen ältere Menschen in Deutschland.

Eifelstraße 9
53119 Bonn
Tel.: 0228/249993-0
Fax: 0228/249993-20
E-Mail: kontakt@bagso.de
Internet: www.bagso.de

Bundesseniorenvertretung e. V.
Stettiner Straße 13
22850 Norderstedt

Deutsche Seniorenliga e. V.
Gotenstraße 164
53175 Bonn
Tel.: 0228/367930
Fax: 0228/3679390
E-Mail: bv-dsl@t-online.de
Internet: www.deutsche-seniorenliga.de

Deutscher Senioren Ring e. V.
Hansaallee 321
40549 Düsseldorf
Tel.: 0211/9042931
Fax: 0211/9042933
Internet: www.deutscherseniorenring.de

Kuratorium Deutsche Altershilfe
Wilhelmine-Lübke-Stiftung e. V.
An der Pauluskirche 3
50677 Köln
Tel.: 0221/931847-0
Fax: 0221/931847-6
E-Mail: info@kda.de
Internet: www.kda.de

Forschung

Deutsches Zentrum für Altersfragen
Manfred-von-Richthofenstraße 2
12101 Berlin
Tel.: 030/2607400
Fax: 030/7854350
Internet: www.dza.de

Deutsches Zentrum für Alternsforschung an der Ruprecht-Karls-Universität Heidelberg
Bergheimer Straße 20
69115 Heidelberg
Tel.: 06221/5481-01
Fax: 06221/5481-00
E-Mail: demille@dzfa.uni-heidelberg.de
Internet: www.dzfa.uni-heidelberg.de

Landesinitiative Seniorenwirtschaft
Wissenschaftspark Gelsenkirchen
Munscheidstraße 14
45886 Gelsenkirchen
Tel.: 0209/1707-343
Fax: 0209/1707-110
E-Mail: seniorenwirt@iatge.de
Internet: www.seniorenwirt.de

Gesellschaftlicher Wandel/Konzepte zur Zukunftsfähigkeit

Bertelsmann Stiftung
Carl-Bertelsmann-Straße 256
33311 Gütersloh
Tel.: 05241/81-81205
Fax: 05241/81-681205
E-Mail: info@bertelsmann-stiftung.de
Internet: www.bertelsmann-stiftung.de

Wohnen

Arbeitsgemeinschaft Wohnberatung (AGW) e. V.
Adenauerallee 113
53113 Bonn
Tel.: 0228/264011 und 0228/219571
Fax: 0228/264012 und 0228/219523
E-Mail: info@agw.de
Internet: www.agw.de

Bundesinteressenvertretung und Selbsthilfeverband der Bewohnerinnen und Bewohner von Altenwohn- und Pflegeeinrichtungen (BIVA) e. V.
Vorgebirgsstraße 1
53913 Swisttal
Tel.: 02254/7045
Fax: 02254/7046
E-Mail: info@biva.de
Internet: www.biva.de

Forum für gemeinschaftliches Wohnen (FGW) e. V.
Hohe Straße 9
30449 Hannover
Tel.: 0511/924001-827
Fax: 0511/924001-899
E-Mail: fgwa.ev@t-online.de und info@fgwa.de
Internet: www.fgwa.de

Wohnbund e. V. – Verband zur Förderung wohnpolitischer Initiativen
Aberlestraße 16
81371 München
Tel.: 089/74689611
Fax: 089/7255074
E-Mail: info@wohnbund.de
Internet: www.wohnbund.de

Bund

Bundesministerium für Familie, Senioren, Frauen und Jugend
Alexanderplatz 6
10178 Berlin
Tel.: 01888/555-0
Fax: 01888/555-4103
E-Mail: info@bmfsfj.bund.de
Internet: www.bmfsfj.de
Servicetelefon: 0180/1907050
Servicefax: 01888/5554400

Statistik

Statistisches Bundesamt
Gustav-Stresemann-Ring 11
65189 Wiesbaden
Tel.: 0611/75-2405
Fax: 0611/75-3330
E-Mail: info@destatis.de
Internet: www.destatis.de

Quellen und weiterführende Literatur

Andritzky, M.; Hauer, T.: Neues Wohnen im Alter – was geht und wie es geht; Anabas-Verlag 2004

Beher, K. et al.: Strukturwandel des Ehrenamts – Gemeinwohlorientierung im Modernisierungsprozess; Juventa 2000

Bertelsmann Stiftung: Benchmarking Deutschland: Arbeitsmarkt und Beschäftigung 2004; Internet: www.benchmarking-deutschland.de

Braun, J.; Klages, H. (Hrsg.): Freiwilliges Engagement in Deutschland – Freiwilligensurvey 1999 – Ergebnisse der Repräsentativerhebung zu Ehrenamt, Freiwilligenarbeit und bürgerschaftlichem Engagement, Band 2: Zugangswege zum freiwilligen Engagement und Engagementpotenzial in den neuen und alten Bundesländern; Verlag W. Kohlhammer 2001

Burhoff, D.: Vereinsrecht – ein Leitfaden für Vereine und ihre Mitglieder; Neue Wirtschafts-Briefe 2002

Dilk, A.: Die Rückkehr der Altgedienten – Noch herrscht in der Arbeitswelt ein Jugendkult – doch aus der Altersfalle gibt es kein Entkommen; in: www.changex.de, das unabhängige Online-Magazin für Wandel in Wirtschaft und Gesellschaft, 24. 5. 2002

Dilk, A.: Jung und Alt rücken zusammen – ein Gespräch mit Horst W. Opaschowski über den neuen Generationenpakt; in: www.changex.de, das unabhängige Online-Magazin für Wandel in Wirtschaft und Gesellschaft, 12. 5. 2004

Etzold, S.: Altersforschung – Der Rat der Greise; Die Zeit, 7. 8. 2003, Nr. 33

Fuchs, D.; Orth, J.: Umzug in ein neues Leben; Kösel 2003

Goldstein, E.; Lienig, H.: Praktische Buchführung für Vereine; Haufe 2003

Gronemeyer, R.: Kampf der Generationen; Deutsche Verlags-Anstalt 2004

Großhans, H.: Wohnungsumfeld und Quartiersgestaltung – für das Wohnen im Alter im Generationenverbund; Fraunhofer IRB 2001

Ibelgaufts, R.: Neuer Start mit 50 – keine Angst vor der beruflichen Neuorientierung; Ueberreuter Wirtschaftsverlag 2004

Igl, G. et al.: Ehrenamt und bürgerschaftliches Engagement im Recht – ein Ratgeber; Vs Verlag für Sozialwissenschaften 2002

Ilmarinen J.; Tempel, J.: Arbeitsfähigkeit 2010; VSA 2001

Ilmarinen, J.; Louhevaara, V. (Hrsg.): FinnAge – respect for the ageing: action programme to promote the health, work ability and well-being of ageing workers, 1990 – 1996; Finnish Institute of Occupational Health 1999

Klocke, A. et al.: Das Ehrenamt im Umfeld der Familie – die Bedeutung ehrenamtlicher Leistungen für junge Familien; Staatsinstitut für Familienforschung an der Universität Bamberg, ifb-Materialien 7/2001

Kuratorium Deutsche Altershilfe; Bertelsmann Stiftung: fünf Bände zum Projekt „Leben und Wohnen im Alter"; Internet: www.kda.de

Mayer, K. U.: Bildung und Arbeit in einer alternden Bevölkerung; in: P. B. Baltes, J. Mittelstraß & U. M. Staudinger (Hrsg.), Alter und Altern – ein interdisziplinärer Studientext zur Gerontologie; Walter de Gruyter 2002

Meyer, H.: Steuern und Buchführung der Vereine; Haufe 2000

Mollenkopf, H. et al.: Ageing and outdoor mobility – a european study; IOS Press Amsterdam 2003

Münchhausen, A. v.: Jil, komm bald wieder; in: Die Zeit, 10/2000

Newiger, C.; Wenzel, J.: Seniorengerecht und behindertengerecht bauen, umbauen und wohnen; Compact 1998

Osterland, A.: Nicht allein und nicht ins Heim; Junfermann 2000

Ott, S.: Vereine gründen und erfolgreich führen; DTV-Beck 2002

Pantlen, A.: Ratgeber zur Auswahl eines Heimplatzes; Urban & Fischer 2002

Picot, S. (Hrsg.): Freiwilliges Engagement in Deutschland – Freiwilligensurvey 1999 – Ergebnisse der Repräsentativerhebung zu Ehrenamt, Freiwilligenarbeit und bürgerschaftlichem Engagement, Band 3: Frauen und Männer, Jugend, Senioren, Sport; Verlag W. Kohlhammer 2001

Rosenbladt, B. v. (Hrsg.): Freiwilliges Engagement in Deutschland – Freiwilligensurvey 1999 – Ergebnisse der Repräsentativerhebung zu Ehrenamt, Freiwilligenarbeit und bürgerschaftlichem Engagement, Band 1: Gesamtbericht; Verlag W. Kohlhammer 2001

Rühm, B.: Unbeschwert wohnen im Alter – neue Lebensformen und Architekturkonzepte; DVA 2003

Sauer, O. M.; Luger, F.: Vereine und Steuern; DTV-Beck 2004

Schaie, K.-W. et al.: Aging independently: living arrangements and mobility; Springer Publ. New York 2003

Schirrmacher, F.: Das Methusalem-Komplott; Karl-Blessing 2004

Schmidt, R.: Pflege und Wohnen; Vincentz 2000

Statistisches Bundesamt: Bevölkerung Deutschlands bis 2050 – 10. koordinierte Bevölkerungsvorausberechnung; Juni 2003; im Internet: www.destatis.de

Wagner, B.: Ehrenamt, Freiwilligenarbeit und bürgerschaftliches Engagement in der Kultur; Klartext-Verlagsgesellschaft 2000

Weeber, R.; Wölfle, G.: Gemeinschaftliches Wohnen im Alter; IRB 2001

Wehrli-Schindler, B.: Wohnen im Alter – zwischen Zuhause und Heim; Seismo 1997

Weltzien, D.: Neue Konzeptionen für das Wohnen im Alter; Deutscher Universitätsverlag 2004

Zimmer, A.: Vereine – Basiselement der Demokratie: eine Analyse aus der Dritte-Sektor-Perspektive; Leske & Budrich 1996

Abbildungsverzeichnis

Airbus: Abb. 7

Bürkert-Werke: Abb. 5a, 5b

Dr. Jürgen Richter: Abb. 32b

ele: Abb. 18

Fahrion Engineering: Abb. 6

Frank Tippelt: Abb. 15

Franz Kaps: Abb. 32a

Gerhard Adam: Abb. 24

Initiativen, Vereine, privat: Abb. 11, 12, 16a, 16b, 16c, 16d, 17, 20a, 20b, 20c, 21a, 21b, 21c, 22, 23a, 23b, 26a, 26b, 26c, 26d, 27b, 29, 30, 31a, 31b, 33, 34a, 34b, 34c, 36, 37, 38, 39, Titelfoto (Frau mit Kamera)

Karl-Heinz Kremer: Abb. 28

MEV: Abb. 2, 3, 4, 9, 14, 19, 25, 35, Titelfotos (Motorradfahrer, Handwerker), großes Titelfoto

Münster Marketing: Abb. 13a, 13b

Peter Munsche/Monika Detering: Abb. 27a

Sautter Industrietechnik: Abb. 10

Statistisches Bundesamt (2003): Abb. 1

VAG Verkehrsaktiengesellschaft Nürnberg/Claus Felix: Abb. 8a, 8b, 8c, Titelfoto (Bahn)

Dank

Die Autoren bedanken sich herzlich bei allen Gesprächspartnerinnen und -partnern für die engagierte und geduldige Zusammenarbeit. Sie waren großartig!

Dem Verleger Joachim Kamphausen, der das Projekt mit einer Fülle von Ideen angestoßen hat, danken wir für sein Vertrauen ebenso wie seinen Mitarbeiterinnen und Mitarbeitern, die mit Tatkraft und Optimismus die Entstehung des Buches begleitet haben.

Sehr verbunden sind wir auch dem Lektor Helmut Dörfler, der mit seinem kritischen Sachverstand dem Text den letzten Feinschliff verpasst hat, sowie dem Designer Wilfried Klei, der im Schlussspurt dem Buch einen Anzug maßgeschneidert hat.

Nicht zuletzt richtet sich unser Dank an Rosa und Mara, die an manchen Tagen Mama und Papa etwas verändert erleben mussten. Nun wird es wieder besser.

Zu den Autoren

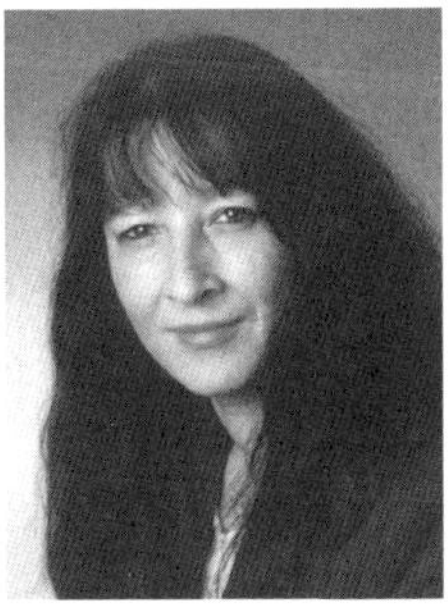

Jutta Oppermann, geboren 1962, hat Sozialwissenschaften und Biologie studiert. Viele Jahre als Redakteurin beschäftigt, lebt und arbeitet sie heute als freie Journalistin und Lektorin in Bielefeld. Sie ist Autorin zahlreicher Fachbücher.

Frank Tippelt, geboren 1966, ist seit zehn Jahren als Redakteur an einer Regionalzeitung in Bielefeld tätig. Sein Hauptinteresse liegt auf sozial- und innenpolitischen Themen.

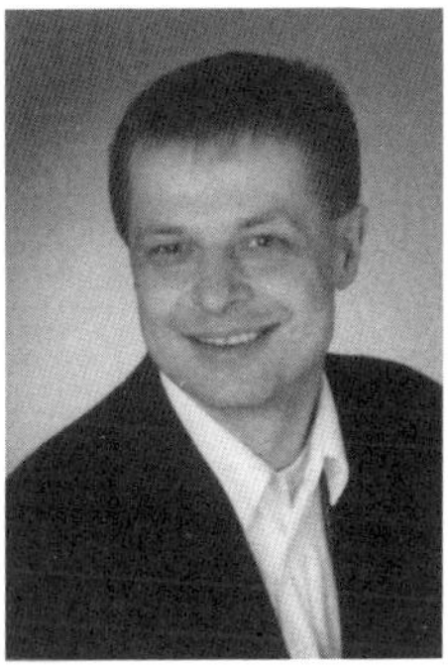

Notizen:

Ein Bildband von
Rudi vom Endt

DÜSSELDORF

so wie es war

Droste Verlag · Düsseldorf

Buchausstattung Fritz Blankenhorn

7., von Hans Stöcker bearbeitete und erweiterte Auflage
1977
Gesamtherstellung: Rheindruck GmbH, Düsseldorf
ISBN 3-7700-0075-7

»Das sichtbare Werk spricht harmonisch den unsichtbaren Gedanken aus.«

Heinrich Heine

Inschrift am Heinedenkmal auf dem Napoleonsberg im Hofgarten

Düsseldorf, so wie es war, vor der Zerstörung, in den Jahrzehnten vor dem letzten Kriege, soll dieses Buch zeigen. Es ist eine Dokumentation dessen, was unwiederbringlich verloren ist, ein Buch der Erinnerung, aber nicht wehmütig. Das liegt den Düsseldorfern nicht, dazu leben sie zu sehr in der Gegenwart, arbeitend, Neues schaffend, den Freuden, den großen und den kleinen, die der Tag bringt, zugewandt.
Liebenswürdig heiter ist darum der Ton, mit dem Rudi vom Endt, ein Ur-Düsseldorfer von Art und Geblüt, die sorgsam ausgewählten Bilder präsentiert. Anekdoten umranken manches Bauwerk, manchen Platz. Sie sind ebenfalls wert, der Vergessenheit entrissen zu werden.
Wer damals in Düsseldorf lebte, dem wird vieles wieder lebendig werden. Wer neu hinzugekommen ist, dem wird vielleicht mancher Zusammenhang klarer, er wird ein wenig tiefer in die Seele der Stadt hineinschauen können, die auch ihm heute schon zur Heimat geworden sein mag.

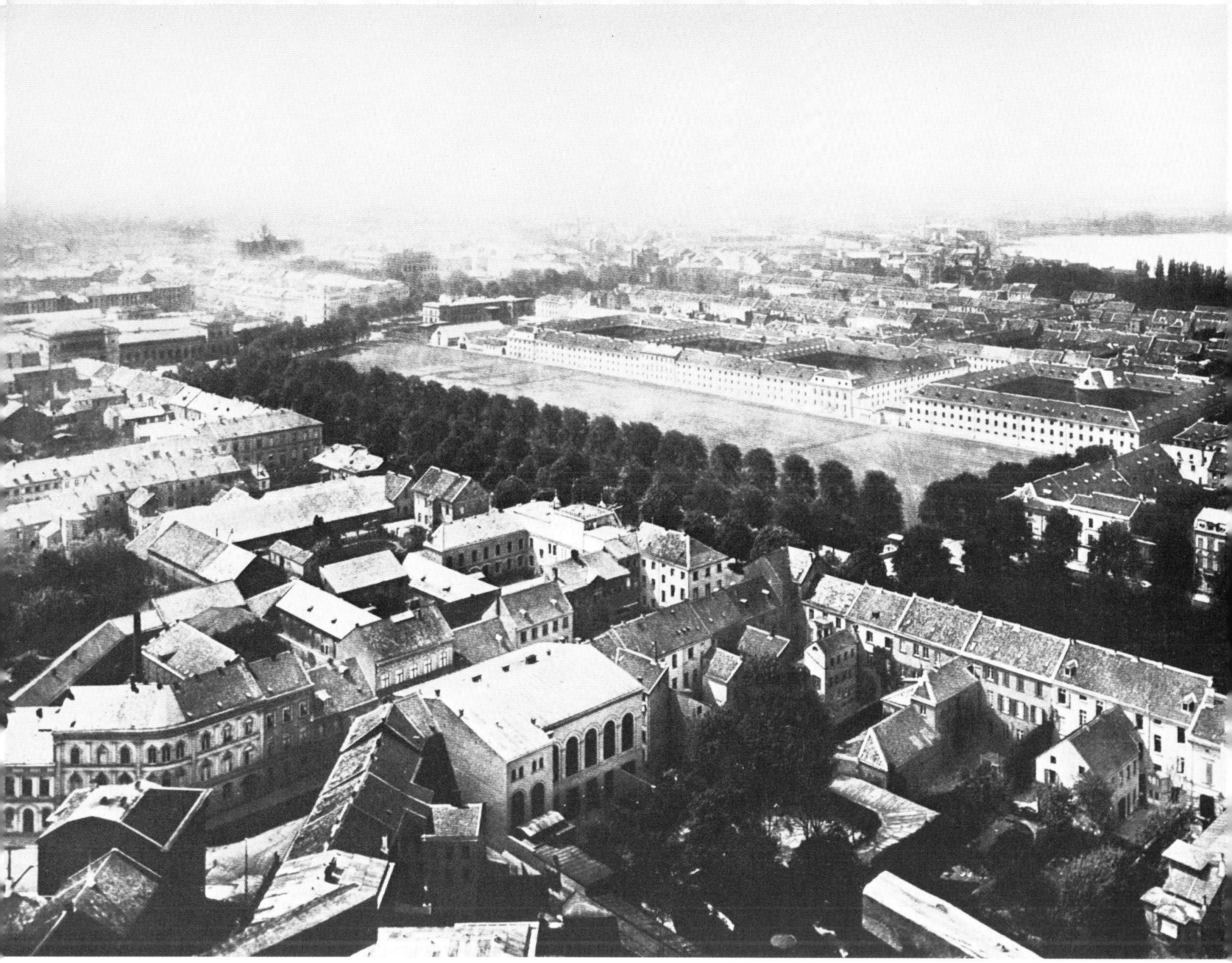

Als das Herz der Stadt noch offen war

bot sich in den neunziger Jahren des vorigen Jahrhunderts mit diesem Exerzierplatz samt abbruchreifen Kasernements zwischen Kasernenstraße und Königsallee ein ideales Baugelände für die Wirtschaft an. Die Königsallee zieht sich auf dem Bilde mit ihren Baumreihen von der Benrather Straße bis zu dem alten Bergisch–Märkischen und dem dahinter liegenden Köln–Mindener Bahnhof. Beide wurden 1893 abgerissen, und es entstand auf diesem Gelände der Graf-Adolf-Platz mit dem anschließenden Vergnügungsviertel, dessen Mittelpunkt das Apollo-Theater wurde. Man erkennt im Hintergrund deutlich die Friedrichstraße, die Turmstraße und das Ständehaus, jetzt Landtag. Auf dem Exerzierplatz stehen heute die Oberpostdirektion, das Görresgymnasium, der Stahlhof, die Banken und andere Geschäftsgebäude.

Ganz im Vordergrund das helle Gebäude mit den hohen Saalfenstern war das Haus der »Gesellschaft Verein«, in dem der wohlsituierte Bürger abendschoppte, kannegießerte und Festlichkeiten abhielt.

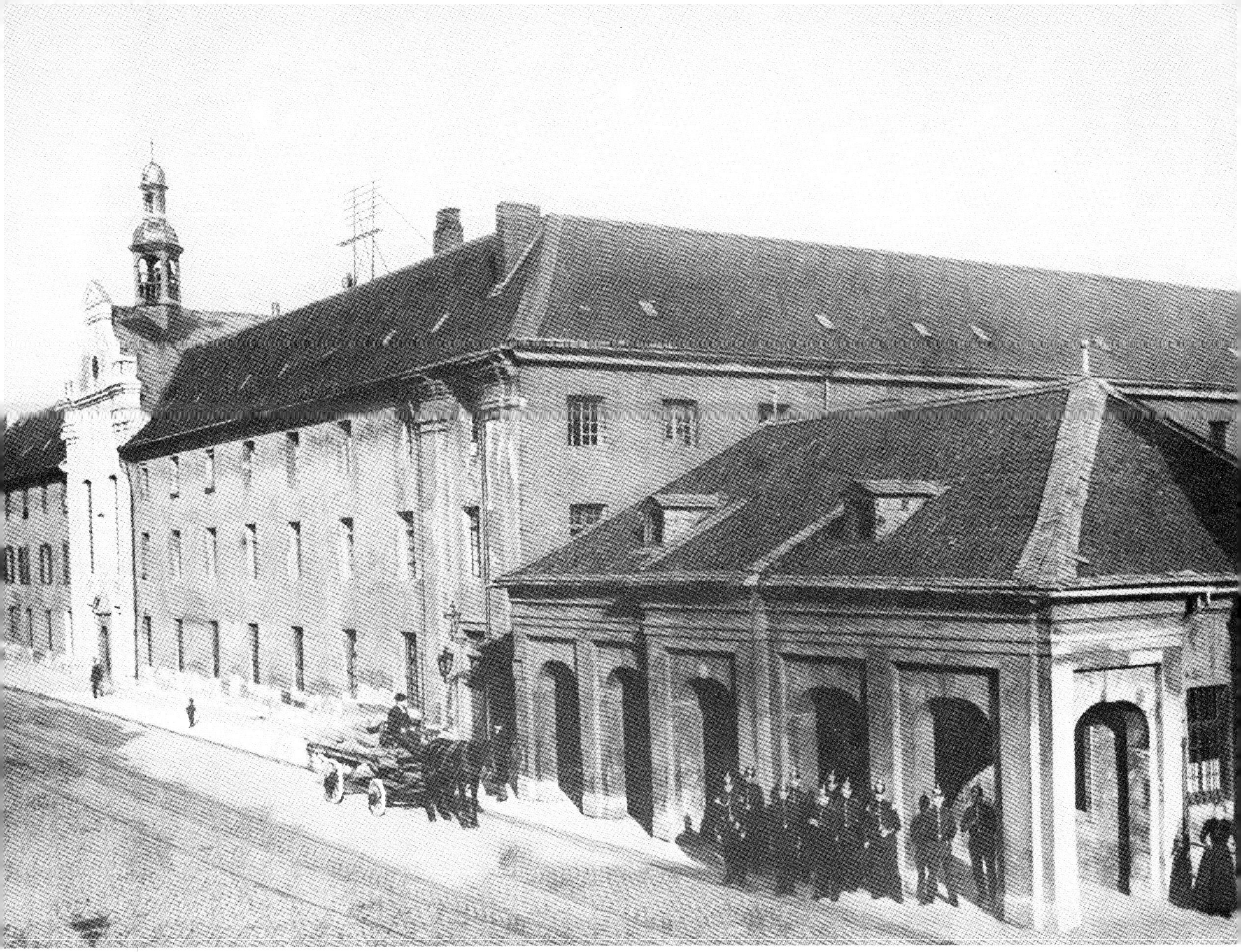

Die alte Hauptwache an der Kasernenstraße

Von seiner königlich-preußischen Würde ganz erfüllt, steht der Wachhabende breitbeinig mit seinem Wachkommando vor der Hauptwache der ehemaligen Kasernements der 39er Füsiliere, 5. Ulanen und 7. reitenden Feldartillerie an der Kasernenstraße. Der Hornist blies abends den »Zapfenstreich«: »Soldaten müssen schlafen gehn, sie dürfen nicht länger beim Liebchen stehn! Ins Bett! Ins Bett! Ins Bett!« Dann begann das eilige Getrappel der Nagelstiefel über das Pflaster der Straßen rundum. Von dieser Wache aus marschierten die Ablösungen der einzelnen Posten alle zwei Stunden durch die Stadt. Die Düsseldorfer Jungen sangen: »Et räjent, Jott säjent, de Panne wähde naß, do kumme zwei Soldätches, die wähde klätsche naß!« Die Hauptwache stand auf dem Terrain der heutigen Luisenschule. Sie wurde um 1900 mit den Kasernen abgerissen, um der aufstrebenden Stadt Platz zu machen. Nur die Garnisonkirche blieb noch lange Jahre erhalten.

Die Damenkapelle an der Kasernenstraße

gehörte um die Jahrhundertwende einfach in das Bild einer lebenslustigen Stadt. »Im Lämmchen« oder bei »Spielkamp« auf der Kasernenstraße fiedelten die Damen auf ihrem Podium (nach einem Gemälde von Franz Schnitzler). Genießerisch horchte die Herrenwelt den forschen, oft aber auch sentimentalen Melodien. Diese attraktiven Damenkapellen waren die Vorläufer unserer heutigen Shows. Sie machten die gutbürgerlichen Etablissements, wie den »Adler« auf der Hüttenstraße, den »Europäischen Hof« am »alten Bahnhof« (so nannte man damals den Graf-Adolf-Platz) oder die »Phönix-Halle« am Schadowplatz zu Anziehungspunkten für Leute, die nicht nur hören, sondern auch ein bißchen Augenweide haben wollten.

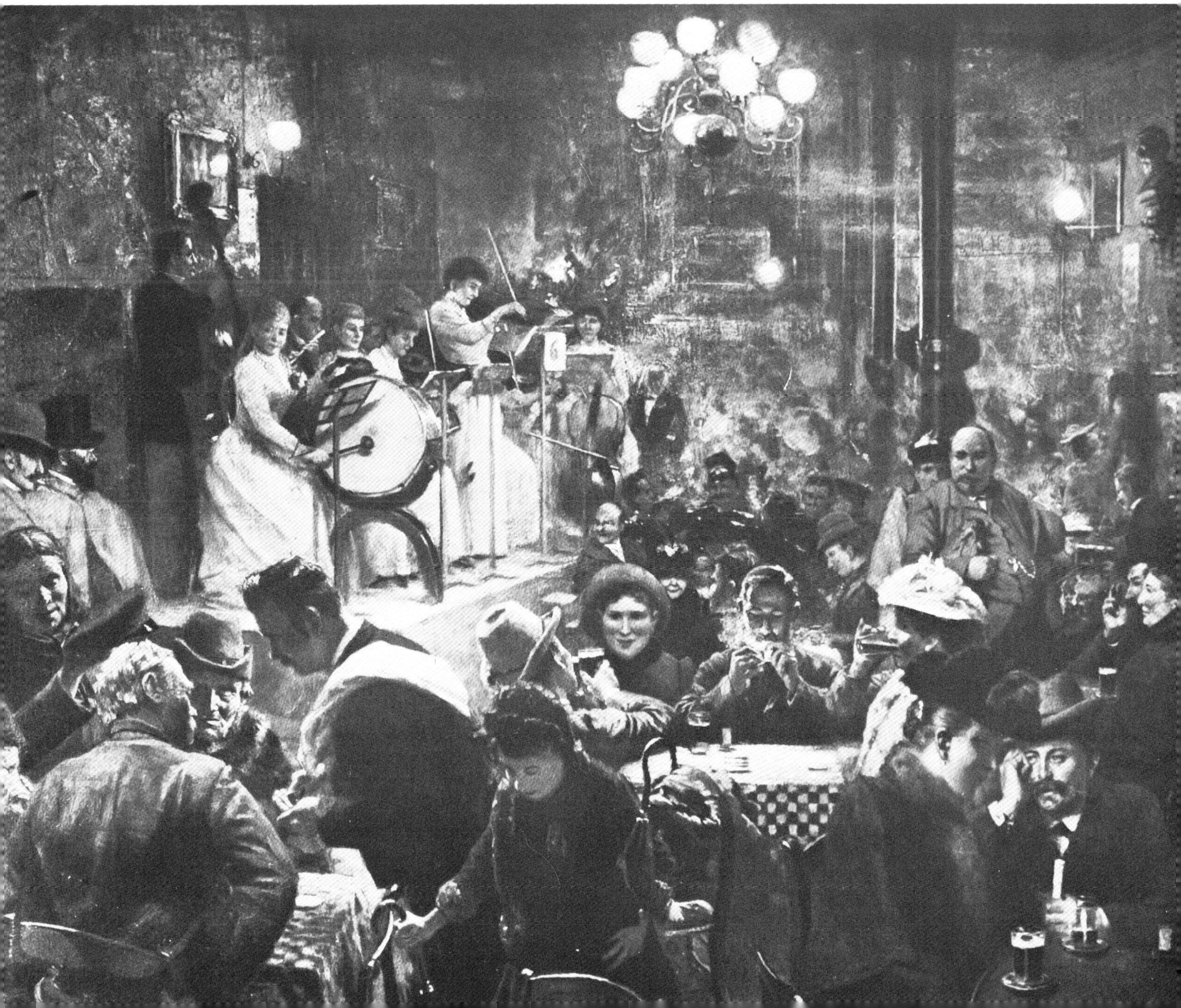

Das alte Kohlentor

Kaum jemand ahnt, wenn er am Schloßufer vor dem »Karmeliterkloster« bei Rotlicht wartet, daß an dieser Stelle einst die »Restauration zum Drachenfels« von Karl Schöllgen stand. Das Billard lockte vielleicht ein paar Müßiggänger, ihr Glück mit den drei Kugeln auf dem grünen Tuch zu versuchen. »Abfahrt der Schiffe nach Kaiserswerth, Langst und Uerdingen wird 15 Minuten vorher bekanntgegeben« versprach die Maueraufschrift. Um die Jahrhundertwende spielte der Rhein auch im Nahverkehr für Menschen und Fracht eine entscheidende Rolle. Die Fahrbahn des Stroms war stets glatt und leicht zu befahren, bis auf einige wenige Wintertage, wenn Eisschollen die Schiffe zur Hafenruhe zwangen. Die Straßenbahn nach Kaiserswerth und Duisburg und über den Rhein nach Krefeld, Langst und Uerdingen schenkte erst das neue Jahrhundert.

Größeren Ruhm als diese »Restauration zum Drachenfels« hatte ein paar Jahrzehnte zuvor das »Weinhaus Drachenfels« an der Rheinstraße, in der der Dichter der »Hermannsschlacht«, Christian Dietrich Grabbe, die Nächte damit verbrachte, seinen dämonischen Geist mit Alkohol zu befeuern.

Seine Tageseinteilung mißfiel seiner Hauswirtin, und eines Tages hub sie zu folgender Gardinenpredigt an: »Dat soll nun 'ne Lebenswandel von einem gebildeten Herrn sein, mittags um zwölf Uhr noch im Bett liegen, wo die Sonn' schon fünf Stunden auf is.« Grabbe drehte sich stöhnend in den Federn herum: »Frau Andries, vergessen Sie nicht, die Sonne ist gestern abend schon um acht Uhr schlafen gegangen, ich aber erst um vier Uhr in der Nacht.«

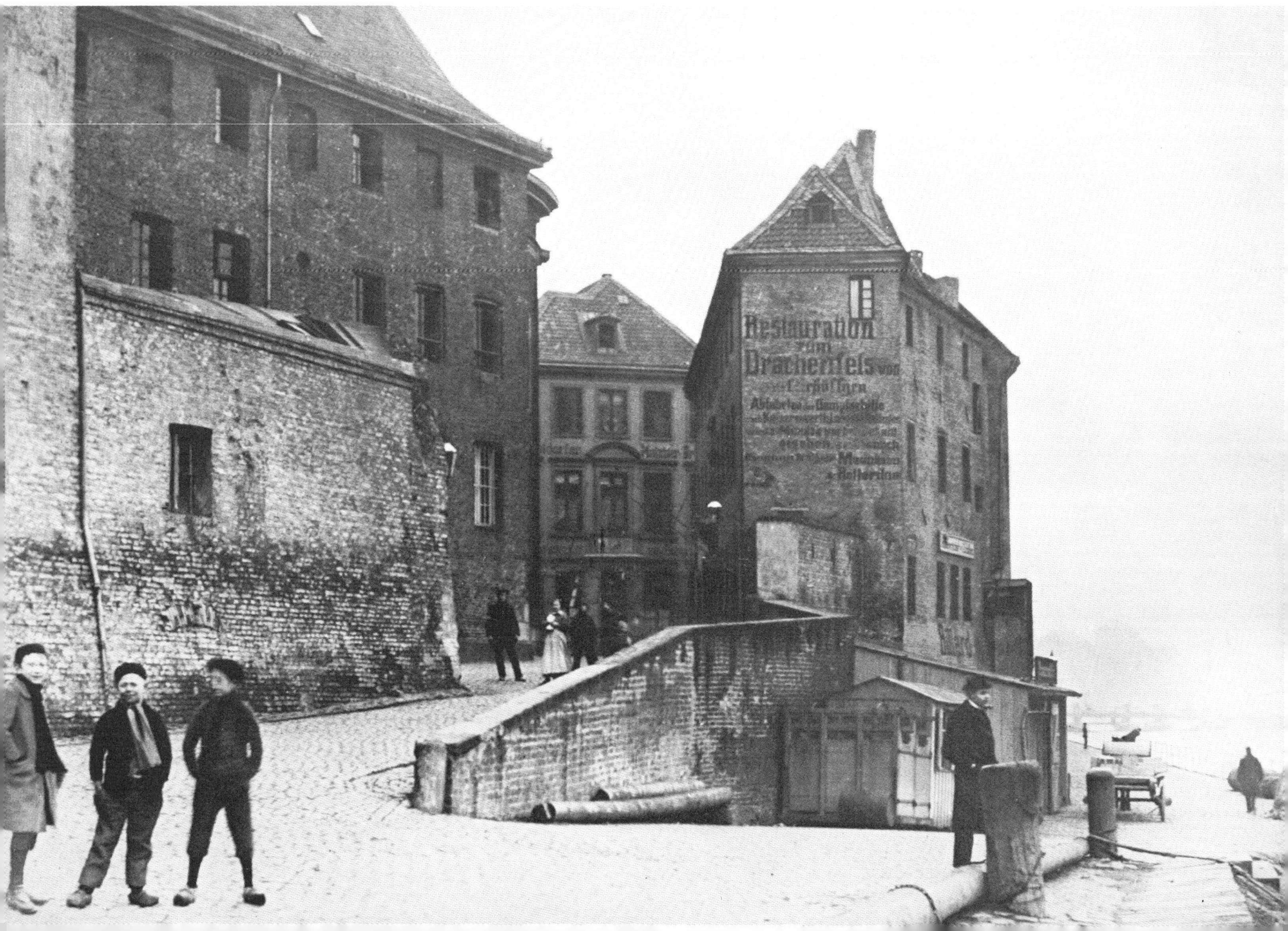

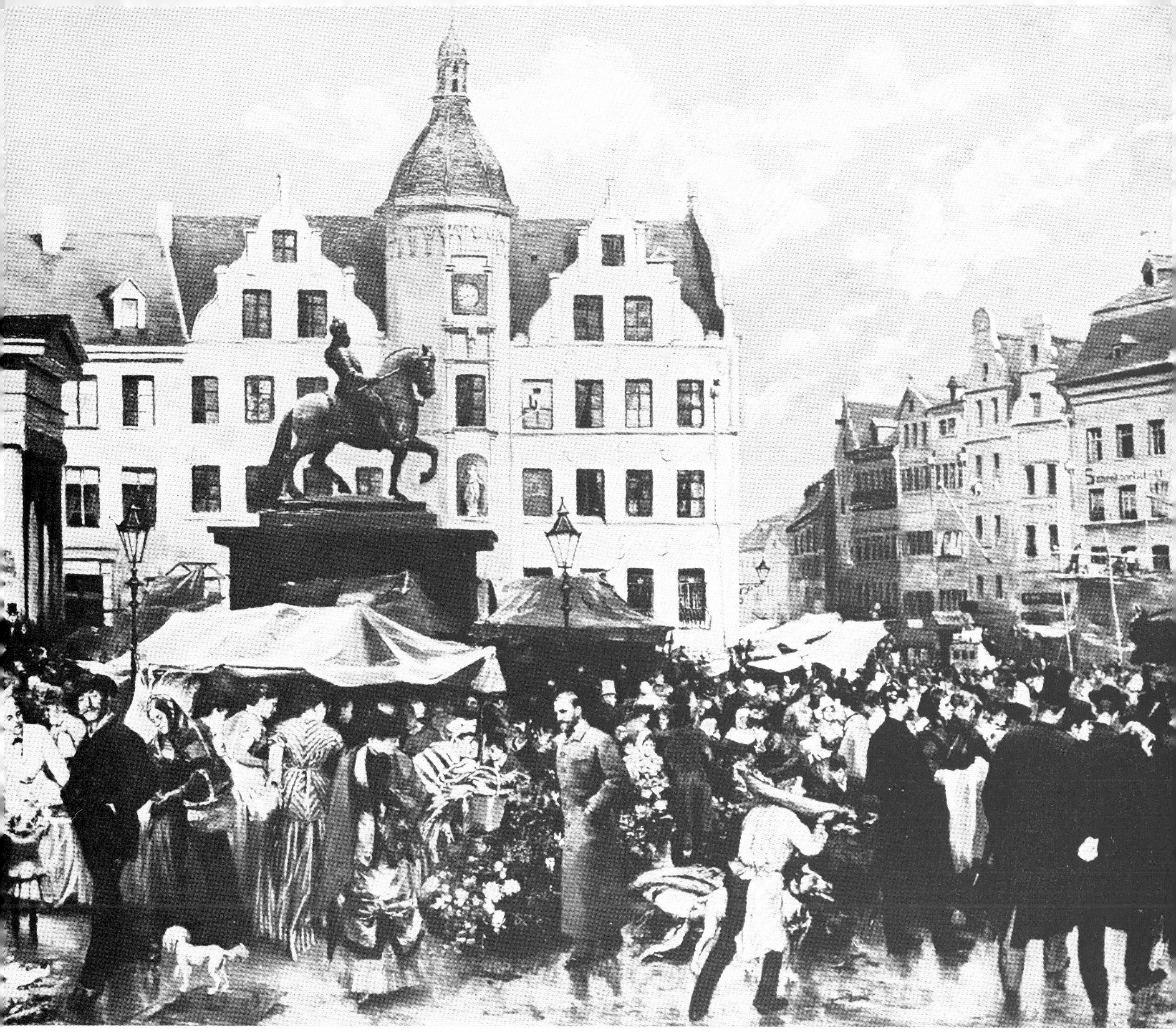

Der ewig junge Marktplatz

wie ihn der Maler Gabriel Nicolet sah und mit allem, was der Düsseldorfer liebt, im Bilde festhielt: feine Leute, flotter Schutzmann, hübsche Hausmädchen, Marktfrauen, »Spießratzen« am Bau, Leidtragende, die an ihren Trauerdurst denken, Metzger mit der vollen Fleischmulde, Postwagen, Rathaus und Jan Wellem auf hohem Roß, über den Heinrich Heine, der keine hundert Meter von hier geboren wurde, schrieb: »Als Knabe hörte ich die Sage, der Künstler, der diese Statue gegossen, habe während des Gießens mit Schrecken bemerkt, daß sein Metall nicht dazu ausreiche, und da wären die Bürger der Stadt herbeigelaufen und hätten ihm ihre silbernen Löffel gebracht, um den Guß zu vollenden – und nun stand ich stundenlang vor dem Reiterbilde und zerbrach mir den Kopf, wieviel silberne Löffel wohl darin stecken mögen, und wieviel Apfeltörtchen man wohl für das Silber bekommen könnte? Apfeltörtchen waren damals meine Passion ...«

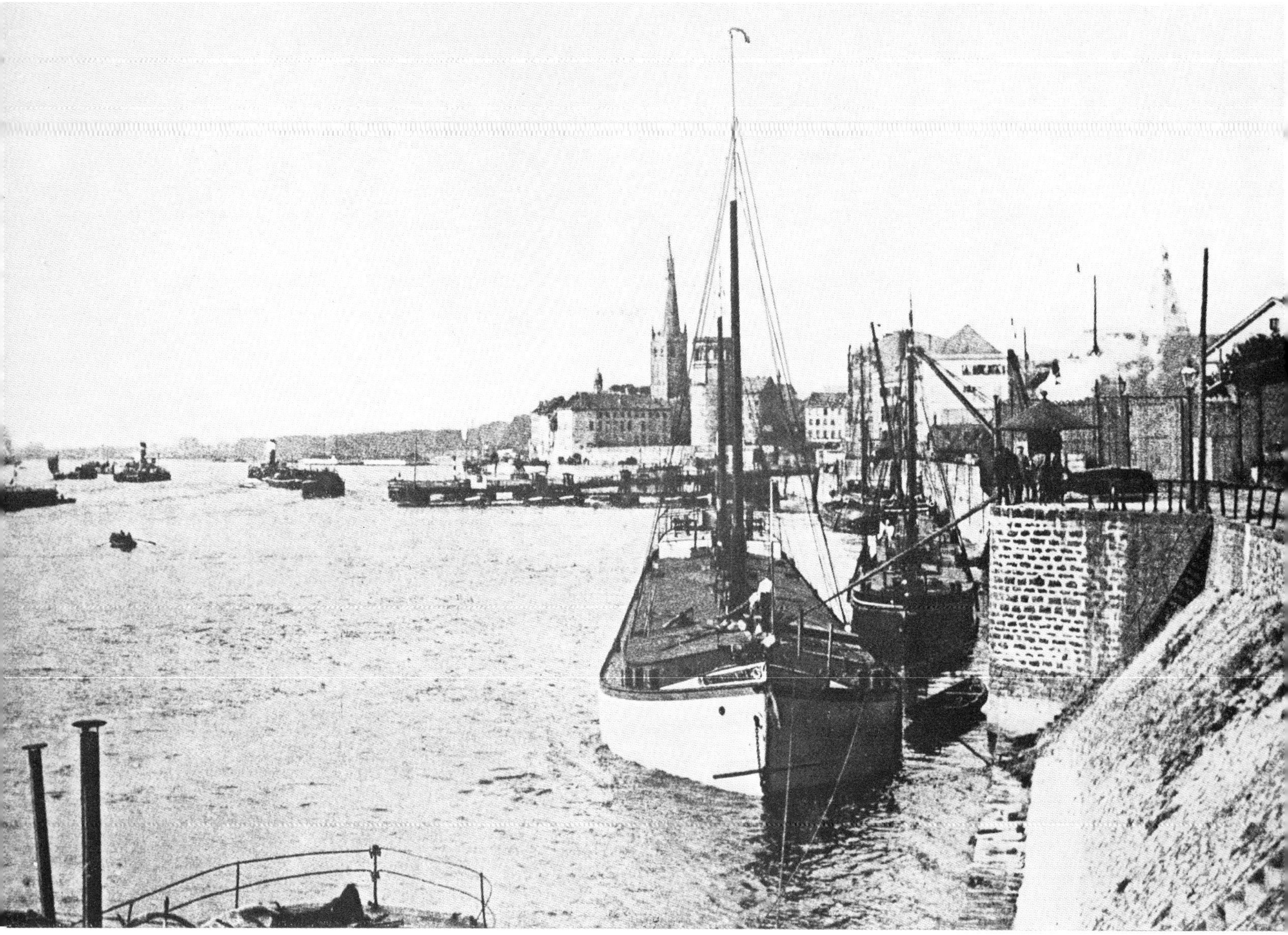

Die einstige Schiffbrücke

führte bis 1899 von der Zollstraße aus nach drüben – »no de angere Sitt«.
Um den schweren Fuhrwerken bei Niedrigwasser die unangenehme Steigung zum Ufer hinauf zu erleichtern, hatten sich unter den »Rhingkadetten« – das waren Gelegenheitsarbeiter mit ausgeprägtem Hang zur Lebenskunst – aus der synchronisierten Liebe zu Tier und Schnaps sogenannte »Deuklubs« gebildet. Sie griffen gegen ein Entgelt zu und halfen durch kräftiges Schieben den keuchenden Pferden, den schweren Wagen die steile Steigung hochzubringen. Der Erlös wurde umgehend zur Stärkung in »Schabau« umgesetzt.

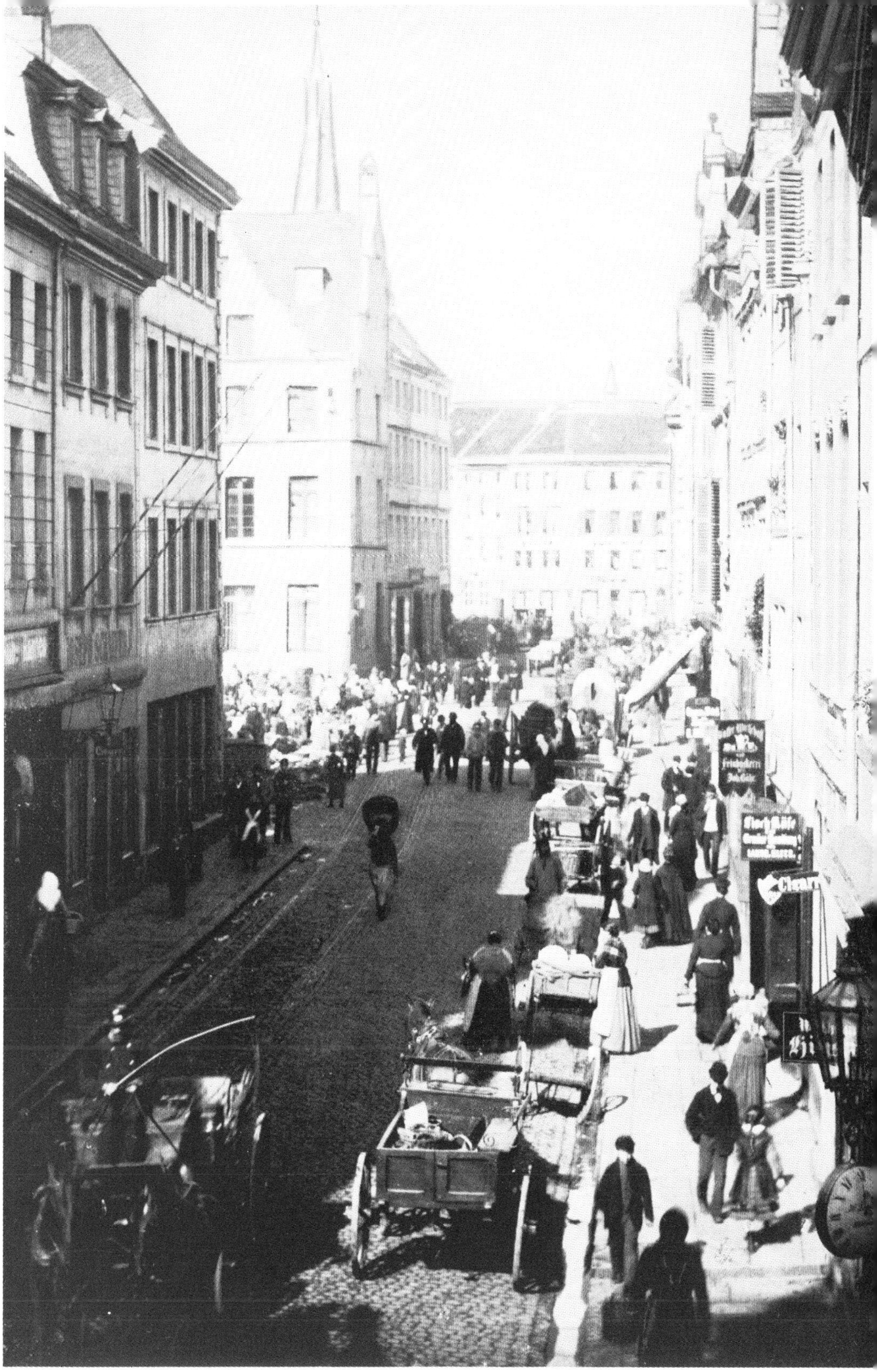

Die Marktstraße

Die Heiterkeit der alten Herzogsresidenz schwebte zur Jahrhundertwende noch um die nicht allzu üppigen, aber molligen Häuser der Altstadt. Einige von ihnen waren nur zwei Fenster breit und innen so winzig und eng wie Puppenstuben. Auf der linken Straßenseite steht heute die Arkadenfront des neuen Rathaus-Verwaltungsgebäudes. Die Droschke im Vordergrund – der Kutscher mit Lackhut und Nummer dran – hat wahrscheinlich einen prominenten Besucher zum Oberbürgermeister gefahren. Der thronte einst wie jetzt angesichts des von jedem Düsseldorfer als unantastbarer Stadtpatron anerkannten Kurfürsten Jan Wellem im ehrwürdigen, um 1570 von Tußmann erbauten Rathaus. Im 18. Jahrhundert hat man dieses verputzt, mittlerweile zeigt es wieder seine ursprünglichen feingefugten Backsteinwände.
Die äußerst gesprächigen Marktfrauen zu seinen Füßen sind größtenteils zum Karlplatz umgezogen.

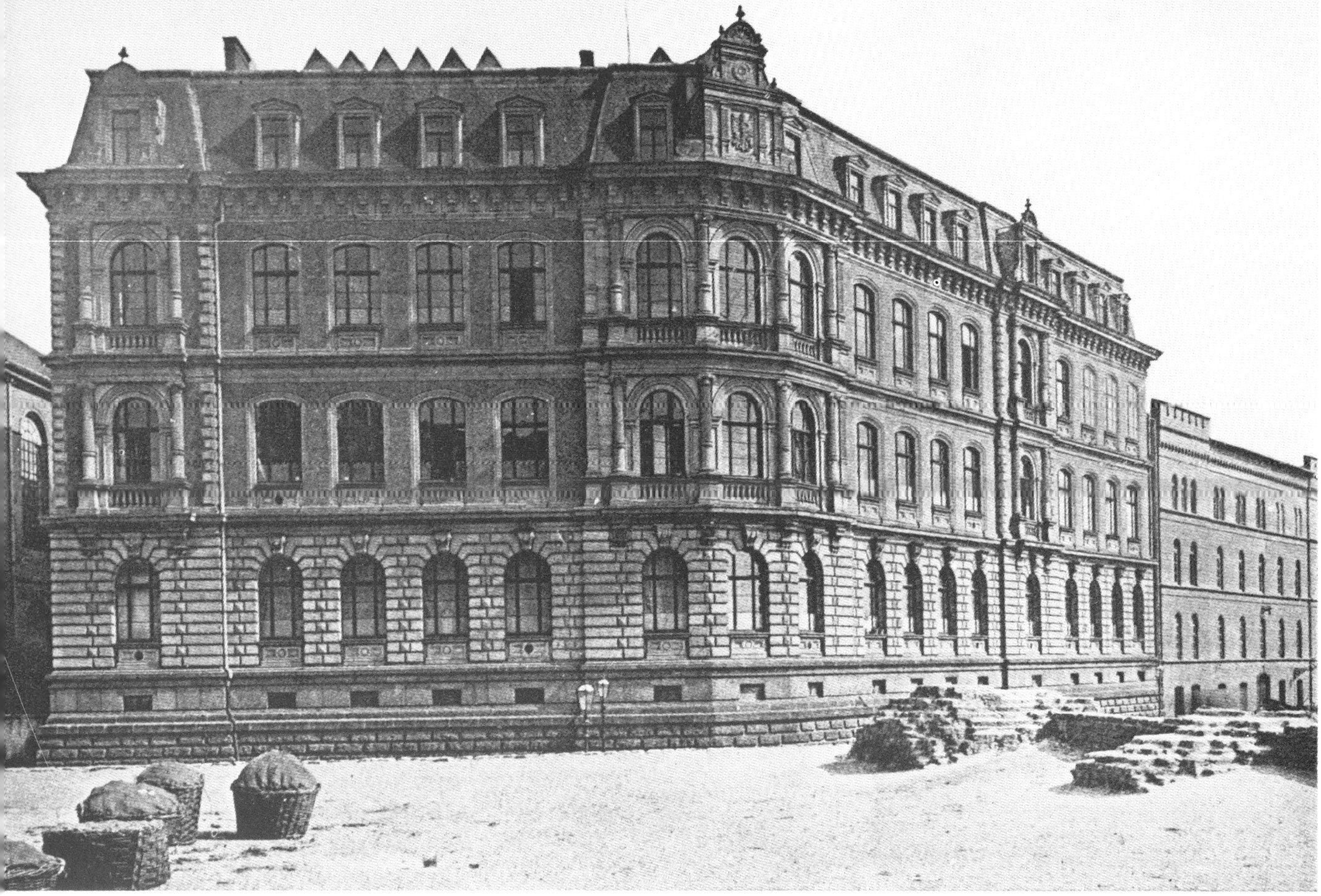

Die alte Kunstgewerbeschule

Aus ihr sind viele praktische Künstler hervorgegangen, waren doch große Architekten, wie Peter Behrens (Altes Mannesmannhaus) und Wilhelm Kreis (Ehrenhof), ihre Direktoren. In dem Gebäude am Burgplatz befindet sich jetzt die städtische Bauverwaltung.
Auf dem hochwassersicheren Fundament des abgebrannten Schlosses im Vordergrund fand früher der Großmarkt statt, wie die verpackten Gemüsekörbe zeigen. Den Detailverkauf besorgten die Gemüsefrauen: »Brucht ehr nix för in de Zupp, Madame?«
Genau an dieser Stelle wurde von dem Kastellan des Schlosses, Esser, der berühmte Düsseldorfer Mostert erfunden. Sein Schwiegersohn A. B. Bergrath gründete die erste Mostertfabrik und vertrieb das Produkt in den blaugrauen steinernen »Mostertpöttches«.

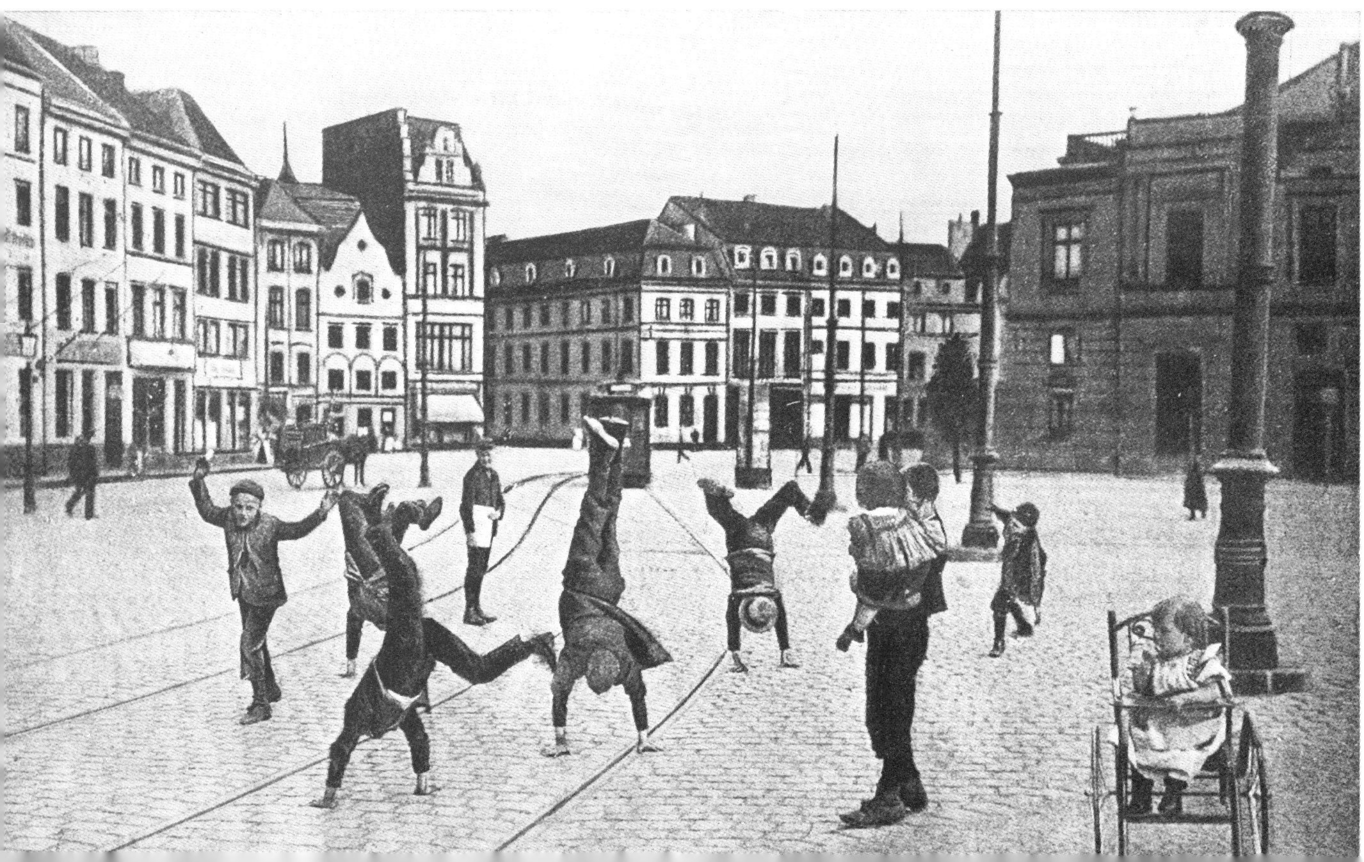

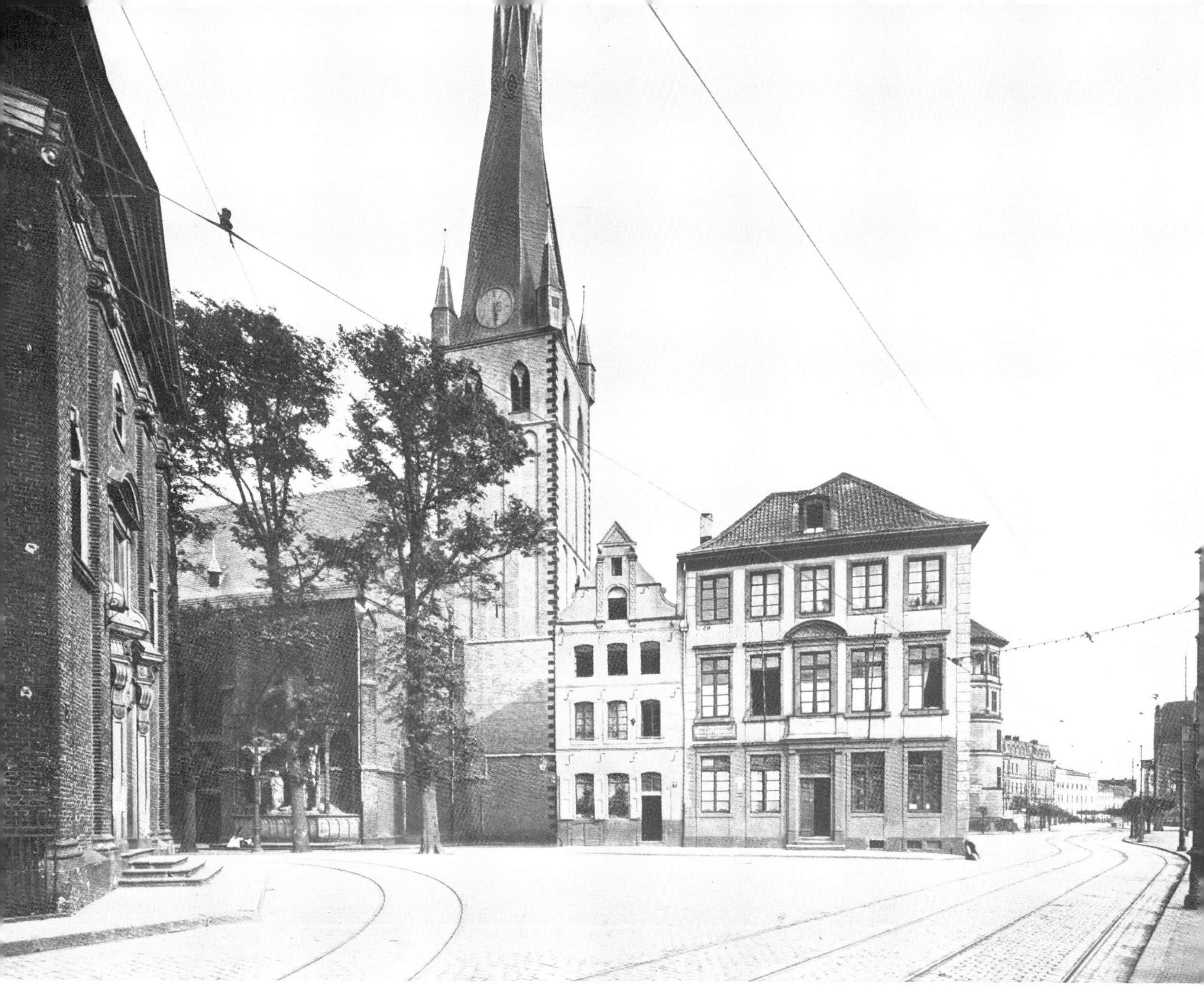

◁ *Radschläger am Burgplatz*

Einst konnten die Radschläger hier auf dem Burgplatz und an der Krämerstraße noch ihre Kunst zeigen, mit der sie Düsseldorf in der Welt populär gemacht haben. Heute steht inmitten des Gewimmels der parkenden Autos ihr Denkmal: der Radschlägerbrunnen. Auf die stereotype Ansprache eines Jungen: »Eene Penning, dann schlonn ech et Rad«, sagte ein älterer Herr, geborener Altstädter und einst selbst der Zunft zugehörig: »Dat kann ech selver, Jöngke!« Worauf ein mokanter Seitenblick die umfangreiche Figur des Altkollegen streichelte: »Wat? Du Preßkopp?« und fort war das »Rabäuken«.

Das ehemalige Douvenhaus

In dieses Haus, das Jan Wellem einst seinem Maler Johann Franz van Douven baute, zog das alte »Rosenkränzchen«, als sein Stammhaus hinter dem Chor von St. Lambertus einem Brauhaus weichen mußte. »Goertze Karl«, ein Original von Wirt, versammelte im »Rosenkränzchen« die erlauchtesten Geister der Stadt. Unter ihnen befand sich der exklusive Ästhet Hermann Harry Schmitz, der mit todernstem Gesicht urplötzlich die skurrilsten Geschichten zu erzählen begann, etwa so: »Mir träumte vergangene Nacht, ich wäre eine Hängematte, auf mir läge die tätowierte Dame aus der Hunsrückenstraße und schaukelte im linden West ...« Auch der C.d.K., eine Vereinigung von Künstlern, die wegen eines Krachs aus dem Malkasten ausgeschieden waren, schuf sich hier mit Farbe und Pinsel ein neues originelles Heim, dem allerdings 1933 ein jähes Ende gesetzt wurde.

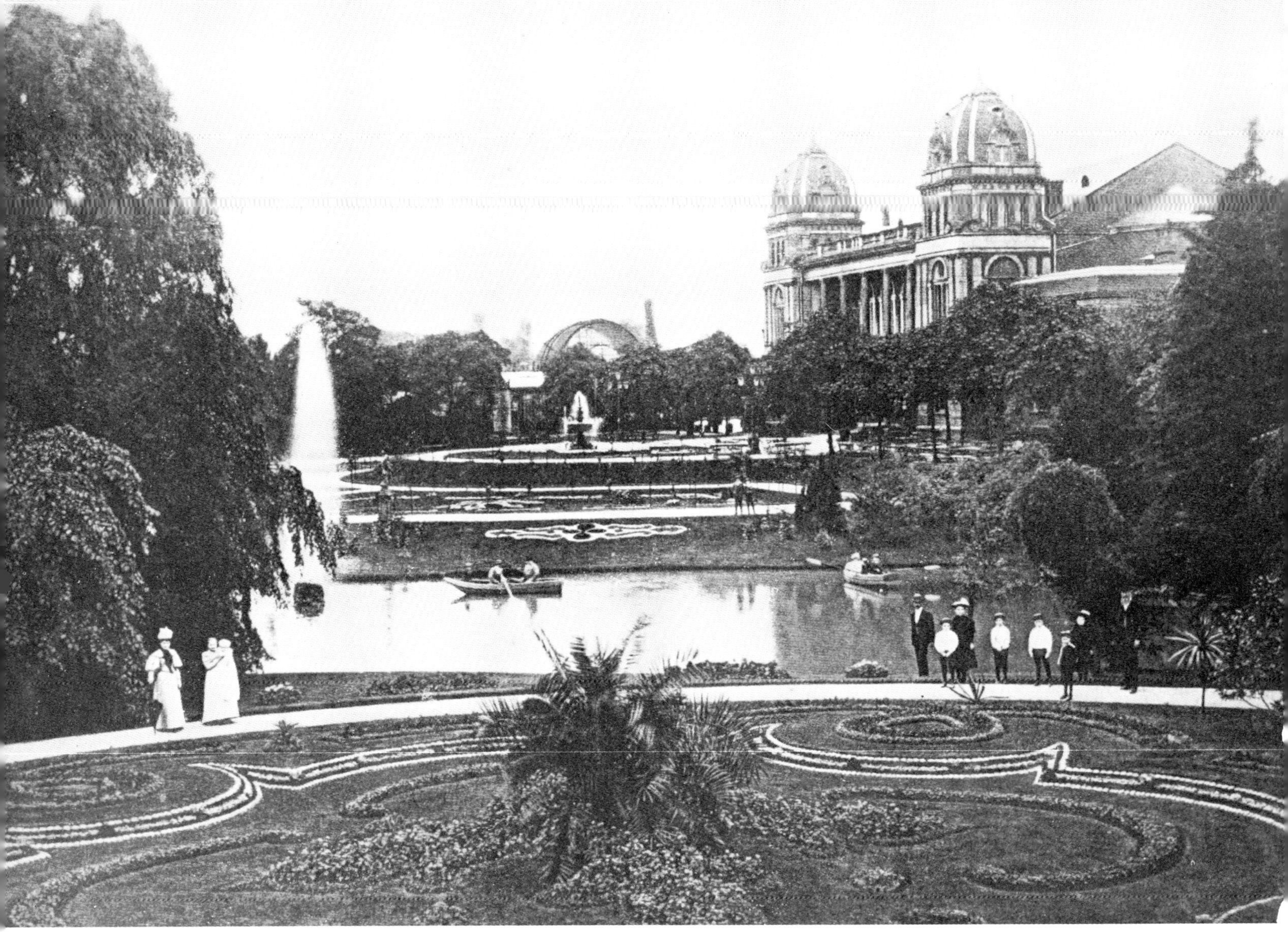

»Der zufriedene Süden«

So nannten sich die Bewohner des Stadtteils zwischen Schwanenspiegel und Bilker Bahndamm selbst. Der Turm der »Friedenskirche«, die Eduard v. Gebhardt mit biblischen Szenen im Originalkostüm der Lutherzeit ausgemalt hatte, und der Turm der »Bilker Kirche«, deren Spitze in den zwanziger Jahren einem Tornado zum Opfer fiel, blickten damals wie heute in die »Flora«, die nun das »Haus der Wissenschaften« umschmiegt.
Ein romantischer Privatmann hatte in den siebziger Jahren den liebenswürdigen Park geschaffen mit Gartenrestaurant und schloßartigem Saalbau. Der Clou war ein großes Palmenhaus. Vermutlich war er der Ansicht, daß Palmen zum Süden gehörten. Er umschloß das Ganze mit einem hohen Gitter, nahm 20 Pfennig Eintritt und machte Pleite. Auf diese nicht ungewöhnliche Weise kam die Stadt 1902 in den Besitz der anmutigen Anlage und gliederte sie in ihr grünes Schmuckband ein, das sich vom äußersten Süden über die Ständehausanlagen samt Speeschem Graben, die Königsallee und den Hofgarten bis ins Rheinparkgelände, im selben Jahr durch die große Industrieausstellung aufgeschlossen, erstreckte. 1936 fügten sich der Nordpark und die Stadionanlagen an.

Graf-Adolf-Platz mit Haroldstraße

Das alte Hauptpostamt am Graf-Adolf-Platz wurde erst im Zweiten Weltkrieg weggebombt. An dem bescheidenen Selterswasserbüdchen neben ihm trank man im Vorübergehen eine Selters »mit ohne« oder eine »mit«, das hieß mit Himbeergeschmack.

Links befindet sich heute der Rheinbahnpavillon. Daran schließen sich die »Anlagen« mit dem »Schwanenspiegel« und rechts der »Schwanenmarkt« an. Ganz hinten am Karltor beim Speeschen Graben erheben sich jetzt das Arbeits- und das Wirtschaftsministerium, überragt vom Mannesmann-Hochhaus.

Um den Graf-Adolf-Platz siedelte sich das Vergnügungszentrum der wachsenden Großstadt an. Unser Blick geht aus einem Fenster des Café »Zum alten Bahnhof«, später »Westminster« genannt. Links öffnet sich die Friedrichstraße, in der aus dem »Europäischen Hof« an der Ecke stets Musik klang und »Ederers Ballsäle« sich langsam zum berühmten »K.P.«, dem »Kristall-Palast« entwickelten. Solche Anziehungspunkte für die schaulustige und tanzfreudige Großstadtwelt entstanden zahlreich. Bekanntlich fragt der Düsseldorfer sich morgens beim Aufstehn nicht als erstes: »Was muß ich tun?« sondern: »Wo gehn wir heute abend hin?«

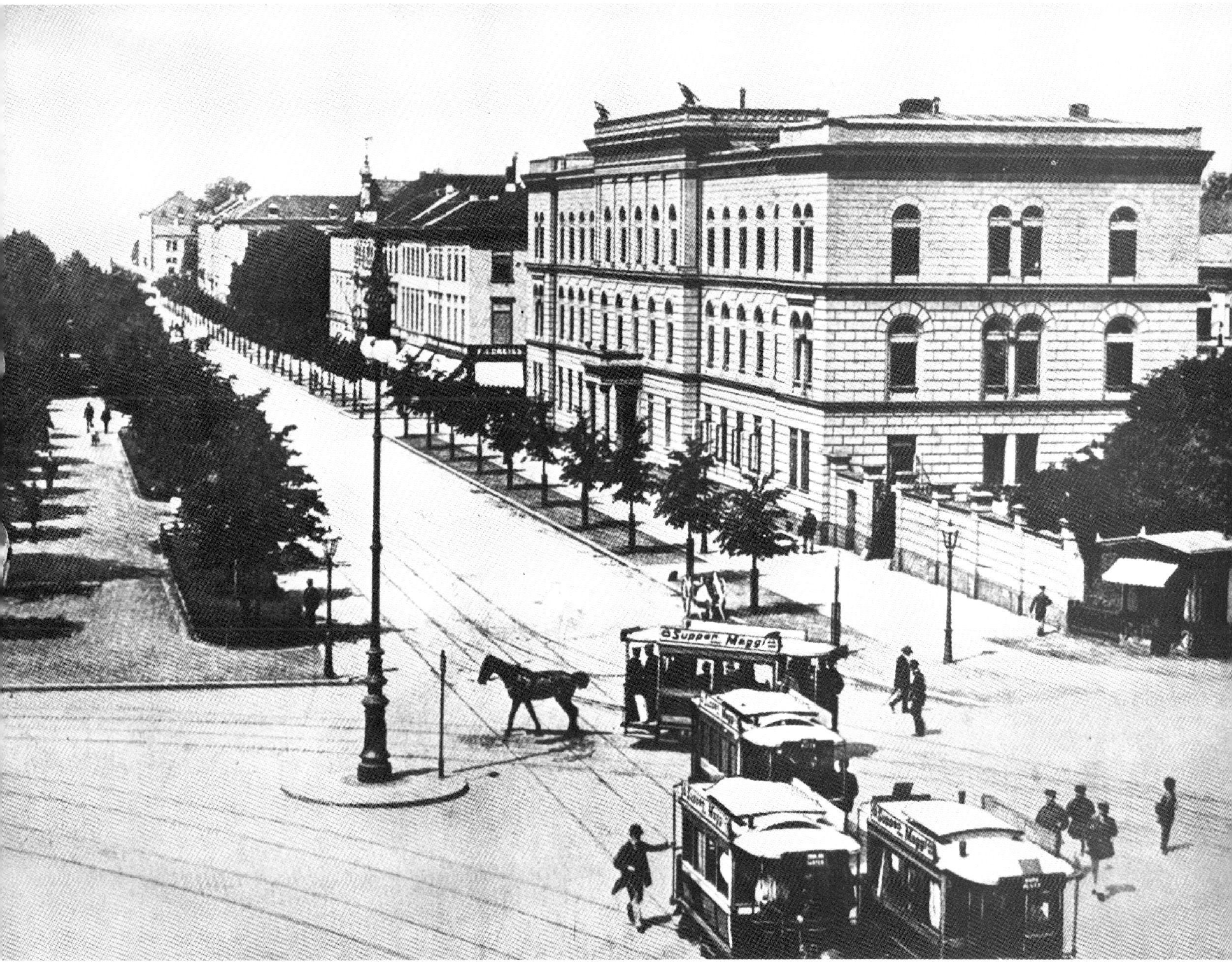

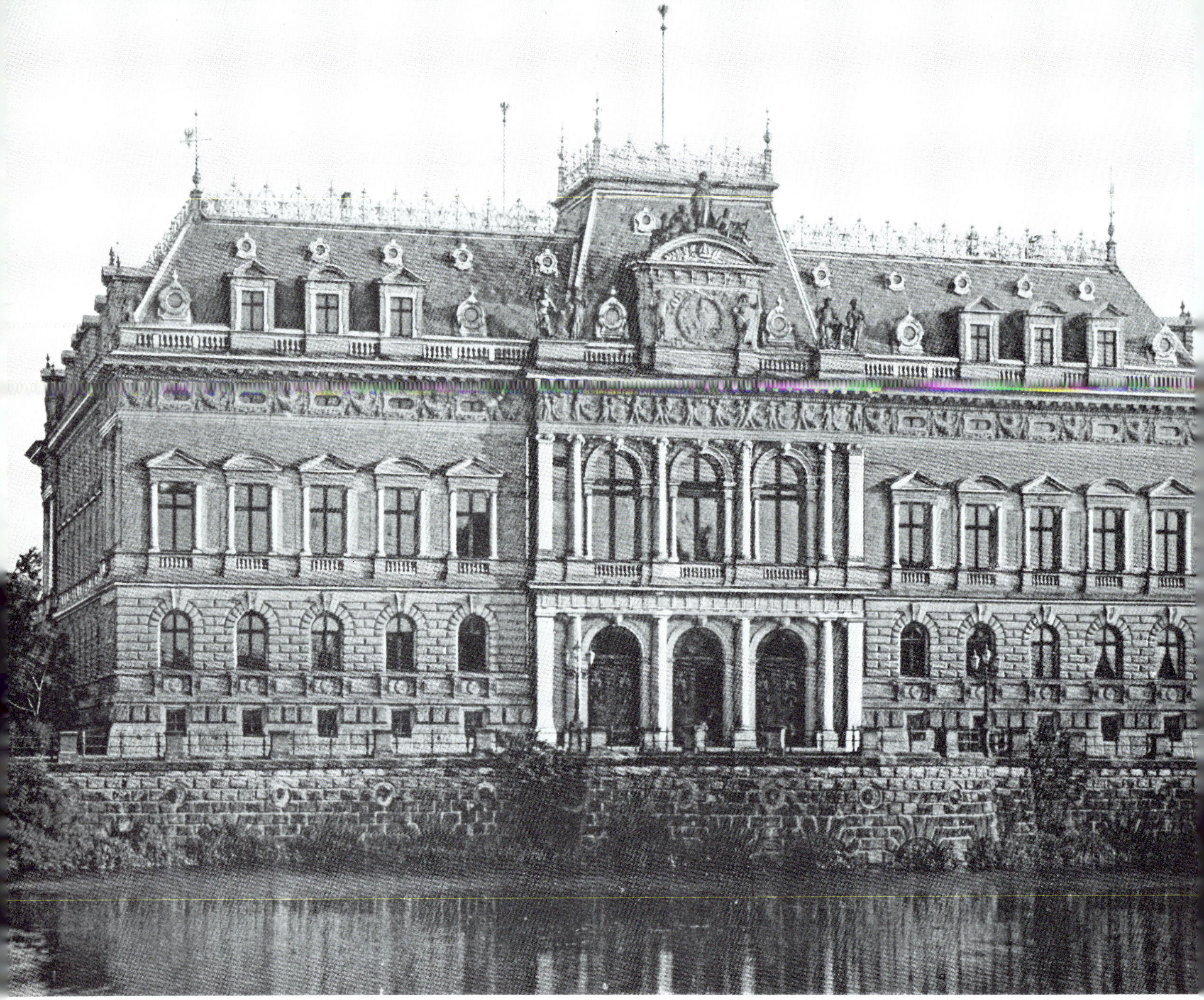

Das Ständehaus

war der Sitz der Provinzialverwaltung. Im Plenarsaal, in dem heute der Landtag von Nordrhein-Westfalen und das Stadtparlament tagen, fanden damals die Sitzungen des Provinziallandtages der Rheinprovinz statt. Dieses illustre Gremium stellte sich später den Vater Rhein mit seinen Nebenflüssen als Brunnenfigur vor den Hauseingang, damit es immer daran erinnert wurde, daß im Rheinland nur mit Rheinwasser gekocht wird.

Der Teich vor dem »Parlament«, der früher den idyllischen Namen »Lohpol« führte, wurde zum Andenken an den Besuch Kaiser Wilhelms II. in »Kaiserteich« umgetauft. Damit bemühte man sich, eine Scharte auszubügeln, die ein paar Pferdeäpfel in das Verhältnis Düsseldorfs zur preußischen Krone gerissen hatten. Sie waren dem Preußen-König während der Fahrt zum Rheinischen Landtag in die Kutsche geworfen worden ...

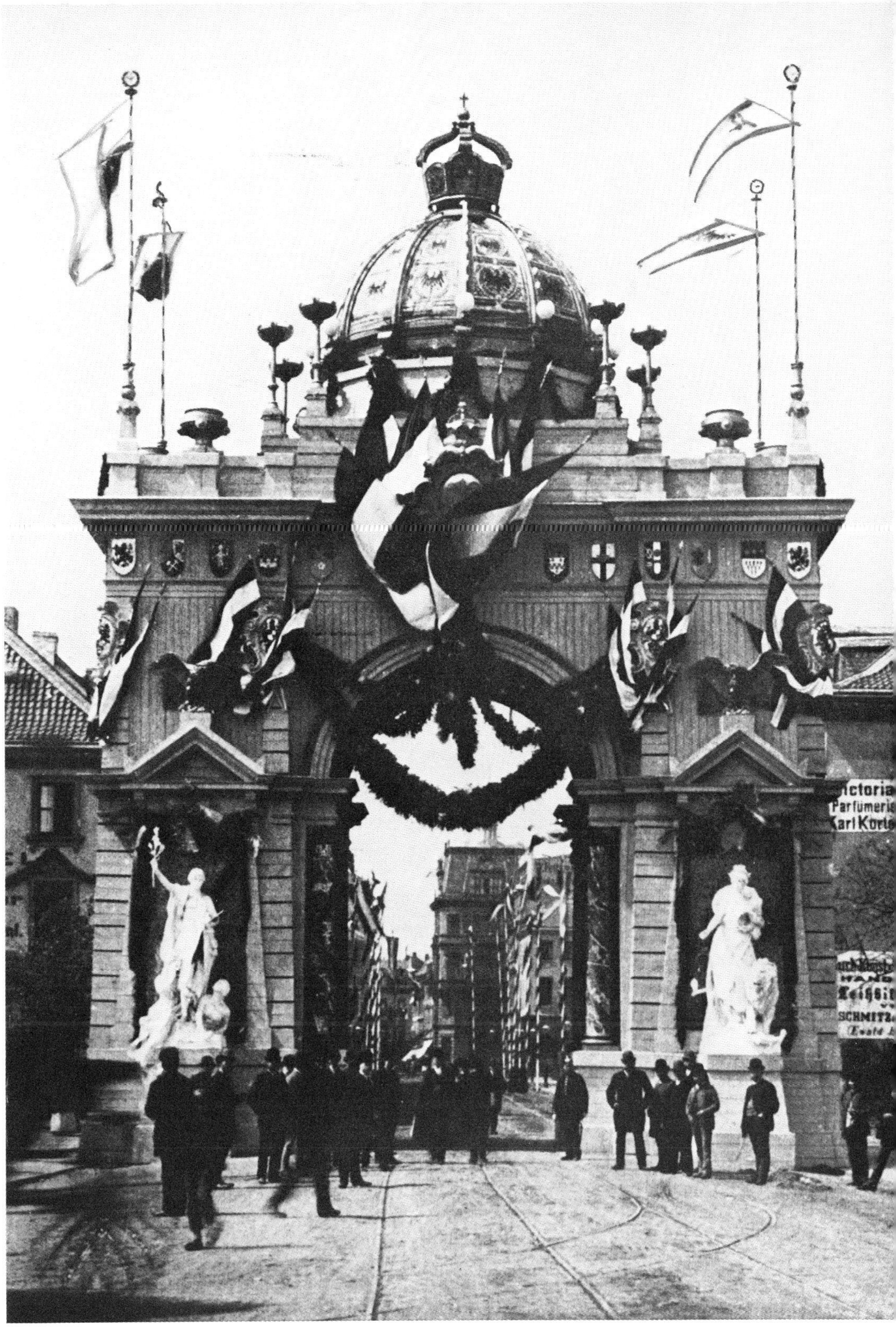

. . . drum

errichtete man dem immer noch schmollenden Monarchen 1891 diesen üppigen Triumphbogen aus Holz und Gips, durch den er dann auch strahlenden Gemüts in roter Husarenuniform in die Elberfelder Straße einzog.

So war zur Freude der Düsseldorfer alles wieder gut.

Bei dem festlichen Ereignis hatten die Kriegervereine auf der Königsallee Aufstellung genommen. Einige Radschläger, die in einen Kastanienbaum geklettert waren, holte ein Polizist herunter. Dabei fiel einer einem Veteran genau in dem Augenblick auf den Zylinder, als der Kaiser nahte. Da der alte Krieger bereits den Regenschirm präsentierte, durfte er die über die Augen gerutschte Kopfbedeckung nicht wieder hochziehen. So blieb dem Ärmsten der Anblick seines »Obersten Kriegsherrn« vorenthalten.

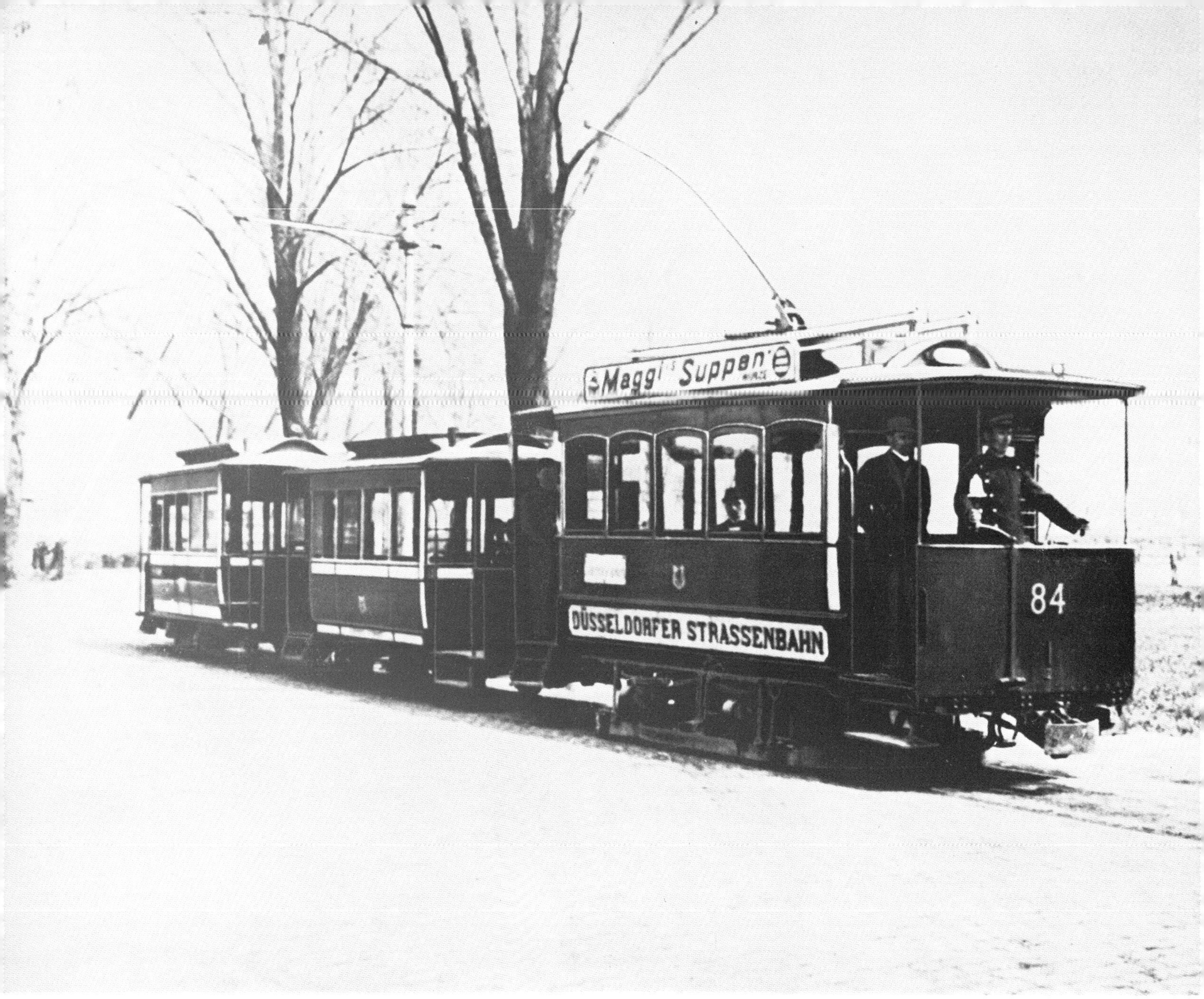

Die erste »Elektrische«

in Düsseldorf (1896 in Betrieb genommen) fuhr von der Schützenstraße den Wehrhahn hinauf über die Grafenberger Chaussee bis Grafenberg. Natürlich wurde sie, wie alles Neue, von vielen im Geist schwerfälligen Düsseldorfern als überflüssig und unrentabel angefeindet. Nur die Quicklebendigen begrüßten sie freudig und benutzten sie eifrig, wie der Maler Max Usadell, der jeden Samstag mit ihr nach Grafenberg fuhr. Kam er dann abends zurück, setzte er geschäftstüchtig eine Annonce in die Zeitung:

»Von der Reise zurück.
Nehme Porträtaufträge entgegen!
Wer malt so ähnlich, malt so schnell?
Das ist der Maler Usadell!
Düsseldorf – Am Wehrhahn.«

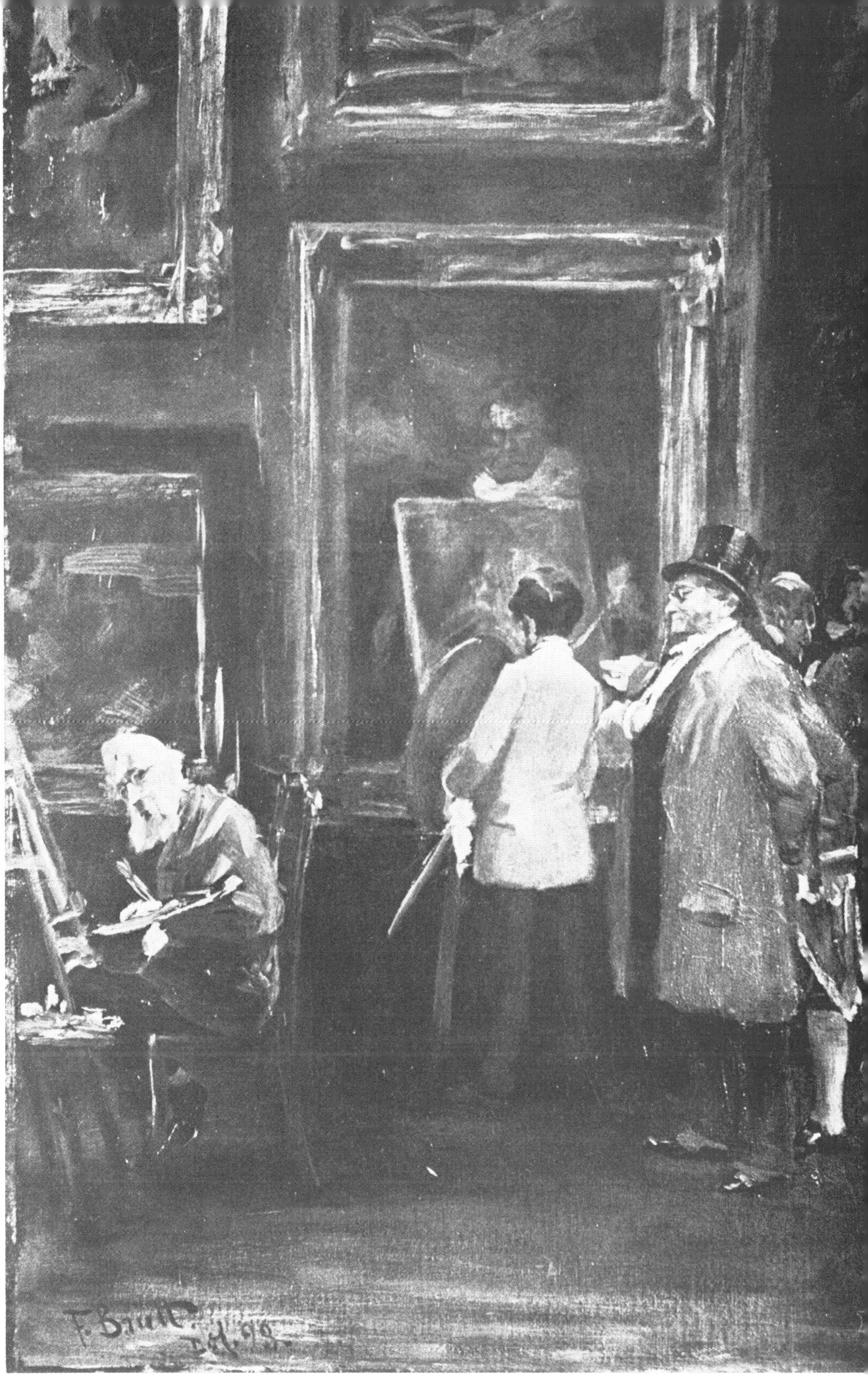

In der Kunstgalerie

Der Düsseldorfer von Kultur ging Sonntagvormittag in die Kunstausstellung. Bild oben: F. Brütt: »In der Gemäldegalerie«. Nicht wegen der Kunst allein, auch aus gesellschaftlichen Gründen. War keine große Ausstellung, so besuchte man die Kunsthalle oder den »Kunstsalon von Schulte« auf der Alleestraße. Dort traf sich Kunst und Wohlhabenheit zu beiderseitigem Vorteil. Das behagliche Ausstellungslokal übernahm der »Kunstverein«, der nach der Ausbombung in die Trümmer der Kunsthalle zog und erst im April 1967 in der neuen Kunsthalle eine endgültige Bleibe gefunden hat.

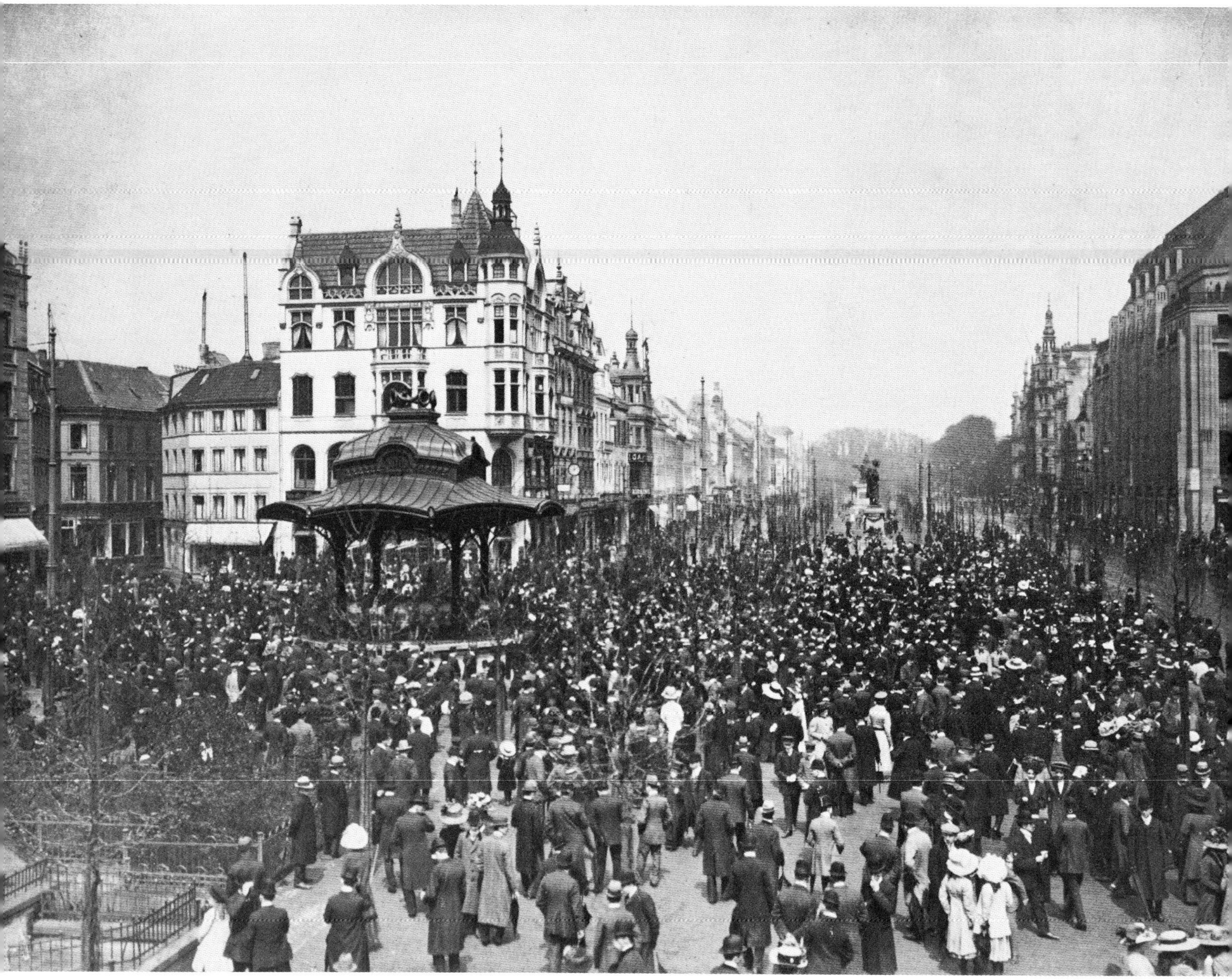

Die Alleestraße

war nicht nur mit patriotischen Denkmälern geschmückt, sondern auch mit einem liebenswürdigen Musikpavillon. Aus ihm quollen am Sonntagvormittag Märsche, Walzer und Ouvertüren. Düsseldorfs Bürger, die zu dieser Stunde aus der Kirche zu kommen pflegten, um dann zum Frühschoppen zu gehen, verweilten zu einem promenierenden Plauderstündchen, während die Augen der Jugend umherschweiften, um alte »Poussagen« zu pflegen oder neue anzuknüpfen. Heute erhebt sich an der Stelle des Musiktempelchens das »Wilhelm-Marx-Haus«, das vorwärtsstrebende Stadtväter 1926 kühn als ersten Hochhausversuch in den Himmel bauen ließen. Der Mischmasch schlichter Altstadthäuser, türmchen- und giebelverzierter Ladenhäuser wich dem wuchtigen Sandsteingebäude der heutigen »Brücke«, dem ehemaligen Konfektionshaus Carsch.

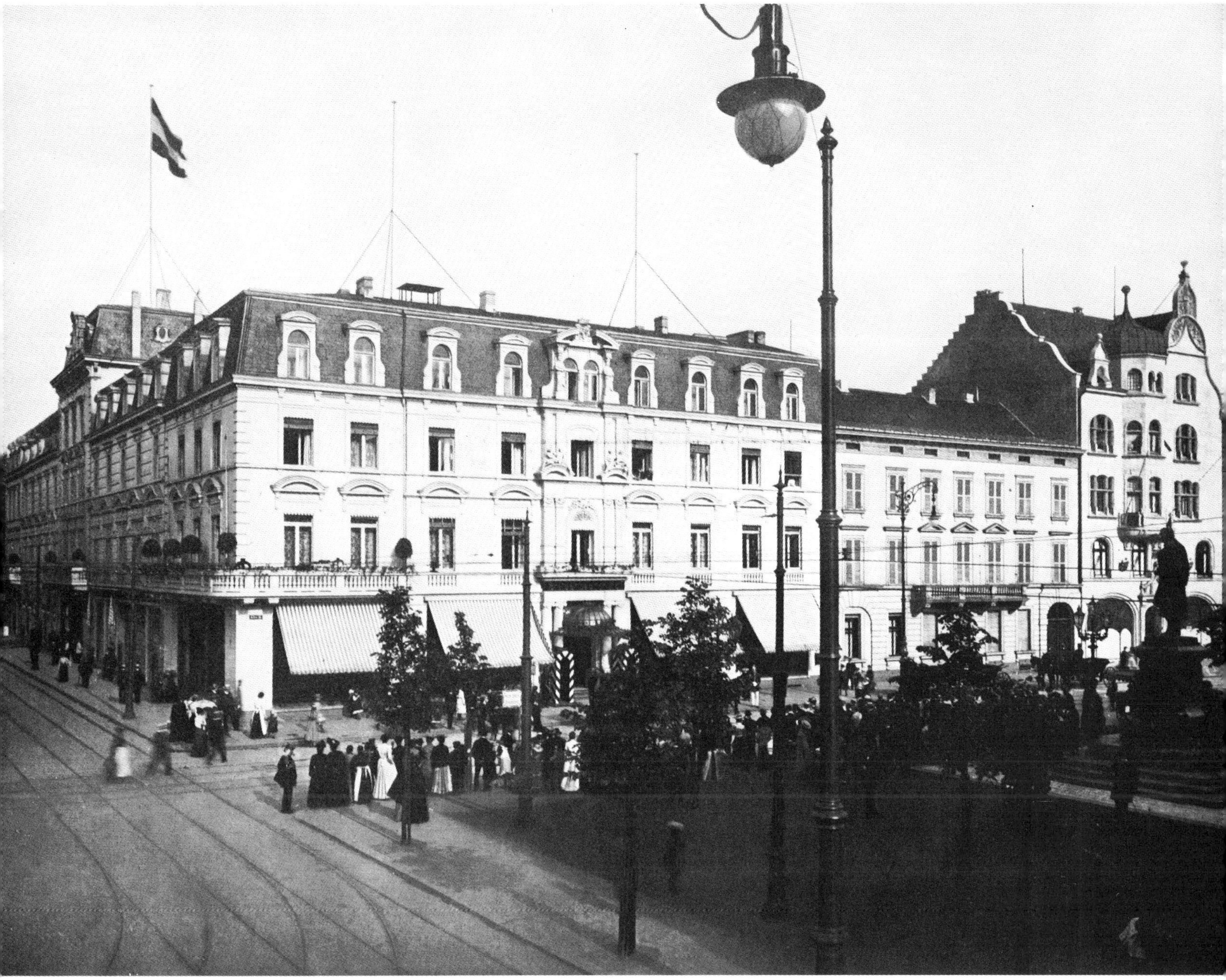

Der alte »Breidenbacher Hof«

Mit der wirtschaftlichen Entwicklung Düsseldorfs wuchs auch die Bedeutung des schon lange hier ansässigen »Breidenbacher Hofs«. Seine günstige Lage im Mittelpunkt der Stadt kam seinem hohen gastronomischen Range zugute. Er stand bald an der Spitze der gesamten Hotellerie im Industriegebiet. Neben den Wirtschaftskapitänen stiegen in ihm Fürstlichkeiten und Kommandierende Generale ab. Das läßt im Bild deutlich der Doppelposten und der Polizist in feierlicher »Porzellanhose« erkennen. In diesem Hotel spürt man auch heute noch die Luft der großen Welt – wie in dem seit dem bedeutenden Ausstellungsjahr 1902 bestehenden »Parkhotel«. Der »Breidenbacher Hof« wurde 1929 von Prof. Emil Fahrenkamp umgebaut und nach der Zerstörung im Zweiten Weltkrieg neu errichtet.

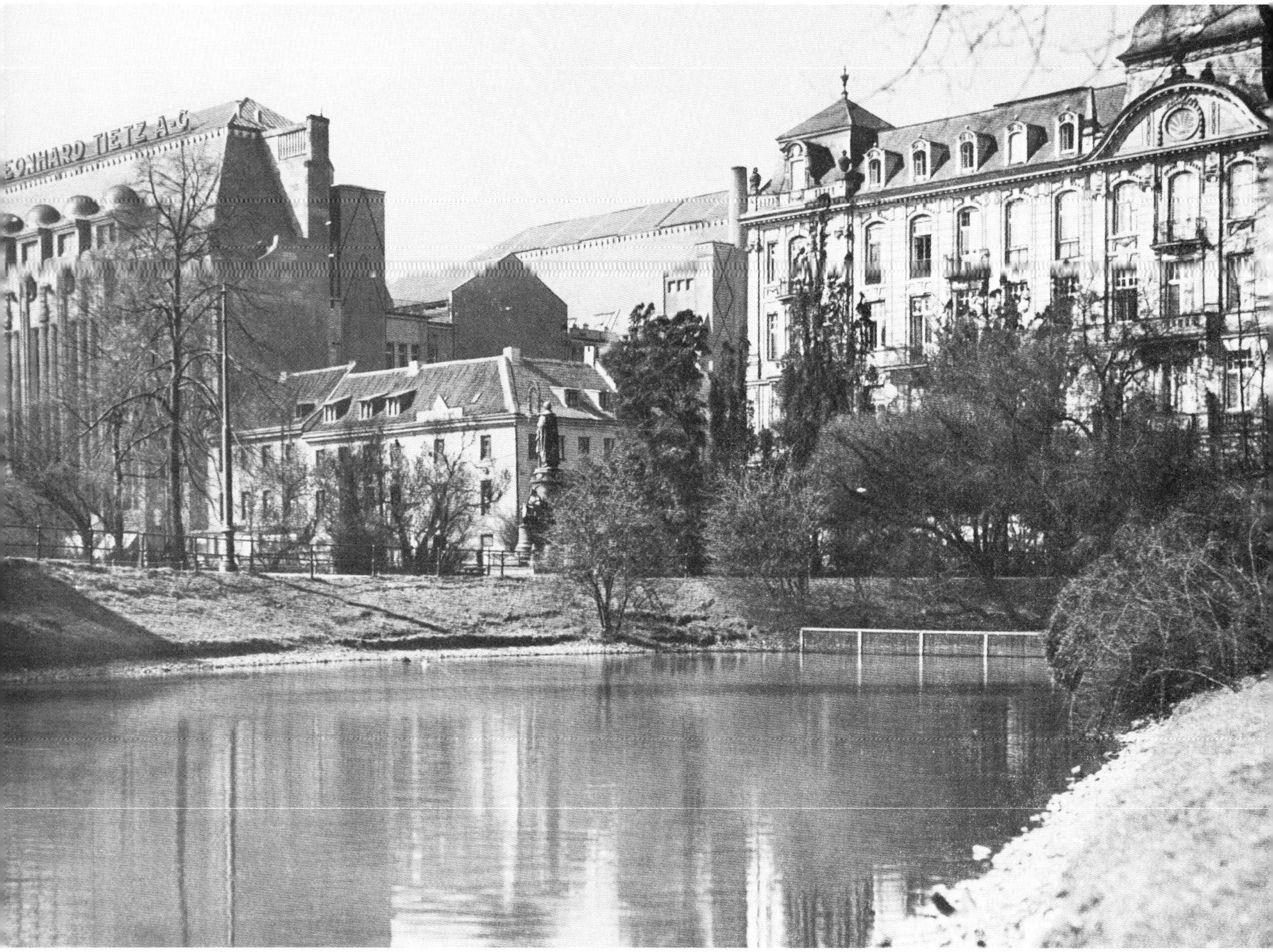

»Tietz«, »Thürnagel« und »Parkhotel«

Überragt von dem Olbrich-Bau »Tietz« (heute »Kaufhof«) und dem repräsentativen »Parkhotel« schaute der alte Akademiedirektor Peter von Cornelius bis zum Ersten Weltkrieg von seinem Sockel auf das behagliche »Weinrestaurant Thürnagel«, das in seinem niedrigen Eckhäuschen ein distinguiertes Dasein mit Hummern, Austern, Sekt, Kaviar, vielen anderen Delikatessen sowie den Jeukarten flotter Kavallerieoffiziere und finanzkräftiger Lebewelt führte. In ihm tat sich auch die erste Bar, das »Englische Buffet«, auf.

Die kleine Barriere in der Landskrone schloß das Winterquartier der Hofgartenschwäne ab, die sich in diesem durch die Heizung des nahegelegenen Stadttheaters eisfrei gehaltenen Wässerchen tummelten. Das alte Düsseldorf hatte eben Sinn für Komfort . . . selbst bei Schwänen.

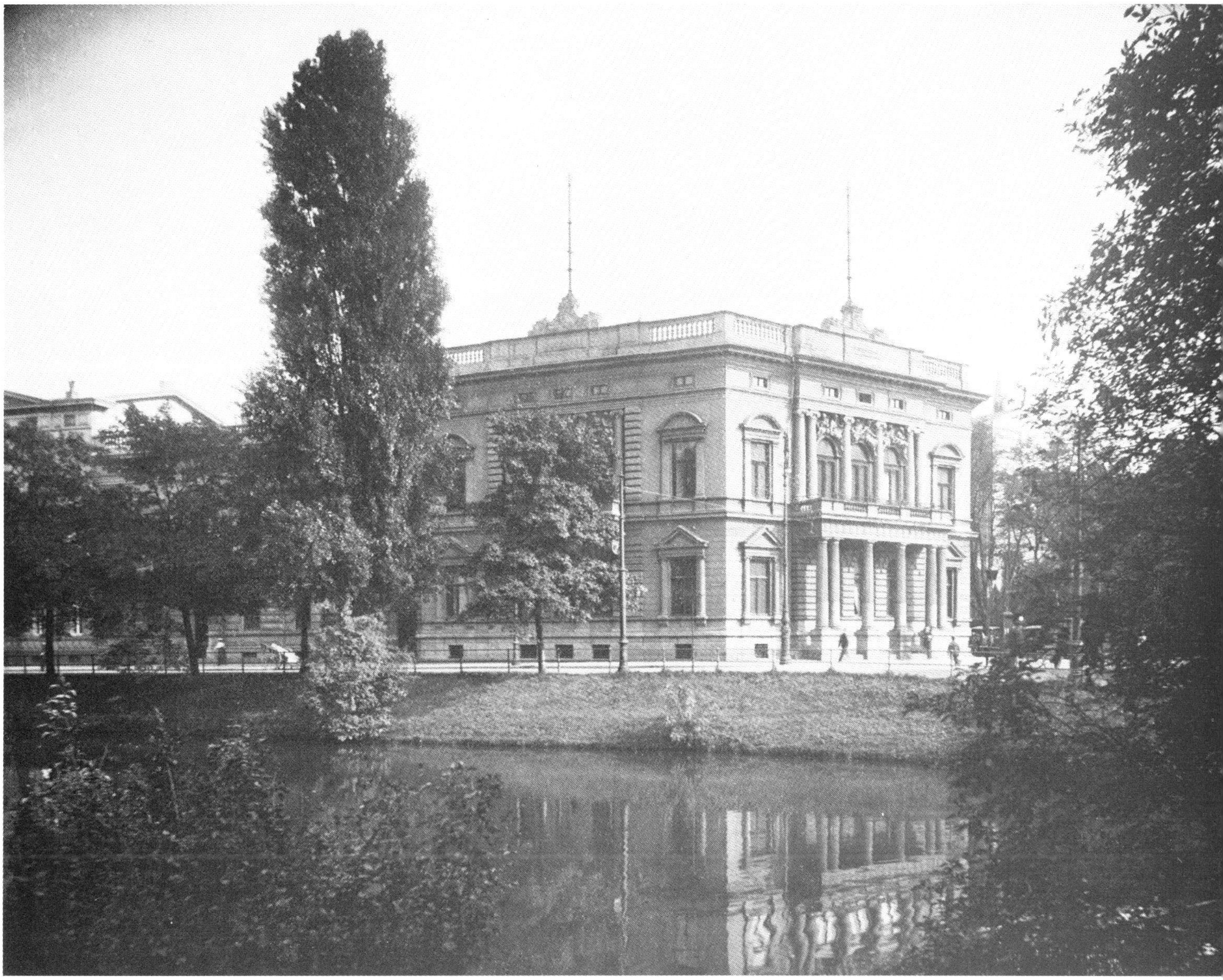

Das Trinkaus-Palais

Das Bankhaus Trinkaus war aus dem Handelsgeschäft des Christian Gottfried Jaeger hervorgegangen, der, selbst kinderlos, 1820 zwei Verwandte, Adolf Pfeiffer und Christian Gottfried Trinkaus, in die Bank aufnahm. Als Jaeger 1852 starb, wurde C. G. Trinkaus der Erbe. Trinkaus und Pfeiffer beeinflußten das gesellschaftliche und kulturelle Leben der Stadt Düsseldorf wesentlich. Ecke Hofgartenstraße und Schadowplatz bewohnte Kommerzienrat Max Trinkaus, Sohn von C. G. Trinkaus, das Trinkaus-Palais (unser Bild). Als echter Düsseldorfer wanderte er gerne über die Königsallee, zumeist mit Walter Bürhaus, dem erfolgreichen Direktor der Deutschen Bank. Er legte großen Wert auf repräsentatives Auftreten und gepflegte Erscheinung; so probierte er einen Anzug wohl siebenmal an und bestellte Maßschuhe nie unter sechs Paar. Von größter Liebenswürdigkeit gegen jedermann, fühlte er sich ganz besonders zum weiblichen Geschlecht hingezogen. Er war Reserveoffizier des Westfälischen Ulanenregimentes Nr. 5, der »Düsseldorfer Ulanen«. Ritt der Kommandeur am Bankhaus vorbei, versäumte er nie, am Fenster seines Kameraden anzuklopfen, um ein bißchen Stadtklatsch auszutauschen.

Das neue Geschäftshaus der Trinkausbank steht jetzt auf der Westseite der Königsallee. Das daran angrenzende Stück Grabenstraße wurde in Trinkausstraße umbenannt. An der Hofgartenstraße öffnet sich dafür der weite Jan-Wellem-Platz zum Thyssen-Hochhaus, und die neue Unterführung von der Königsallee läuft hier beim Corneliusdenkmal an der Landskrone aus.

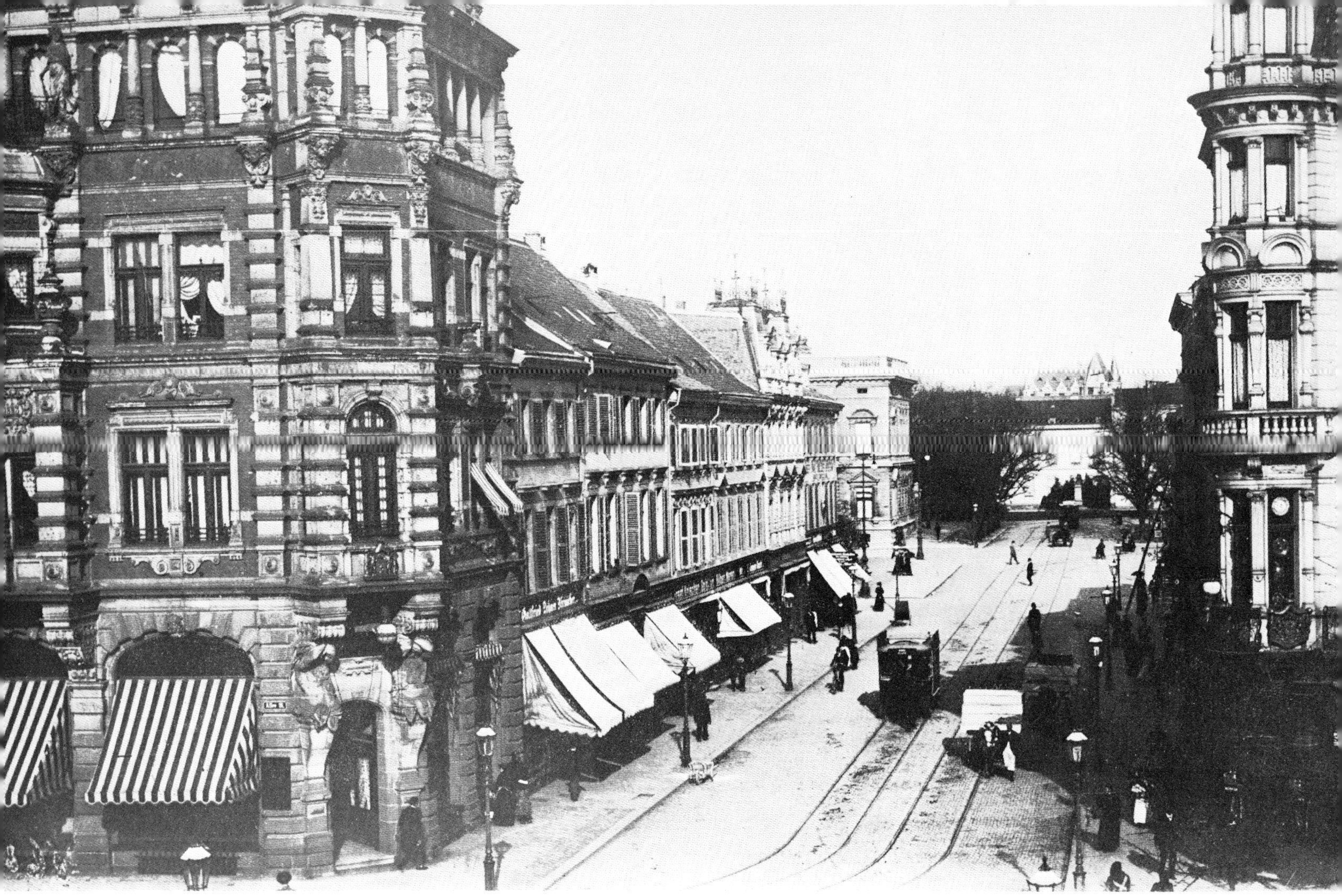

Die Elberfelder Straße

hat ihr Gesicht stark verändert. Die rechte Seite wird heute von der Hochgarage des Kaufhofes gebildet, und gegenüber steht das Parkhotel mit dem Industrieklub. Die bizarren Ecktürmchen und alten Fassaden erinnern unwillkürlich an den humorvollen Elegant des Jahrhundertbeginns, den bereits genannten Hermann Harry Schmitz, und seine burlesken Plaudereien. Er erschien einmal im Parkhotel zu einem Karnevalsfest, zu dem Kostüm oder Frack vorgeschrieben waren, ohne beides. Der Türhüter verweigerte ihm den Eintritt. »Aber ich bin doch kostümiert«, verharrte Hermann Harry. – »So sehen Sie aus!« – »Ich bin ein Neger.« – »Die sind schwarz, mein Herr! und Sie?« – »Ich bin einer, der sich gewaschen hat.« Damit aber hatte Frau Eisenmenger, die Chefin des Hotels, ihn schon lachend hereingezogen.

Das Kaiser-Wilhelm-Denkmal ▷

Nur ein Kaiser durfte in Uniform so unvorschriftsmäßig mit offenem Mantel in der Öffentlichkeit reiten, wie es Wilhelm I. auf der Alleestraße tat. Der gern etwas saloppe Düsseldorfer mochte ihn daher gut leiden, weil er etwas von der Ungebundenheit des Lebens in der Altstadt darin sah. In sie führte unmittelbar hinter dem Denkmal die Kommunikationsstraße. Dort schleifte einmal ein Polizist ein niedergebrochenes Pferd am Schwanze um die Ecke in die Neustraße. Auf die Frage eines herzueilenden Kollegen, warum er das täte, meinte er treuherzig, indem er sein Protokollbuch aufschlug und den Bleistift zückte: »Kannst du denn Kommunikationsstraße schreiben?«

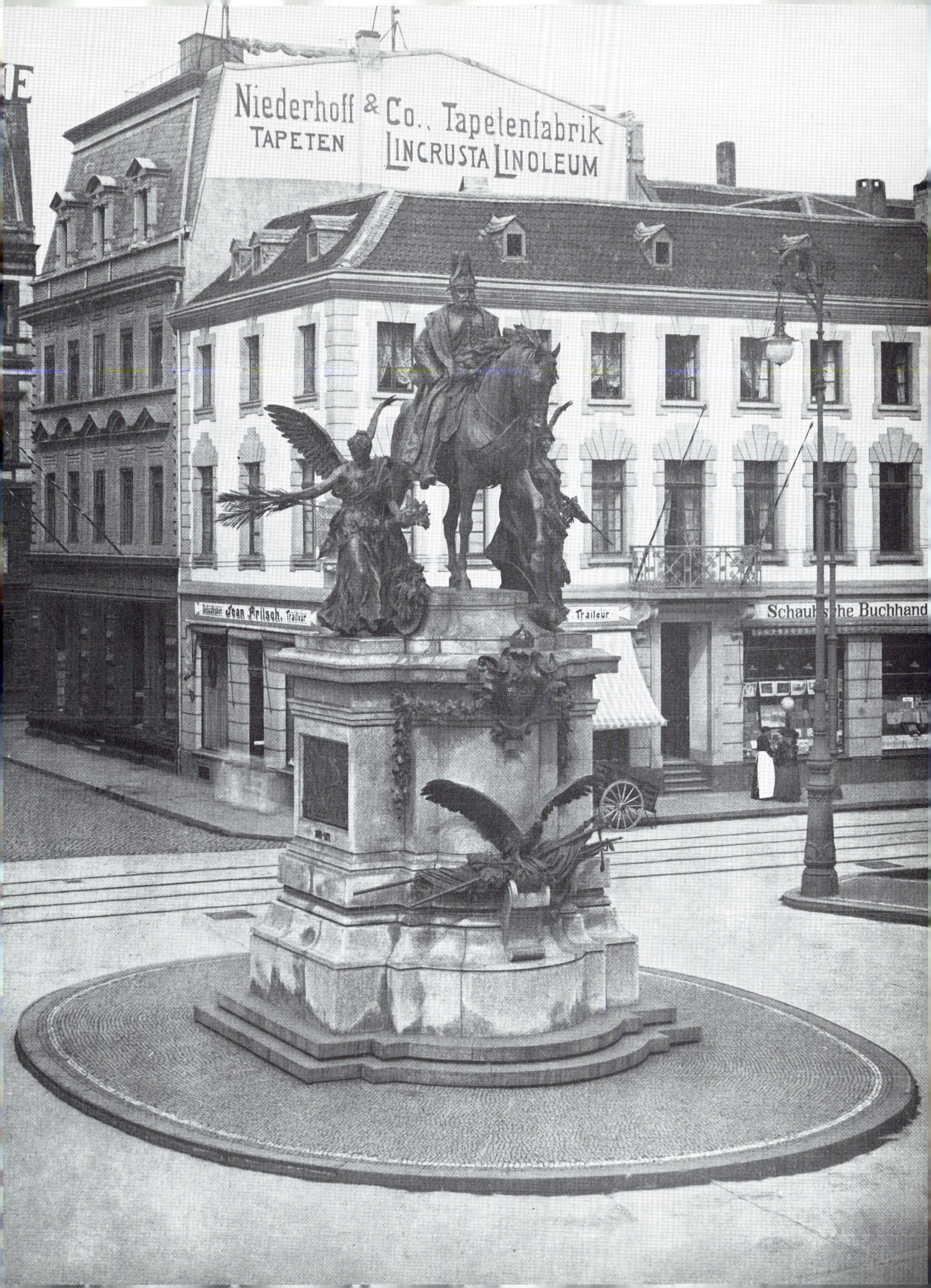
Niederhoff & Co., Tapetenfabrik
TAPETEN
LINCRUSTA LINOLEUM
Jean Fritsch, Traiteur
Traiteur
Schaub sche Buchhand

entwickelte nach 1840, mit dem Beginn des Maschinenzeitalters, große Anziehungskraft. Viele fühlten sich angezogen, Kaufleute, Unternehmer, Techniker und Erfinder aus allen Provinzen Deutschlands. Sie kamen aus der Eifel, von der Ruhr, aus Hessen und Bremen, aus Mitteldeutschland, ja selbst aus Irland. Die Poensgens, fünf Brüder und Namensvettern, die Brüder Mannesmann, Heinrich Ehrhardt, Ernst Schiess und Heinrich Lueg, die Haniels, C. G. Trinkaus und der Ire Thomas Mulvany. Sie schufen mit anderen das stählerne Düsseldorf der Bänder und Röhren, der Bleche und Träger, das chemische und gläserne Düsseldorf, aber auch die Stadt der Banken und der Börse und schließlich den »Schreibtisch des Ruhrgebiets« mit seinen Verbänden und Konzernen.

Trinkaus und Mulvany gründeten 1853 die Düsseldorfer Börse, die 1943 mit Köln und Essen zur Börse des Reviers, Sitz Düsseldorf, verschmolzen wurde.

Die Kohle der Ruhr, die Erze der Eifel und der Sieg kamen sich auf halbem Wege in Düsseldorf entgegen. Nicht von Köln nach Aachen oder von Dortmund nach Essen schnauften die ersten Lokomotiven . . . Die ersten Eisenbahnschienen in Westdeutschland verbanden Düsseldorf mit Elberfeld 1838.

Die neuen Männer, die nach 1860 die verlassene niederrheinische Residenz, die Kunst- und Gartenstadt in eine Wirtschaftsmetropole verwandelten, waren nicht nur Unternehmer und Kaufleute, Techniker und Fabrikanten. Zum Verdienen kam das Dienen, für, mit und in der Gemeinschaft, eine sinnvolle Ergänzung ihrer Arbeit. Die Männer der Wirtschaft, vor allem Haniel und Lueg, sind die treuen und zuverlässigen Helfer, die Ausstellung 1902 vorzubereiten und auszurichten. Die erfolgreichen Industriellen hatten die Rheinische Bahngesellschaft gegründet. Die erste feste Personenbrücke über den Strom war ihr Werk, mit Trägern und Bogen aus dem eigenen Unternehmen. Sie bauten die Straßenbahn nach Oberkassel, Krefeld, Uerdingen und Moers. Sie erschlossen mit hohem Gewinn die Landbürgermeisterei Heerdt zum Düsseldorfer Villenvorort Oberkassel.

Schon in der ersten Generation werden die neuen Mitbürger zu Rheinländern, zu Düsseldorfern. Die wachsende Stadt ist ihr Werk und ihre Welt.

Sie gründeten die Handelskammer, den »Verein zur Wahrung der gemeinsamen wirtschaftlichen Interessen in Rheinland und Westfalen«, den Bismarck wegen des langen Namens treffend in »Langnamverein« umbenannte.

Fast alle führenden Männer der Düsseldorfer Wirtschaft zählten, vom preußischen Dreiklassenwahlrecht begünstigt, zu den Stadtverordneten, in der ersten und auch in der zweiten Generation. Daß sie versippt und verschwägert waren, entspricht menschlichen und kaufmännischen Gepflogenheiten. Es muß als typisch rheinisches, vor allem Düsseldorfer Merkmal verzeichnet werden: Kunst und Wirtschaft haben hier stets innige Freundschaft gehalten. Mancher angesehene Professor der Kunstakademie, später auch der Medizinischen Akademie, holte sich seine Frau aus Düsseldorfer Industriekreisen und manche schöne Tochter eines Malers oder Bildhauers verlieh einem Haus der Düsseldorfer Wirtschaft künstlerischen Glanz.

Die Poensgens

sind in Entfaltung und Aufstieg typisch für Düsseldorf. Als erster zog 1860 Albert Poensgen aus den Eifeltälern an den Niederrhein, um Eisenröhren zu fabrizieren. Sein Bruder Alfred folgte ihm als Bleiröhrenfabrikant. Auch die Brüder Gustav und Rudolf Poensgen aus Gemünd verlegten das Werk ihres Vaters, ein Walzwerk, nach Düsseldorf. Ein Zusammenschluß bot sich an. 1872 entstanden die Düsseldorfer Röhren- und Eisenwalzwerke. Auch den fünften, Carl Poensgen, hielt es nicht mehr länger in der Eifel. Er gründete 1864 das Oberbilker Stahlwerk.

Eine Generation später – längst hat der Nachwuchs, Albert Poensgen mit sieben, Carl Poensgen mit zehn und Julius Poensgen mit vier Kindern, enge Familienbande zu anderen Fabrikanten an der Ruhr, zu Ritter-

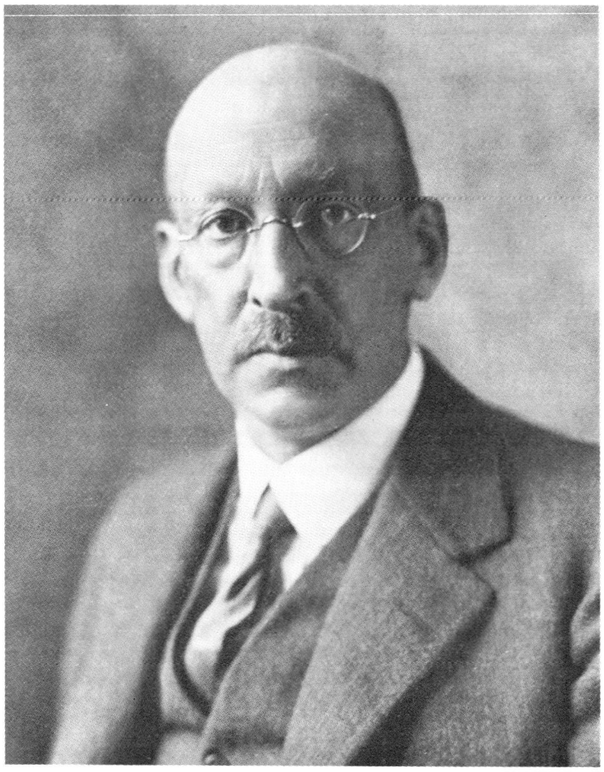

gutsbesitzern, zu Bankiers und zu Professoren der Kunstakademie geknüpft – werden 1910 die Düsseldorfer Röhren- und Eisenwalzwerke mit der Phoenix AG für Bergbau und Hüttenbetrieb verschmolzen. Der erste Mann: Direktor Ernst Poensgen, ein Sohn von Carl Poensgen, übernimmt die Leitung des bedeutenden Unternehmens, das sich 1926 zu den Vereinigten Stahlwerken, Sitz Düsseldorf, ausweitet (Bild Seite 28).

Die Mannesmänner und Ehrhardt folgten den Poensgens. Die Brüder Reinhard und Max Mannesmann ersannen einen Schrägwalzapparat, um nahtlose Röhren zu formen. Als es ihnen in Remscheid zu eng geworden war, zogen sie an den Rhein und bauten in Rath bei Düsseldorf ihr erstes großes Werk. Peter Behrens schuf für den Konzern, der Unternehmen in Deutschland und Übersee umfaßt, am Rhein das auf dieser Seite abgebildete erste Mannesmann-Haus.

Heinrich Ehrhardt, Begründer der Rheinmetall (unten), hat sich von der Pieke auf hochgearbeitet. Er konnte keine Schulen besuchen. Der Schlosser und Techniker wurde zum Schmied seines Glücks in Thüringen, als seine Entdeckung des Preß- und Ziehverfahrens für nahtlose Röhren die geschweißten Röhren ablöste. Auch ihn zieht es nach Düsseldorf. Im Ersten Weltkrieg zählte sein Düsseldorfer Werk 48000 Mitarbeiter. Nach dem Ersten Weltkrieg wurde das Werk nahezu zerschlagen. Das wenige, was an ziviler Produktion gerettet werden konnte, ging nach dem Zweiten Weltkrieg in Mitteldeutschland, wohin sich Heinrich Ehrhardt zurückgezogen hatte und wo er selbst 1928 mit 88 Jahren starb, verloren. In Düsseldorf hat das Werk Rheinmetall nach 1945 erfolgreich wieder von vorne angefangen.

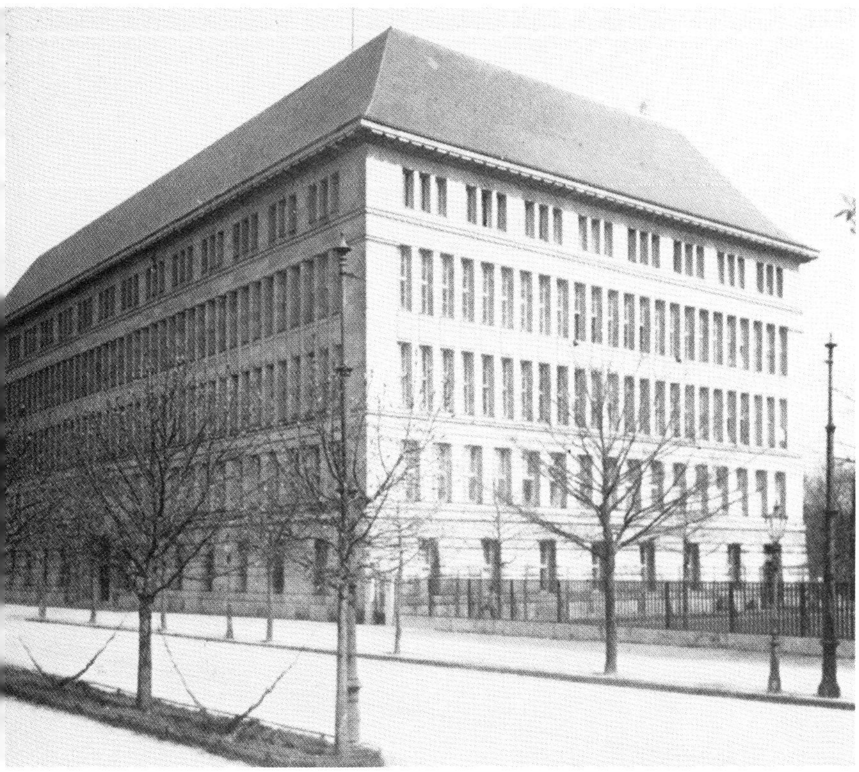

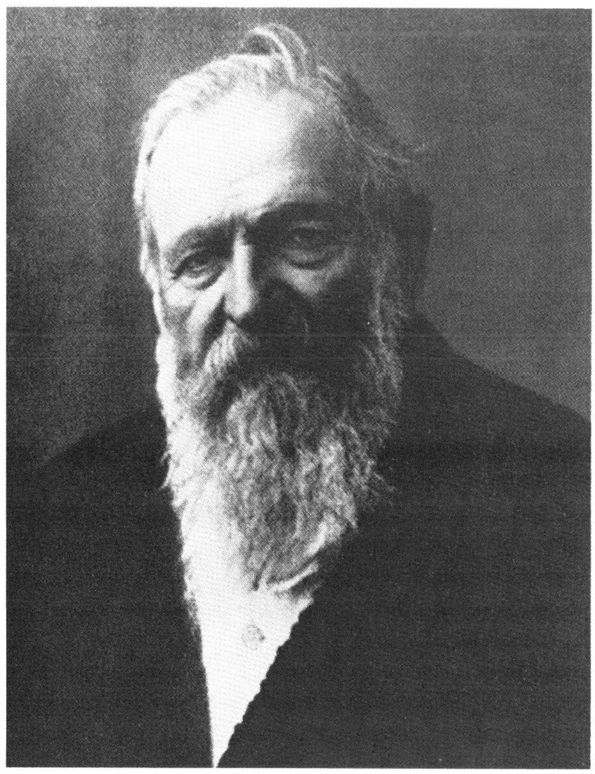

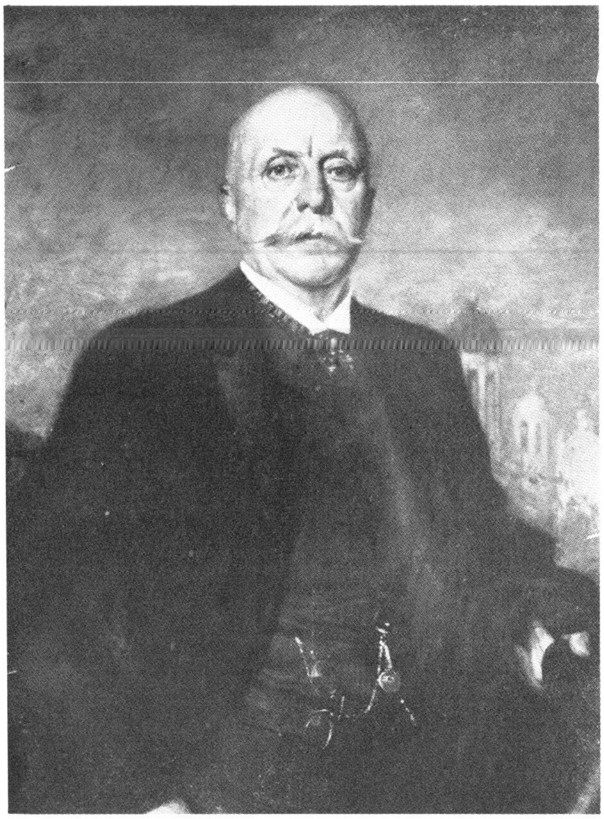

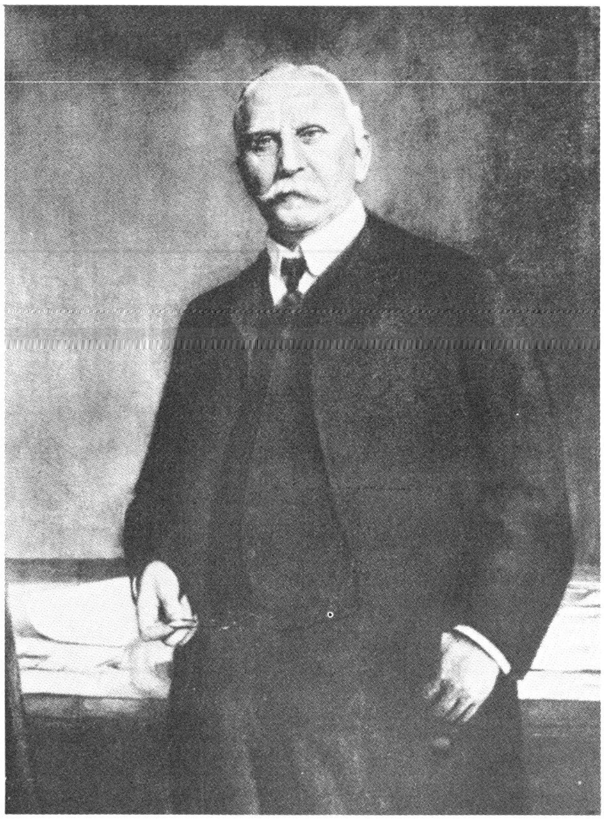

Heinrich Lueg　　*Ernst Schiess*

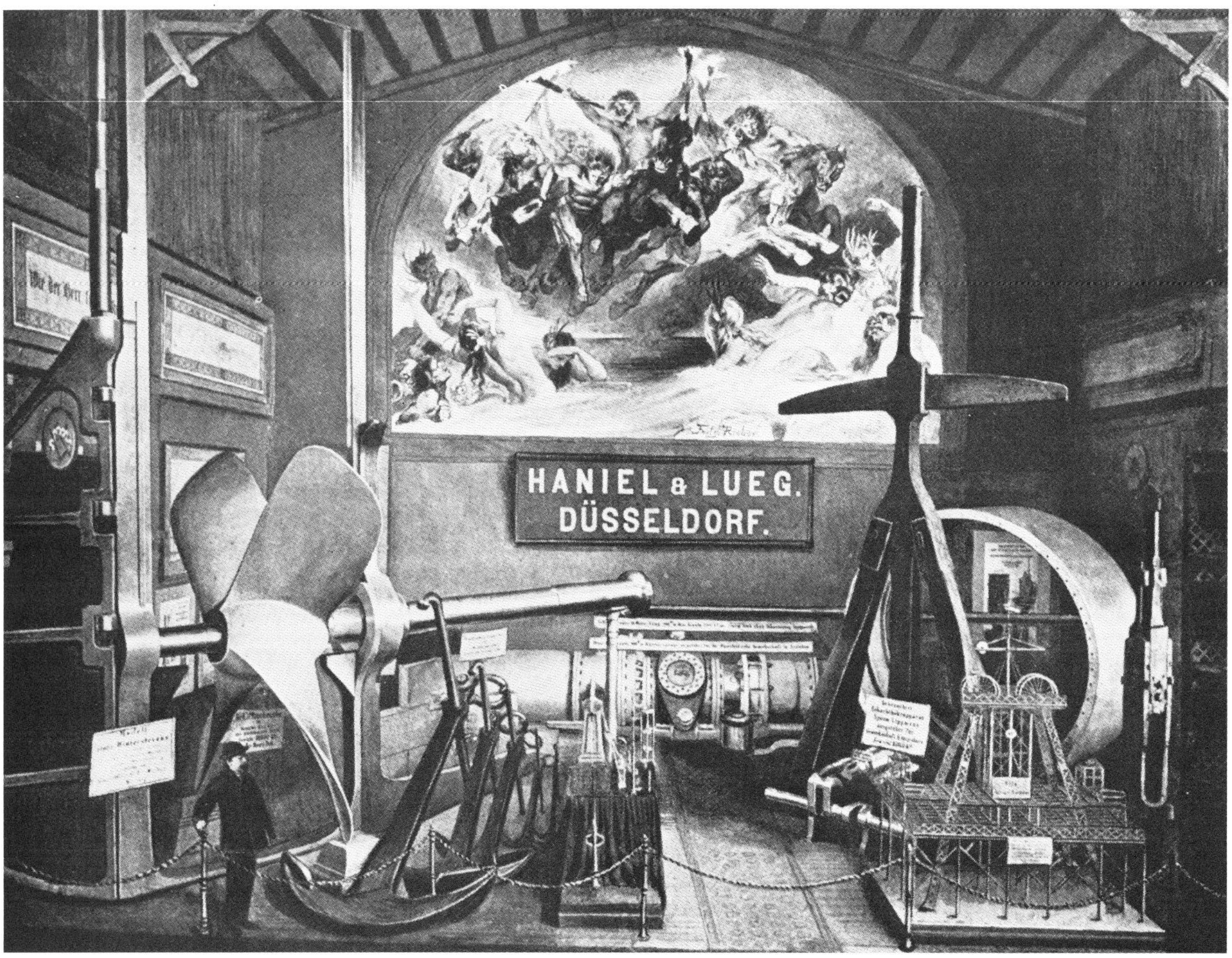

◁ *Schiess, Lueg und Haniel*

Die Wiege von Ernst Schiess stand in Magdeburg. Als junger Ingenieur, der in England Maschinenbaukunde studiert hatte, war Schiess, Jahrgang 1840, um 1870 nach Düsseldorf gekommen, von Albert Poensgen auf diesen Markt für Maschinenbau hingewiesen. Seine erste Werkstatt an der Kölner Straße zählte nur wenige Mitarbeiter. Doch das Werk wuchs und begründete den Ruf Düsseldorfs als Stadt der Werkzeugmaschinen.
1880 verband sich Schiess zu gemeinsamer Arbeit für Düsseldorf mit Heinrich Lueg, der im gleichen Jahr, am gleichen Tag wie er in Sterkrade geboren worden war. Lueg hatte in Düsseldorf mit Ludwig und Franz Haniel die Firma Haniel und Lueg begründet, die Geräte für die Eisenbahn, die Schiffahrt und den Bergbau herstellte. Nach dem Krieg mit Frankreich, nach den Wirren der Gründerjahre schufen Schiess und Lueg die Voraussetzungen für die Gewerbeausstellung 1880, mit einer Kunstausstellung verbunden, auf dem weiten Gelände zu Füßen des Grafenbergs. Die Düsseldorfer Bürger stifteten einen Garantiefonds von 5 Millionen Mark. Der wirtschaftliche Erfolg der Ausstellung war so groß, daß es »unnötig war, von dem Garantieschein Gebrauch zu machen«. Düsseldorfs Ruf als Ausstellungsstadt war gefestigt. Mit diesem Ansehen konnte die große Düsseldorfer Ausstellung von 1902, fast eine Weltausstellung in Deutschland, vorbereitet werden. Ohne Marx und Schiess, ohne Poensgen und Trinkaus, ohne Haniel und Lueg, ohne Henkel und Heye wäre Düsseldorf wohl nicht zur Landeshauptstadt, nicht zur Stadt der Fachmessen und der Börse geworden.

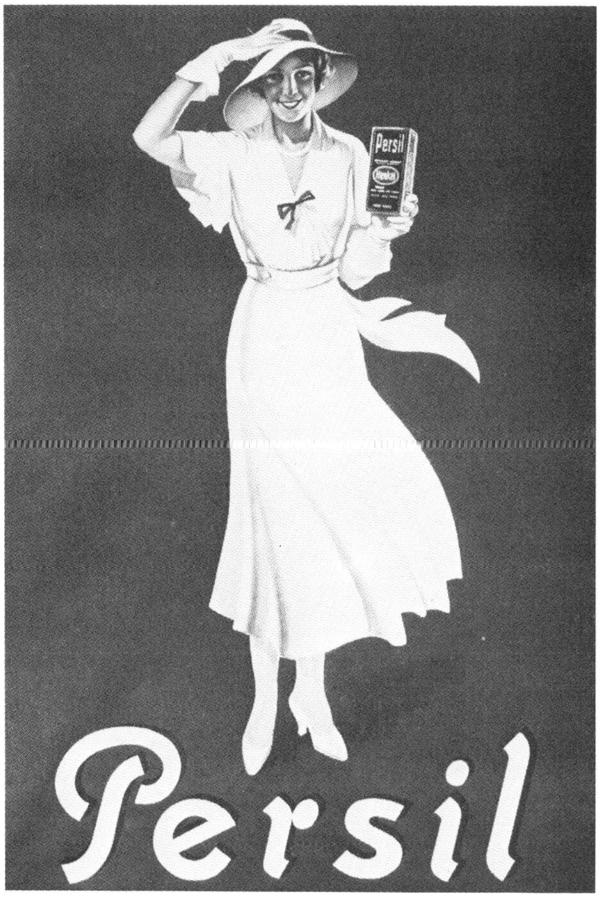

Fritz Henkel

»Pauline laß das Reiben sein, nimm Persil« – Mit diesem Schlagwort versuchte seit 1907 der Waschmittelhersteller Fritz Henkel, die Hausfrau und ihre Gehilfin Pauline der dampfenden Waschküche zu entreißen. Mit dem Bleichsoda hatte er seit 1876 erfolgreich Sonnenersatz geliefert, Sonnenersatz für die Wäsche auf Trockenböden und in Hinterhöfen. Henkel, 1848 im Hessischen geboren, hatte 1876 in Aachen begonnen und ließ sich schon 1878 von dem großen westdeutschen Magnet Düsseldorf anziehen. Der kleine Betrieb an der Schützenstraße siedelte schon bald in größere Räume an der Gerresheimer Straße über. Dann folgte um 1900 der große Sprung auf die Wiesen und Felder von Holthausen. Hier ließ sich auf billigem Ackerland großzügig und weitschauend planen und bauen. Der Name »Persil« war schnell gefunden: Perborat und Silicat, zwei Grundstoffe des selbsttätigen Waschmittels, standen Pate. Als Werksküche und Werksbücherei für deutsche Arbeiter noch fremde Begriffe waren, setzten sich die Henkel-Leute schon an einen gepflegten, kostenlosen Mittagstisch. Weihnachtsgratifikation hat Henkel schon vor Jahrzehnten gezahlt. Das Fabrikationsprogramm wuchs, Holthausen wurde zur Henkel-Stadt.

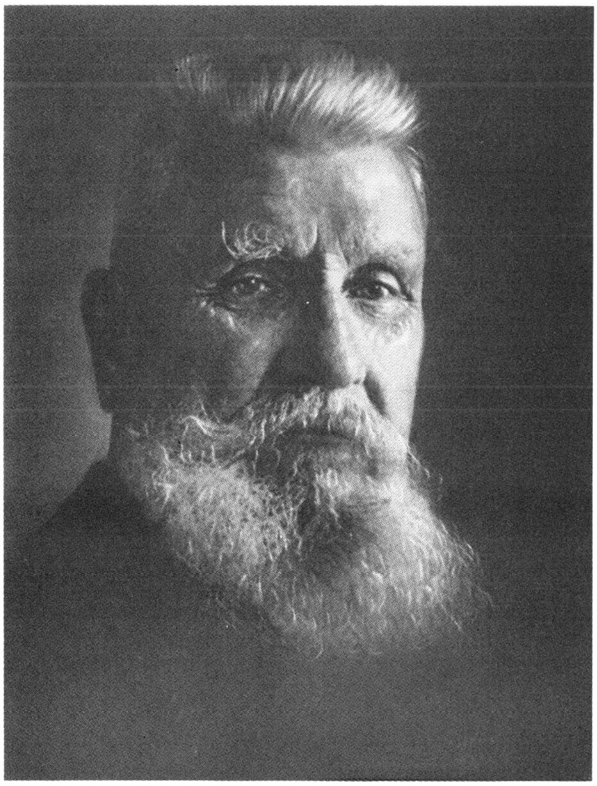

Fritz Henkel

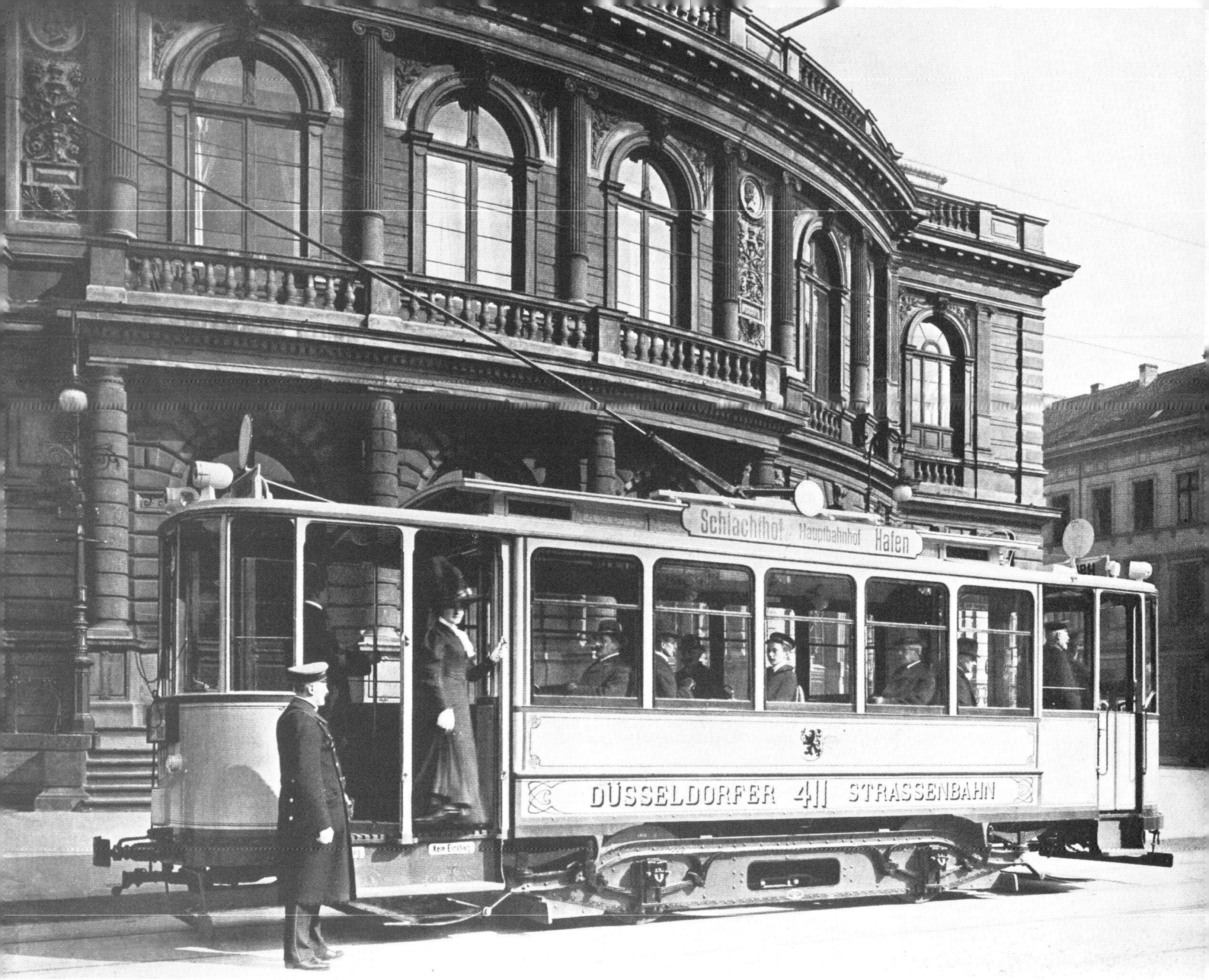

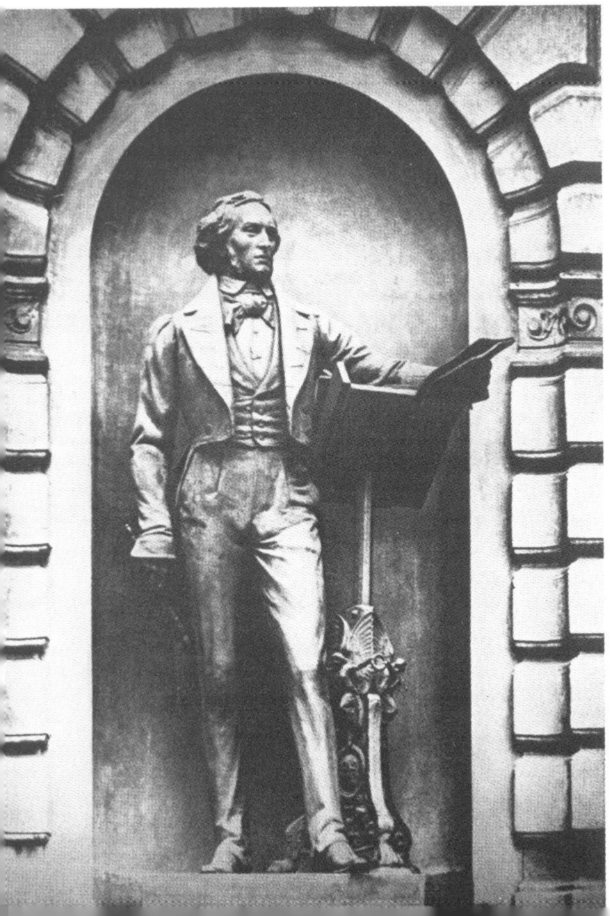

Das ehemalige Stadttheater

an der Stelle des heutigen Opernhauses war für Generationen von Düsseldorfern musischer Mittelpunkt. Karl Leberecht Immermann, der große Theaterleiter, und Felix Mendelssohn-Bartholdy (unser Bild), der geniale Musiker, beide einst in Düsseldorf tätig, standen in Erz vor der reizvollen Fassade des Baues, den Blick auf die Altstadt gegenüber gerichtet. »... heute ist Kirmes«, schrieb Mendelssohn, »daß heißt, ganz Düsseldorf trinkt Wein. Nicht als ob's das nicht jeden Tag täte, aber es geht spazieren dabei. Nicht als ob's das nicht jeden andern Tag täte, aber es wird getanzt und gejubelt ...«
»Als Neugieriger muß ich auch noch spät abends hin«, ergänzt er, »jetzt aber erst mich etwas in den Rhein stürzen, mit vielen Malern.«

hatte die anheimelnde Atmosphäre alter Hoftheater in Weiß, Gold und rotem Plüsch. Unter der Leitung von tüchtigen Männern, wie Ludwig Zimmermann oder Bruno Walter Iltz, wurde in Oper und Schauspiel bestes Ensembletheater gespielt. Es gab viele Habitués, die über einen festen Platz in diesem Musentempel verfügten. Wohlhabende Gönner interessierten sich zuweilen für die jungen Darstellerinnen. Ein Großkaufmann beabsichtigte, eine hübsche Schauspielerin zu heiraten. Er führte sie öfters aus. Die Routine des Geschäftsmannes ließ ihn bei seiner Auskunftei anfragen. Die Antwort lautete: »Leumund der Dame einwandfrei. Sie wurde allerdings in letzter Zeit mehrfach mit einem Herrn von unsolidem Lebenswandel beobachtet.«

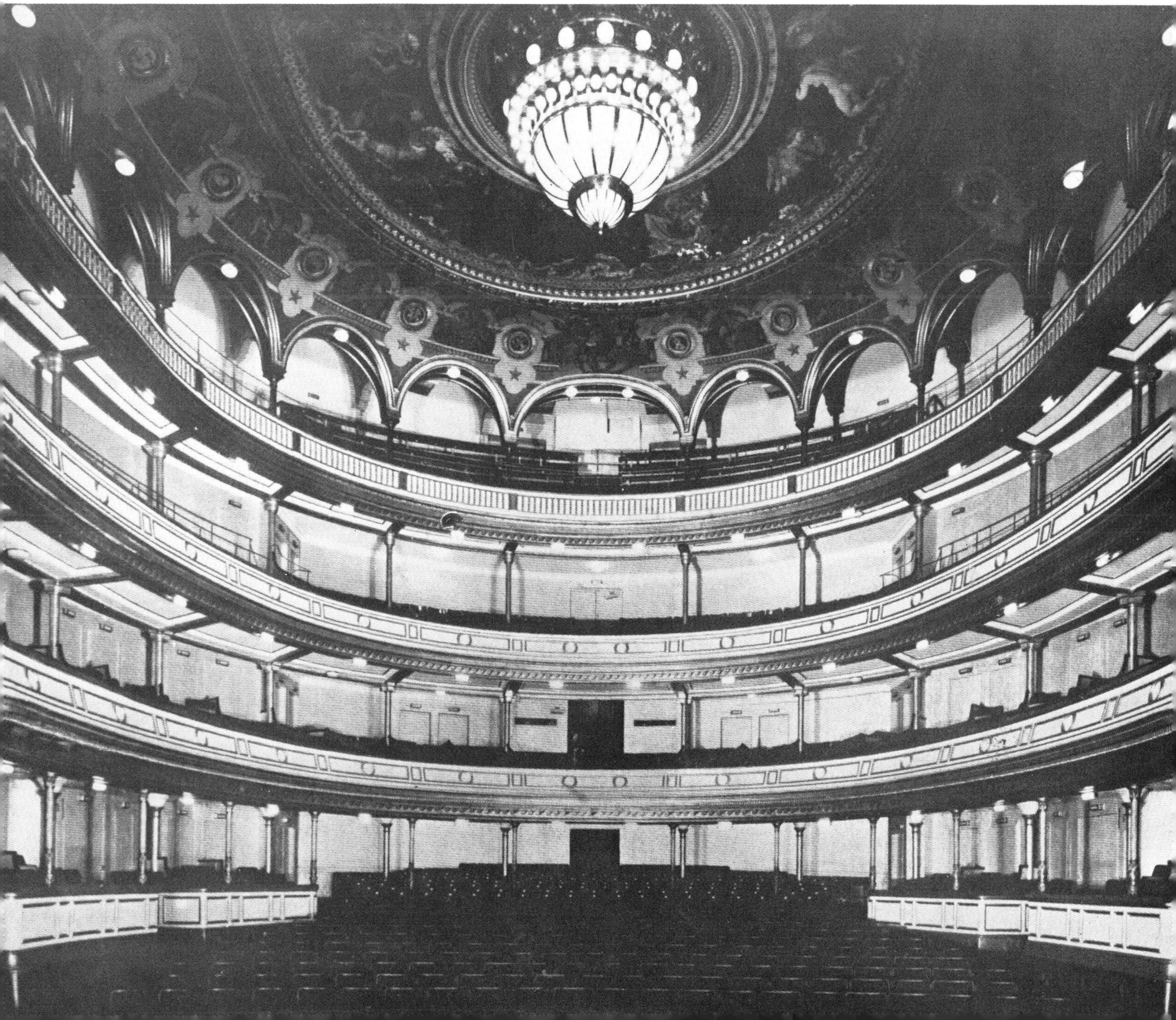

Der Zuschauerraum des Stadttheaters

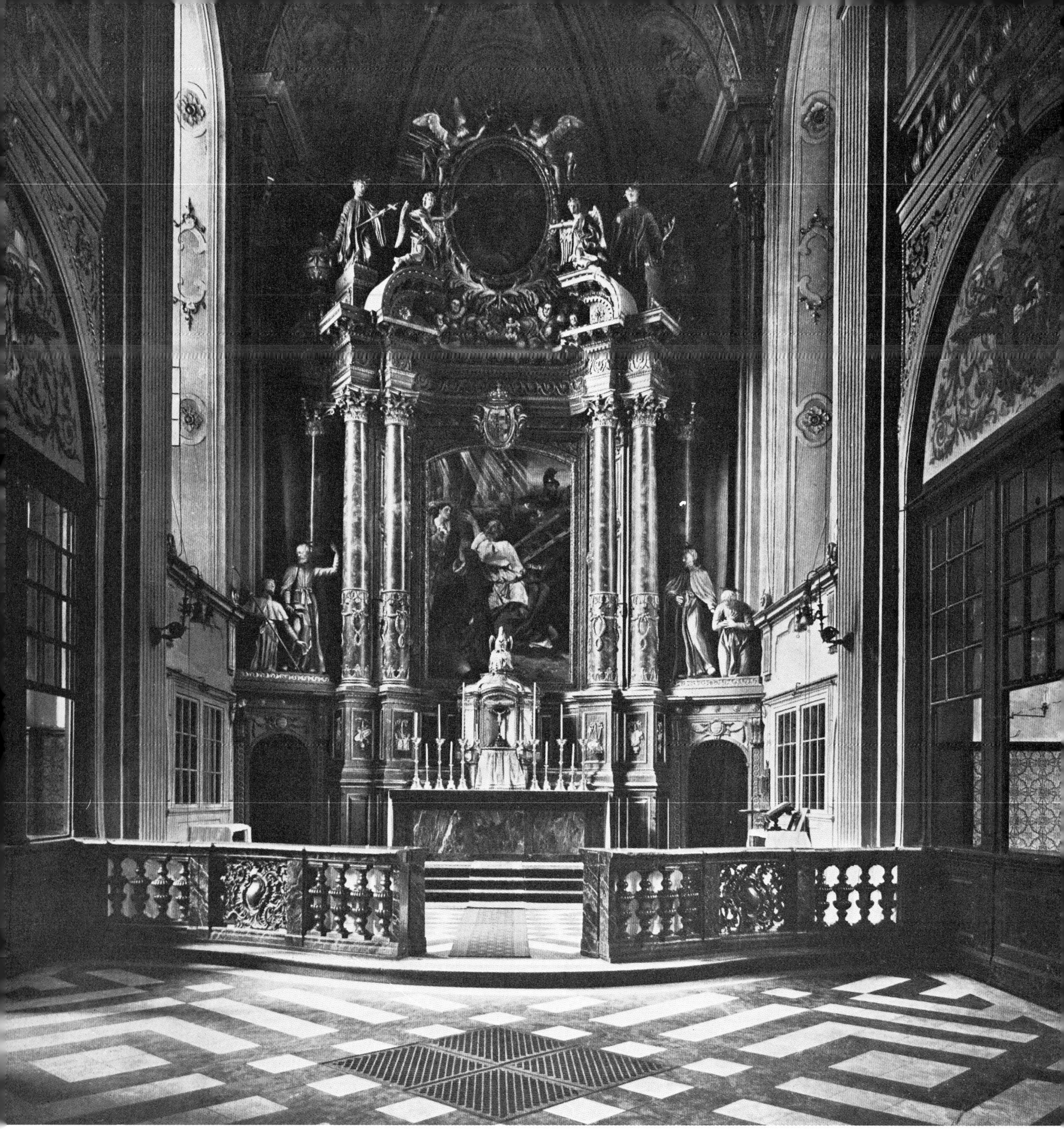

Der alte Barockaltar in der St.-Andreas-Kirche

wurde im Kriege zerstört und von Professor Ewald Mataré neu gestaltet und mit feinem Stilgefühl dem rheinischen Barock der ehemaligen Hofkirche angepaßt. Hinter diesem Chor, in dem von einer Kuppel überwölbten Mausoleum, ruht der unvergessene und für jeden Düsseldorfer, gleich welcher Denkungsart, unantastbare Jan Wellem, Kurfürst von der Pfalz und Herzog von Jülich und Berg.

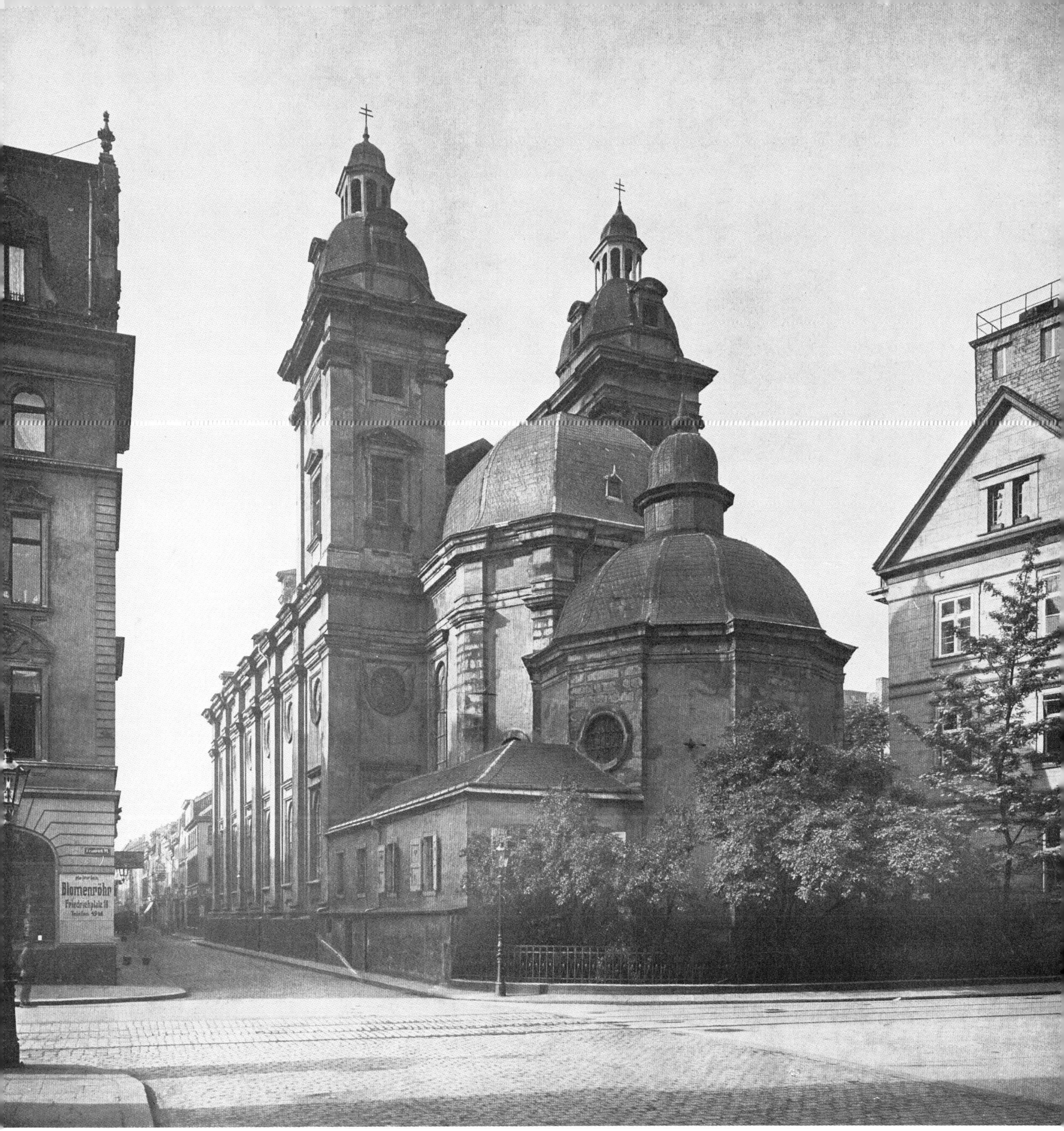

St. Andreas und die alte Benzenberg-Sternwarte

Diese primitive Sternwarte rechts im Bild befand sich noch bis 1954 auf dem Dach des ehemaligen Jesuitenkollegiums. Dann mußte sie wegen Baufälligkeit heruntergenommen werden. In ihr hat der Astronom Johann Friedrich Benzenberg (»Zahlen beweisen«, sagte Benzenberg!) durch seine Beobachtungen eindeutig feststellen können, daß die Sternschnuppen kosmischen Ursprungs sind.

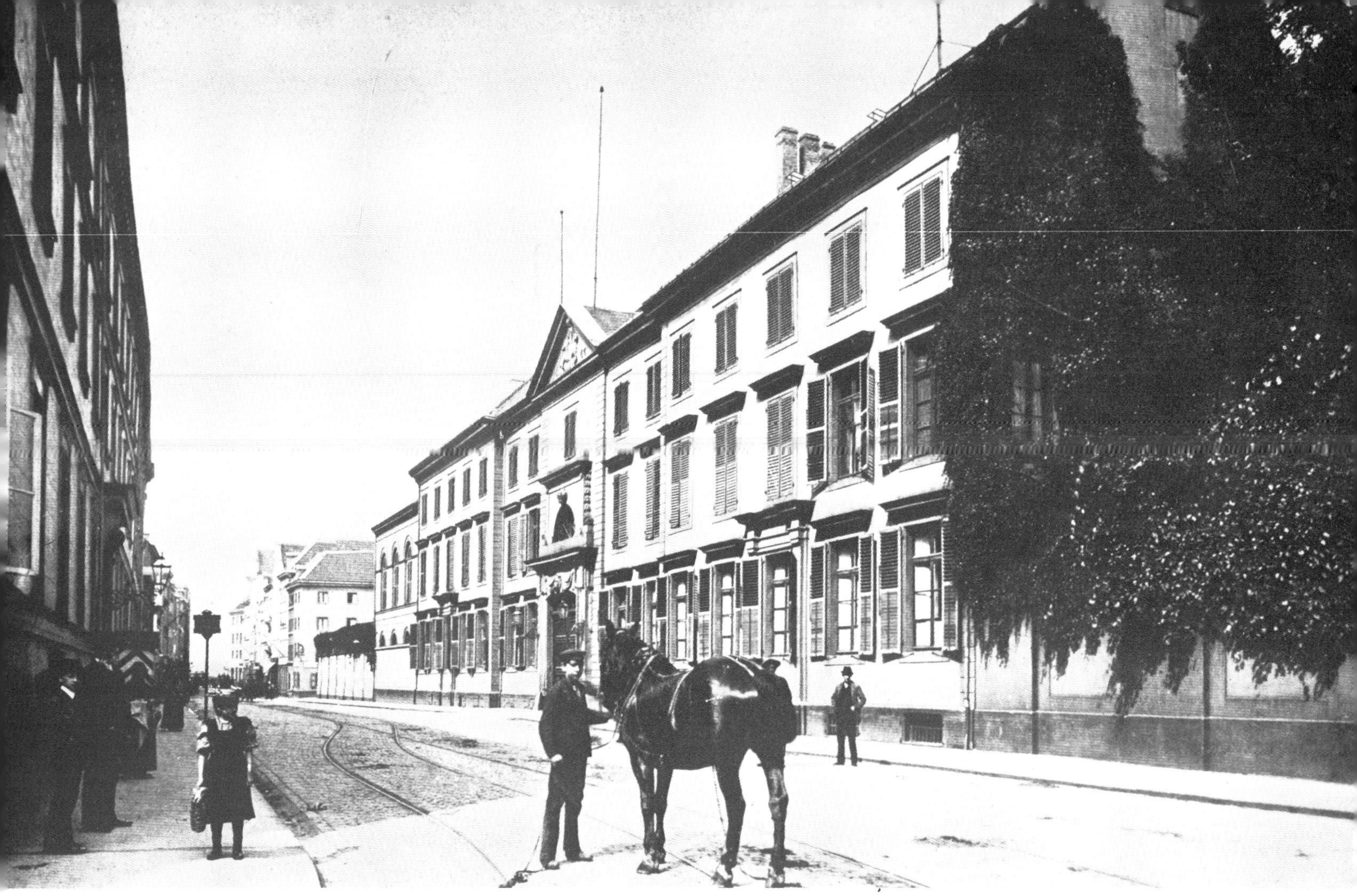

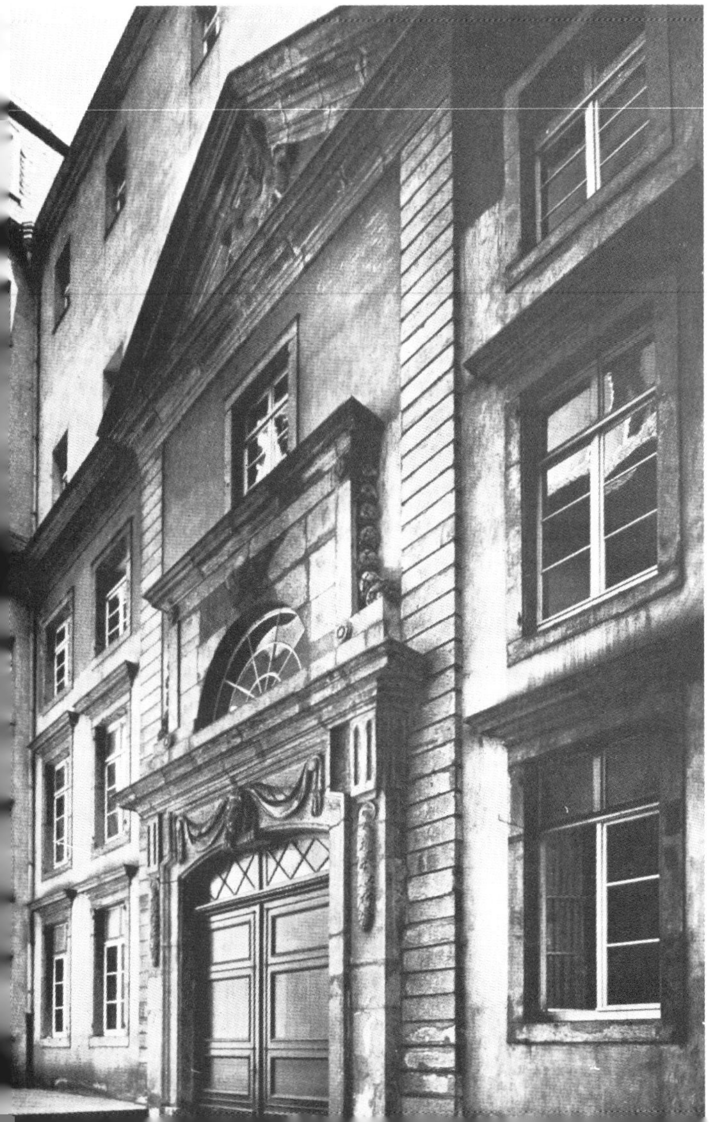

Die frühere Residenz

in der Mühlenstraße wurde 1912, als man das neue Regierungsgebäude in der Cecilienallee baute, abgerissen und an ihre Stelle der mächtige Justizpalast errichtet.

... und ihre eingekerkerte Fassade

Dem bauführenden Regierungsbeamten blutete das rheinische Herz ob der dem Untergang geweihten anmutigen Spätbarockfassade. Heimlich ließ er den ganzen Mittelrisalit in einen der inneren Lichthöfe des Gerichtsgebäudes einmauern. Dessen Quadern widerstanden im Zweiten Weltkrieg den Bomben und bewahrten so »mit ihrem Leib« die reizvolle Herzogfassade vor der Zerstörung. So kann man sie nach wie vor unversehrt durch die Fenster eines Lichthofs betrachten.

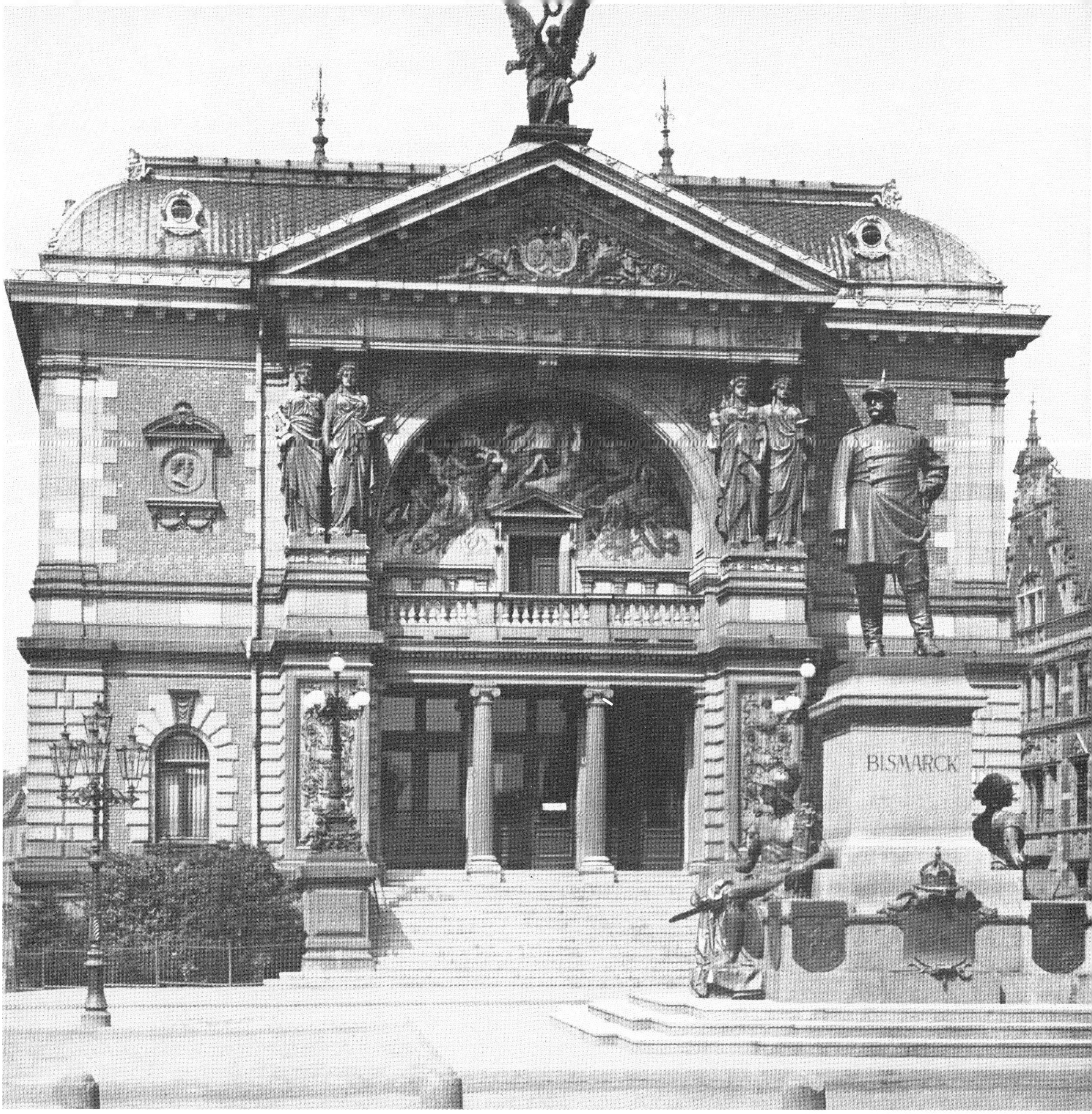

Kunsthalle und Bismarck-Denkmal

Witzbolde stellten damals eine verfängliche Frage: »Wer ist der Vorsteher der Kunsthalle?« Die Antwort war: »Bismarck«. Seine martialischen Kürassierstiefel bildeten einen fast »anmutigen« Kontrast zu den vier Karyatiden, den Musen der Malerei, Bildhauerei, Architektur und Musik. Ihre streng gelockten Häupter trugen den Giebel, auf dessen Spitze der Genius nach einem passenden Kopf für seinen Kranz ausspähte. Das Bismarck-Denkmal hat nach 1945 ebenso wie das Kaiser-Wilhelm-Denkmal in der Nähe der Johanniskirche an der Berliner Allee einen neuen Platz gefunden. Die vier Karyatiden erinnern zwischen St.-Andreas-Kirche und der neuen Kunsthalle an die zerstörte alte.

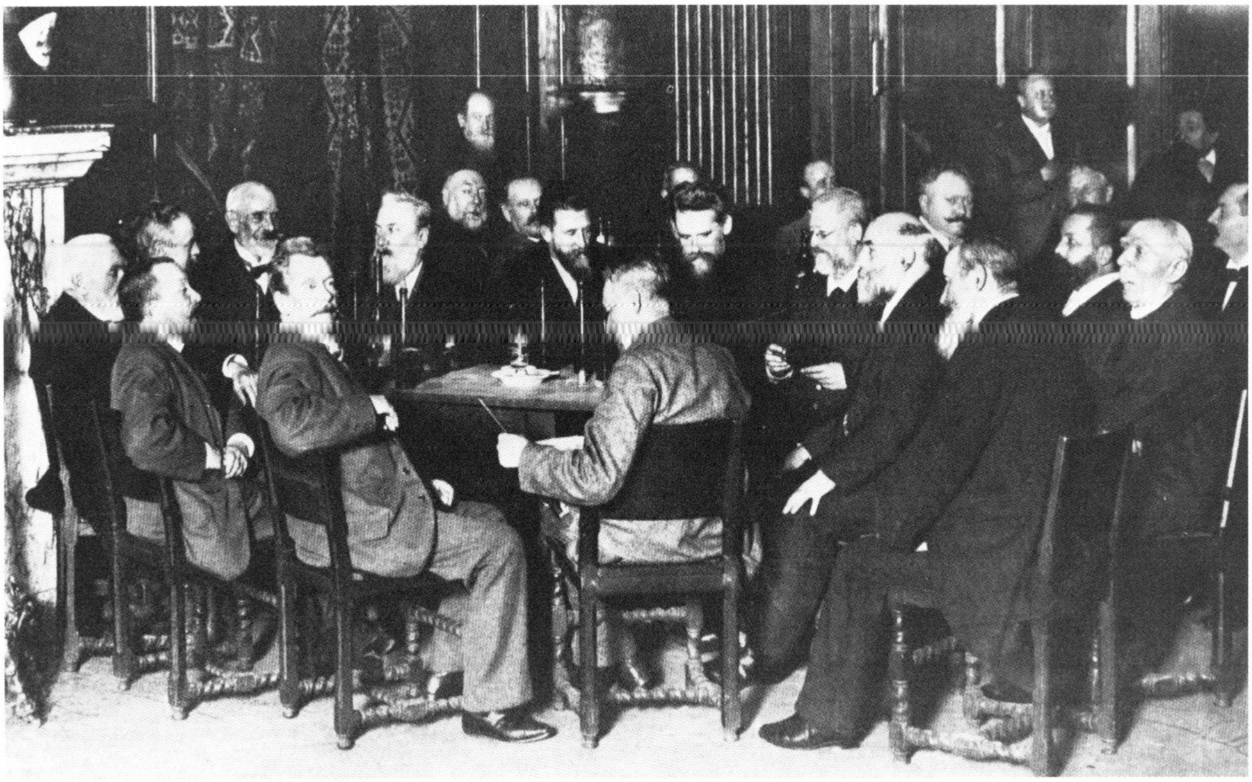

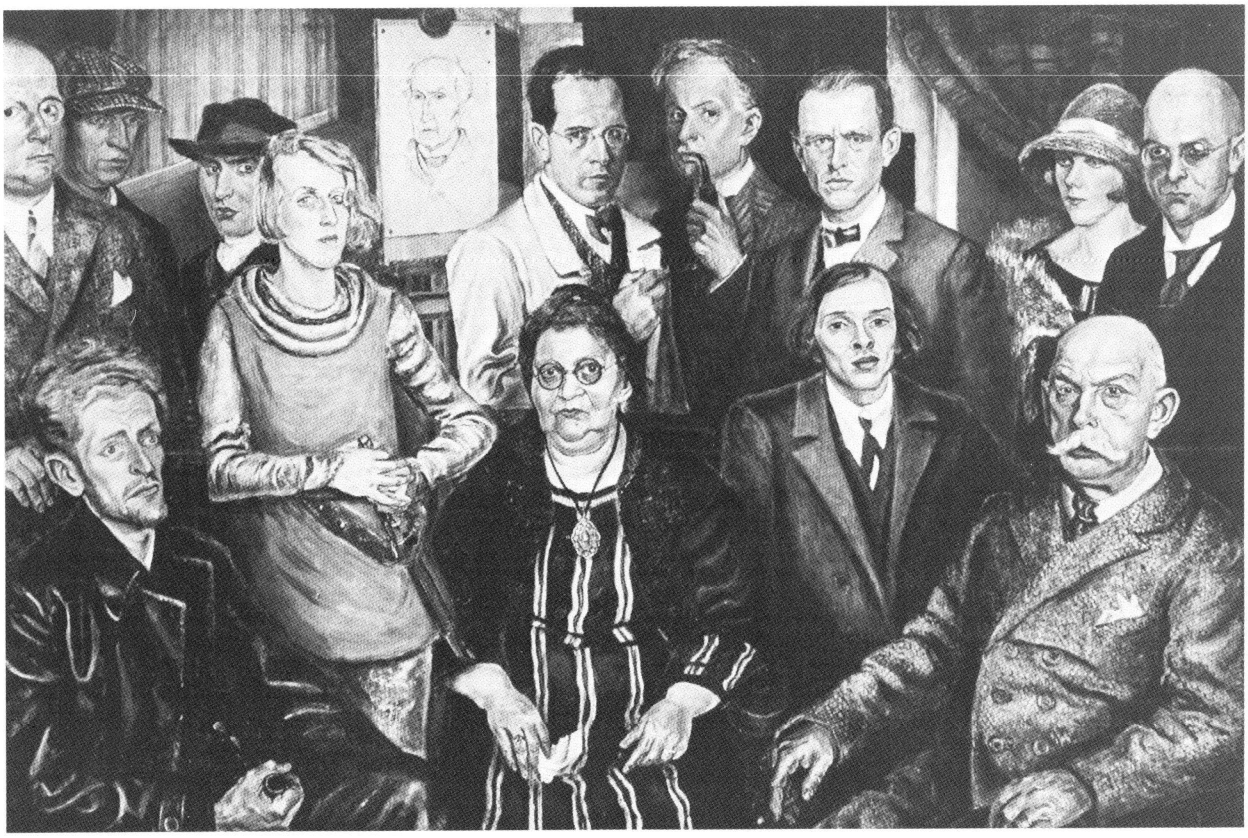

Die bärtigen Maler

des ausklingenden Jahrhunderts tranken in zufriedener Beschaulichkeit ihren Abendschoppen im »Malkasten«! Hier sitzen die »Genremaler« (von links nach rechts): Beckmann, Anders, Grünert, Erdmann, Leineweber, Leisten, Sohn, Hendschel, v. d. Hellen, Fahrbach, Windmüller, Lins, Salentin, Jutz und ganz vorn rechts der Schriftsteller Henoumont (linkes Bild oben).

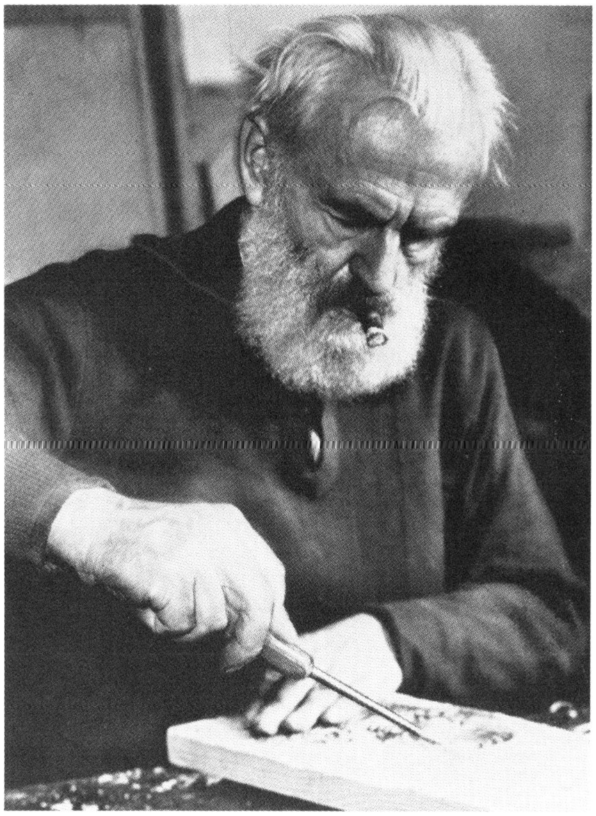

Mutter Ey und ihr Kreis

Einige Schritte neben der Kunsthalle erregte der avantgardistische Kunstladen der »Ey« durch seine modernen Ausstellungen die Gemüter so sehr, daß häufig Menschenansammlungen temperamentvoll vor den Schaufenstern diskutierten. Auf dem Bild von Arthur Kaufmann »Zeitgenossen 1925/26« von links nach rechts (vordere Reihe) Gert Wollheim, Hilde Schewior, Mutter Ey, Karl Schwesig, Adalbert Trillhase; in der zweiten Reihe: Herbert Eulenberg, Theo Champion, Jankel Adler, Ernst te Peerdt (auf der Staffelei), Arthur Kaufmann, Walter Ophey, Otto Dix, Frau Kaufmann, H. H. Nicolini (linkes Bild unten).

Otto Pankok

in Mülheim an der Ruhr geboren, liebte und malte die Zigeuner, die Armen, Pataran und Patum, Herrn und Frau Humpelbein, Tiere in Spanien, Blumen und Bäume. Der Maler in Schwarz und Weiß bevorzugte das großflächige Format und entwickelte sich in seinen Karikaturen für den Düsseldorfer Mittag zu einem Meister auch der kleinen Form. Als einer der ersten stößt er zu Mutter Ey, der Wegbereiterin der modernen Kunst in Düsseldorf. »Wir empfanden uns als Dynamit und wollten ganz Düsseldorf in die Luft sprengen«, so hat Pankok die Jahre bei Mutter Ey gekennzeichnet.

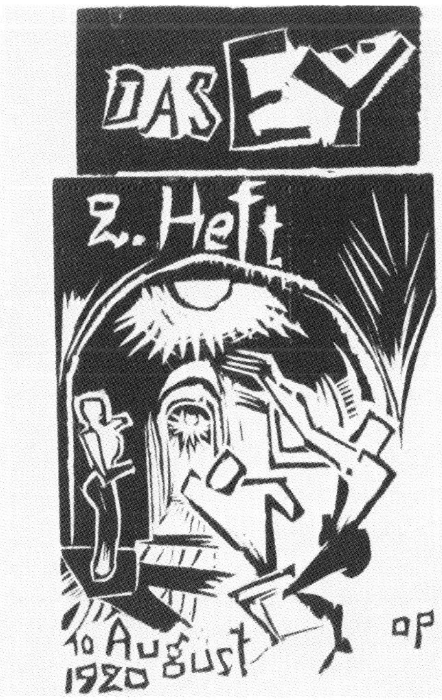

Mit ihm waren damals die Maler Gert Wollheim, Karlchen Schwesig, Adalbert Trillhase, Otto Dix und Paul Ernst auf die Barrikaden gestiegen. »Pankok als Ritter«, so hat Trillhase seinen Freund festgehalten, ein Ritter wider Tod und Teufel. Pankok schuf dann die Titelseiten der Zeitschrift »Das Ey«. Auch als Pankok nach dem Zweiten Weltkrieg als Professor an die Düsseldorfer Akademie berufen wurde, als er sich mit Haus Esselt bei Wesel ganz nahe der Erde und dem Himmel ein niederrheinisches Zuhause schaffen konnte, in einer Landschaft, die er zeit seines Lebens geliebt hat, bekannte er sich zu der Forderung von einst: »Nicht raffen, sondern schaffen. Die Möglichkeit eines Neuen, eines Anfangs aber ist allein in uns selbst.«
Im Herbst 1966 ist Otto Pankok gestorben.

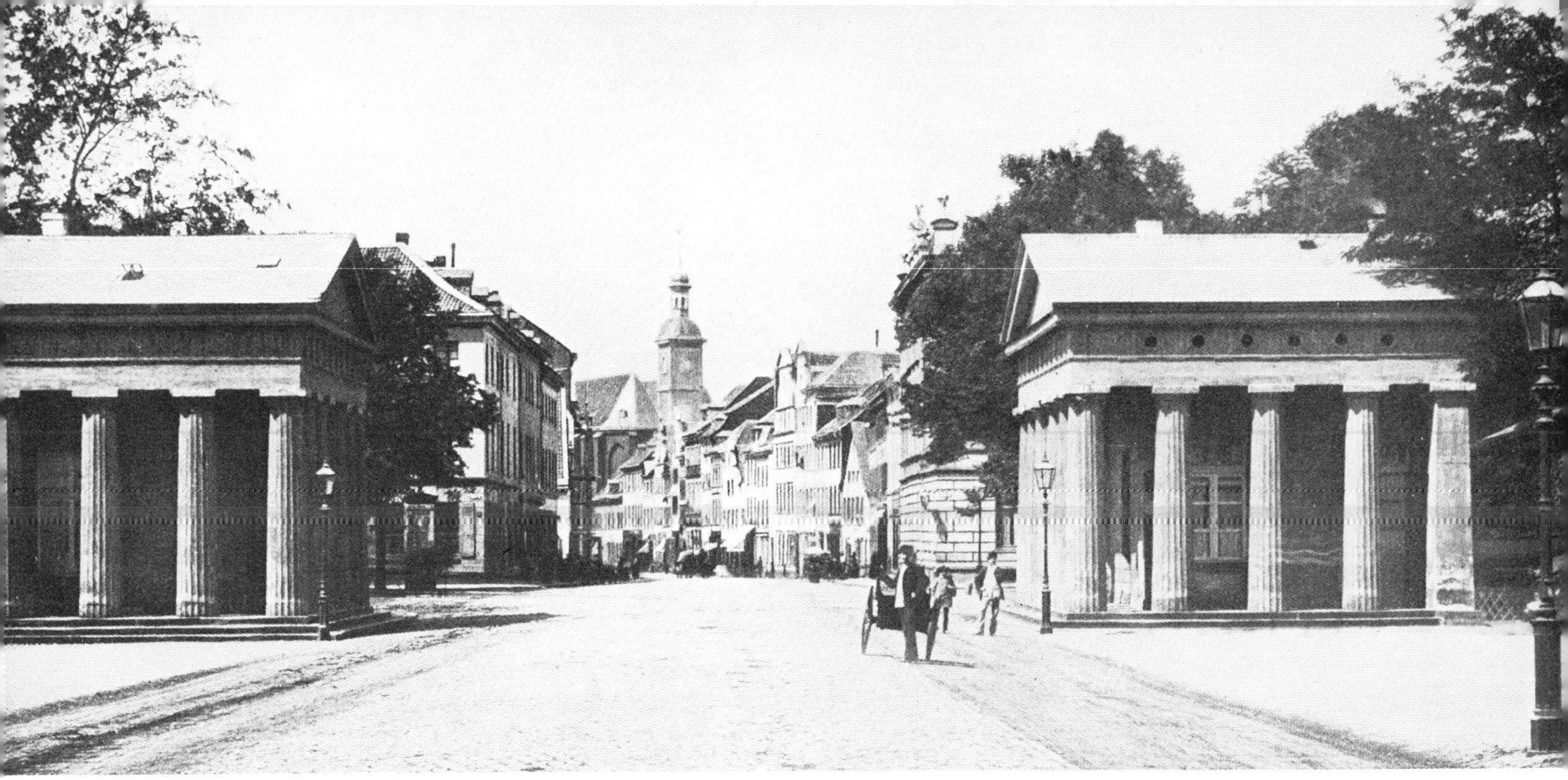

Das Ratinger Tor

Als der Festungsgürtel gefallen war, faßte Adolph von Vagedes mit diesem Schmuckstück klassizistischer Baukunst die aus der Residenz herausführende Ratinger Straße ein. Durch die behäbige Altstadtstraße und das Gäßchen, das von ihr zur Kunstakademie führte, ging der Weg fast aller dort Studierenden. Daher sollen hier besorgte Mütter den Warnruf an ihre Kinder geprägt haben: »Jöngke, donn de Botteram fot, do kütt 'ne Möler!«

Die Kreuzherren-Kirche

die das Bild der Altstadt beherrscht, ist in ihrer alten Pracht mit der hübschen Turmhaube wiedererstanden. Als zweischiffige Hallenkirche mit zwei Chören repräsentiert sie eine der seltensten Kirchenbauformen am Niederrhein. Bei der Säkularisation wurde durch den Reichsdeputationshauptschluß in Wien das reiche Kirchenvermögen eingezogen, das Kloster aufgelöst. Nach 1806, mit dem Einzug der Franzosen in Düsseldorf, waren in den ausgedehnten Klosterbauten die Truppen Napoleons, nach 1813 zuerst die Russen, dann die Preußen einquartiert. Zuletzt diente die Kirche als Montierungsdepot und wurde daher bis zum Ersten Weltkrieg durch einen Posten bewacht. Ihm zu Ehren hieß das Wirtshaus gegenüber, das nun verschwunden ist, »Zum Schilderhaus« (im Volksmund »Sibbe Lüs« genannt). Nach 1918 hatte ein Finanzamt in der Kreuzherren-Kirche, deren architektonische Schönheit durch Zwischendecken längst zerschlagen war, seine Aktenständer und Zahltische aufgeschlagen. Bei der Wiederherstellung der Kirche wurden unter deren Verputz jetzt jahrhundertealte Wandmalereien entdeckt.

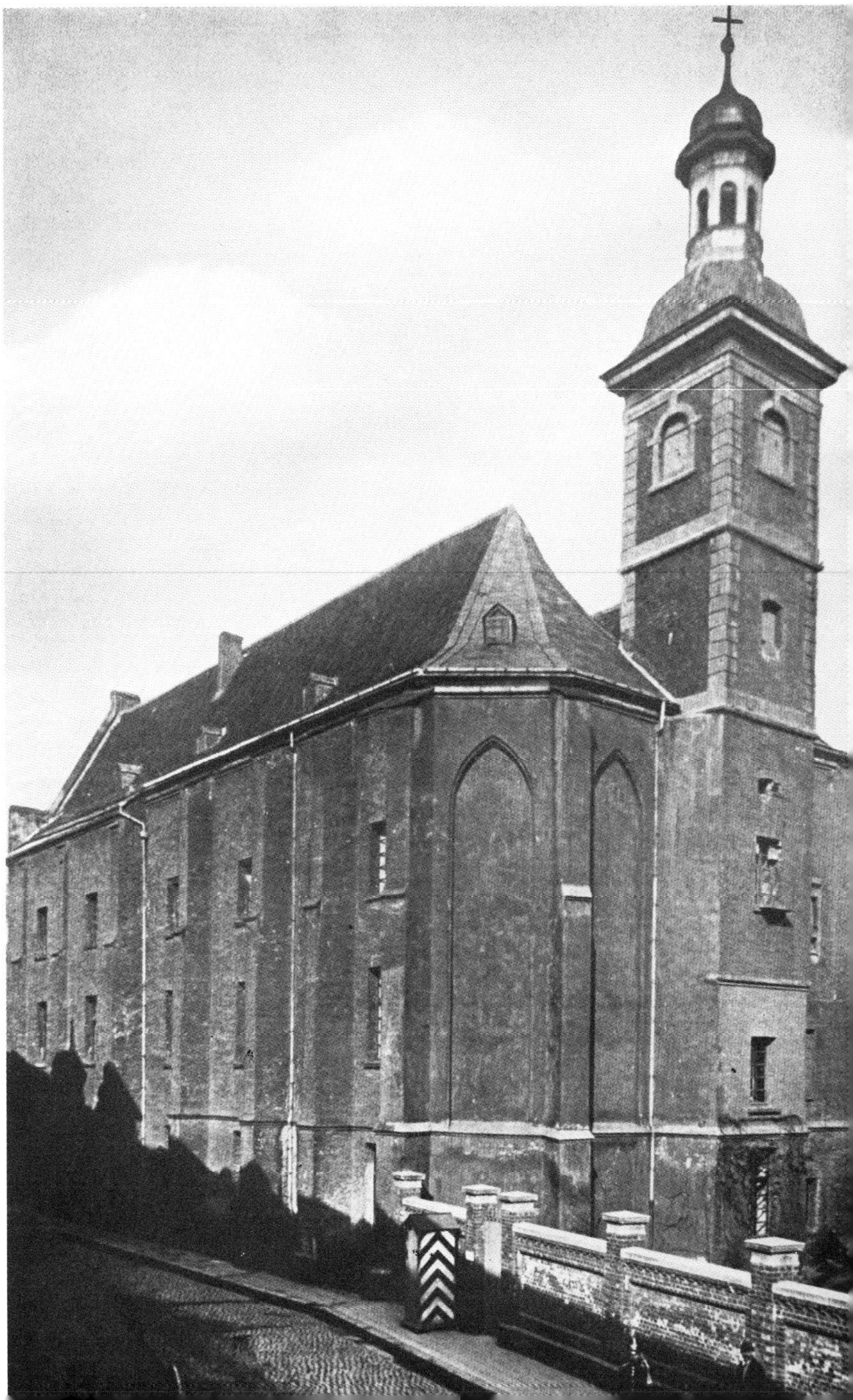

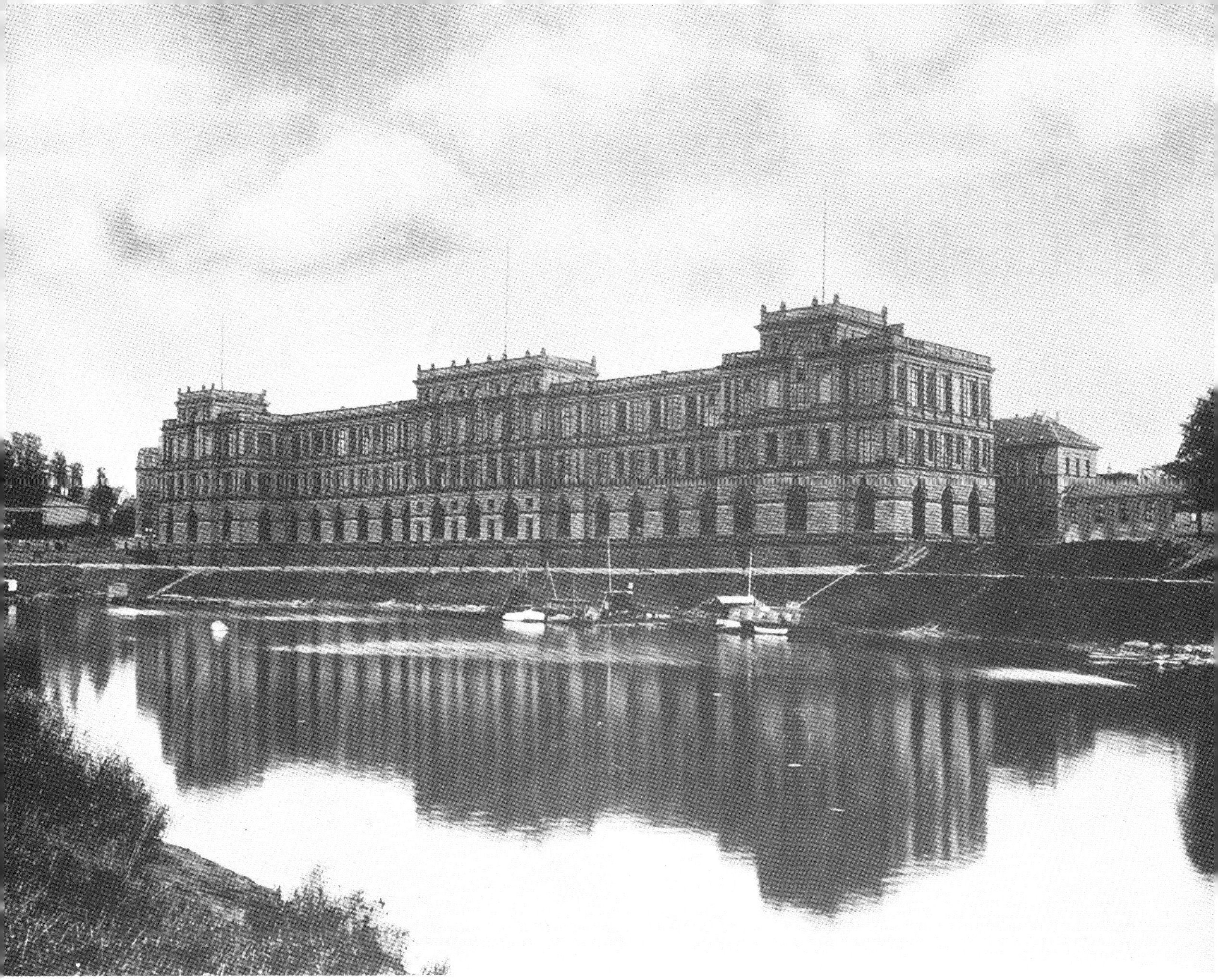

Der alte Sicherheitshafen an der Kunstakademie

Bei seiner Anlage wurde das Erdmaterial für eine Anhöhe im Hofgarten gewonnen, die nach seinem Schöpfer Napoleonsberg genannt wurde. Der Hafen mußte 1898 dem Bau der festen Rheinbrücke weichen und wurde wieder zugeschüttet.

Im Restaurant auf dem »Eiskellerberg« (links neben der Akademie) trank der Düsseldorfer seinen Kaffee und schaute dem Treiben auf dem Wasser zu. Die »Köln–Düsseldorfer« Dampfer hatten hier ihr Winterquartier. Das Arbeitsamt, das heute auf dem »Eiskellerberg« steht, war als Verwaltungsgebäude für die Phönix-Hüttenwerke gebaut, die bald in den Vereinigten Stahlwerken aufgingen.

Der organisatorisch äußerst gewandte damalige Direktor der Kunstakademie war Professor Fritz Roeber, Mitorganisator der großen Ausstellung 1902. Er warf dem Altoberbürgermeister Wilhelm Marx gelegentlich vor, zu wenig Verständnis für die Kunst aufzubringen. Der wehrte sich: »Ich verstehe das nicht von meinem Freund Roeber. Wenn er mich aufsuchte, um mich für seine Pläne zu gewinnen, hat es sich nie um Kunstfragen gehandelt, sondern immer nur um die Frage: zieht er mir oder ich ihm das Fell über die Ohren.«

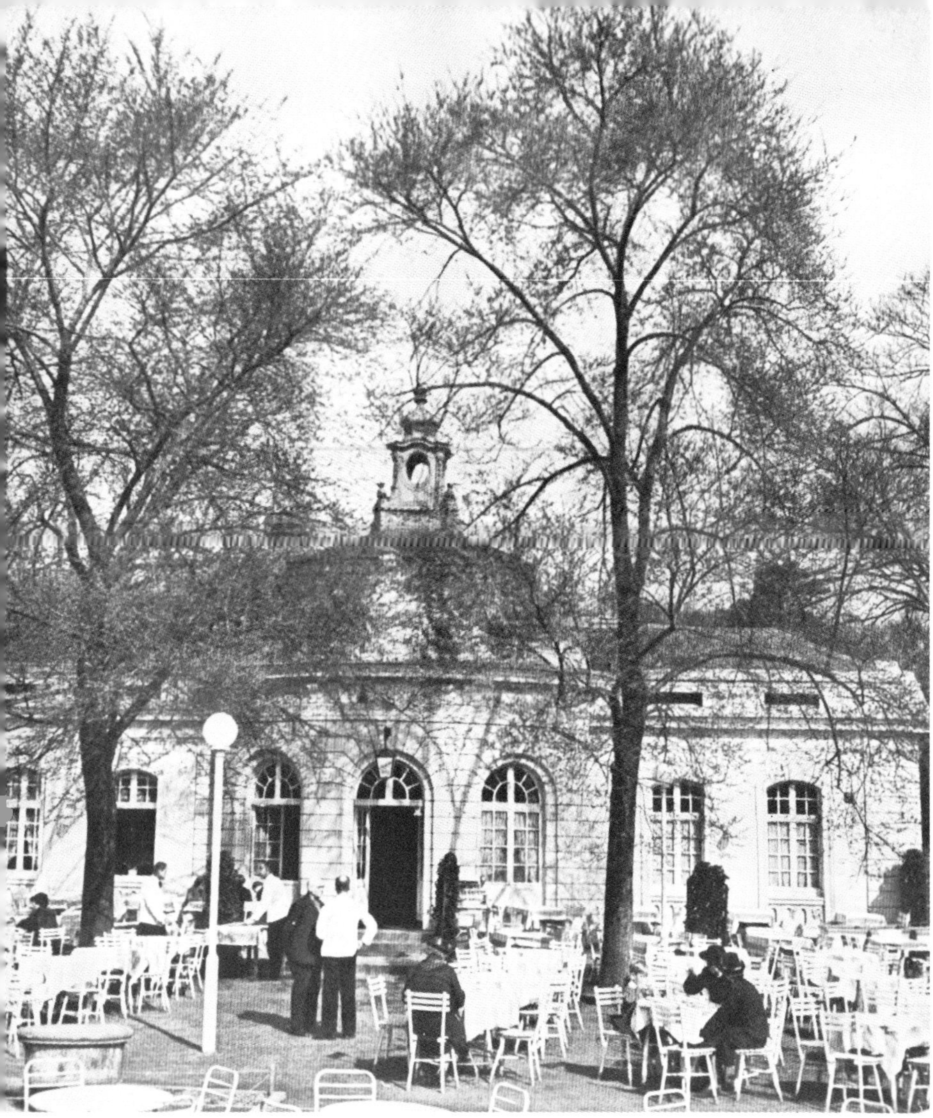

Der Ananasberg

hatte seinen Namen von einer Ananas, dem Dachschmuck des einstigen kleinen Restaurants, das später dem schlößchenartigen Pavillon Platz gemacht hat. Außer für sonntägliche Frühschoppen und nachmittägliche Kaffeeschlachten eignete sich diese idyllische Gaststätte ganz besonders für kleine Kostümfeste, die zur Karnevalszeit vornehmlich von der Kunstgewerbeklasse der Akademie unter Professor Ernst Aufseeser dort abgehalten wurden, zuweilen auch von dem von elf verwegenen Künstlern eigens zu dem Zweck gegründeten »Mondklub«. Die beliebte Gaststätte wurde im Krieg zerstört, sie machte schließlich einer gärtnerischen Anlage Platz.

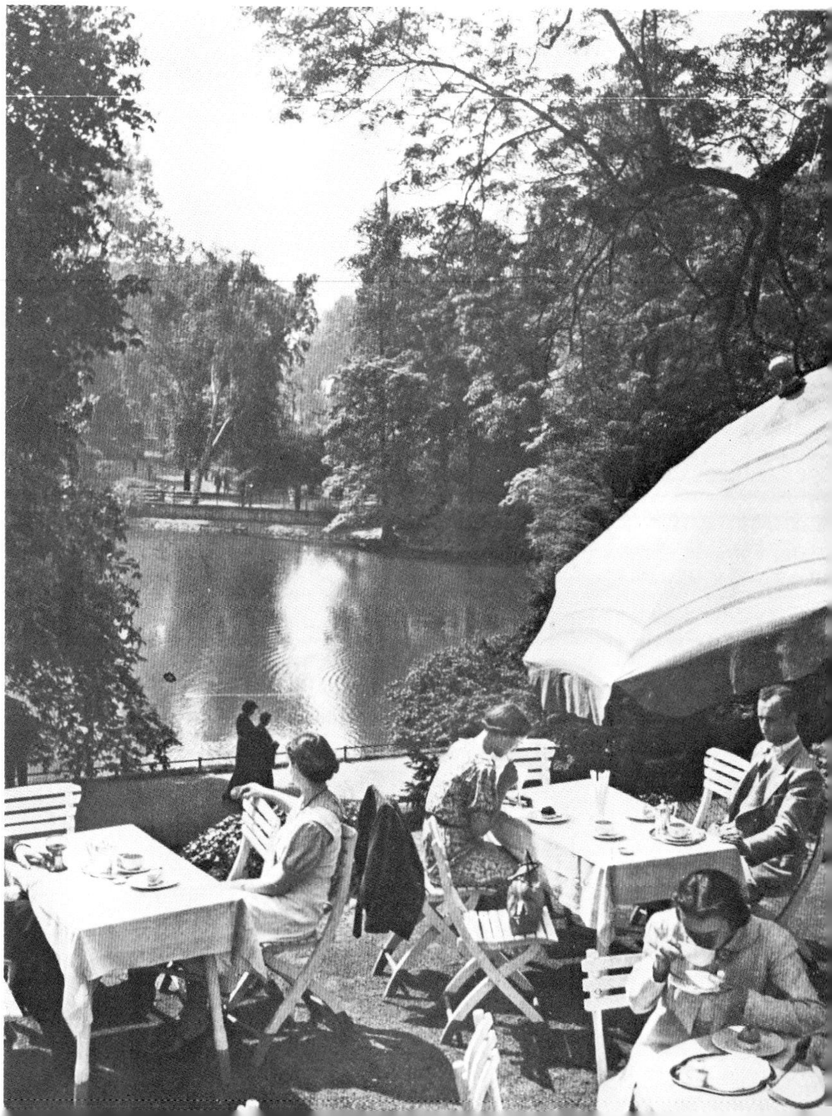

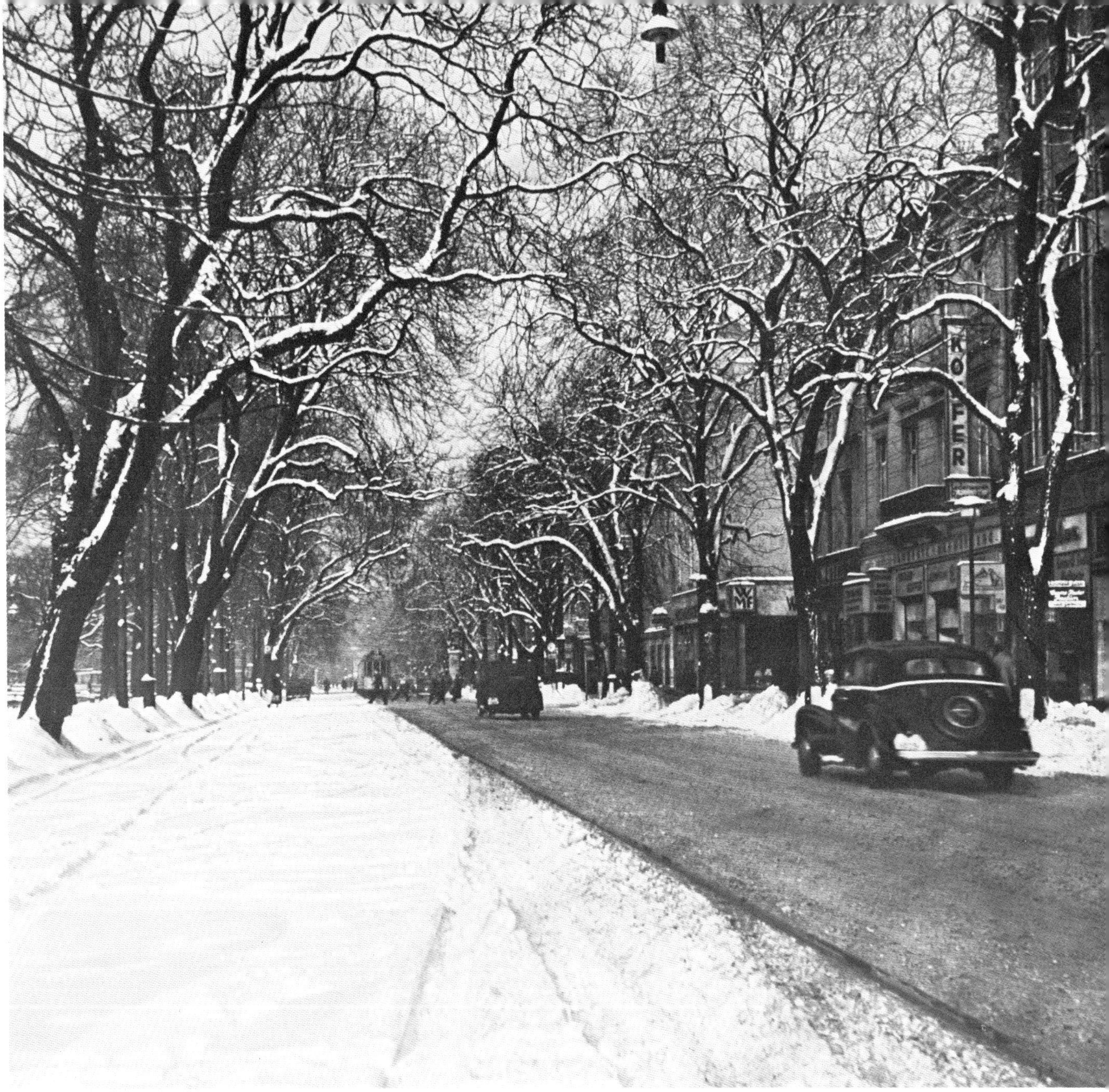

Die alten Baumriesen der Königsallee

mußten größtenteils jungen Bäumen weichen. Sie hatten ihr Alter erreicht. Heute sagen die Leute oft kurz »Kö«. In früherer Zeit ehrte man sie stets mit ihrem vollen Namen. Sie verdankt ihn dem König von Preußen, der das alte Festungsgelände der Stadt für eine friedliche Promenade schenkte.
Geselliger Mittelpunkt zwischen Grünstraße und Steinstraße war einst das »Hotel Kaletsch«, wo der wohlsituierte Bürger sein Bier trank. Hier war auch der alte Posthof hinter dem früheren Telegrafenamt, in den die Postillione im Anfang des Jahrhunderts noch mit schmetterndem Hornruf einfuhren:

»Mädchen von Düsseldorf
hat ein schön Hütchen auf
mit einer Feder drauf
fährt mit der Extrapost
wenn's auch tausend Taler kost'
hat aber kein Geld!«

Die Straßenbahn, die über die »Kö« jahrzehntelang fuhr, hat einen anderen Weg gefunden.

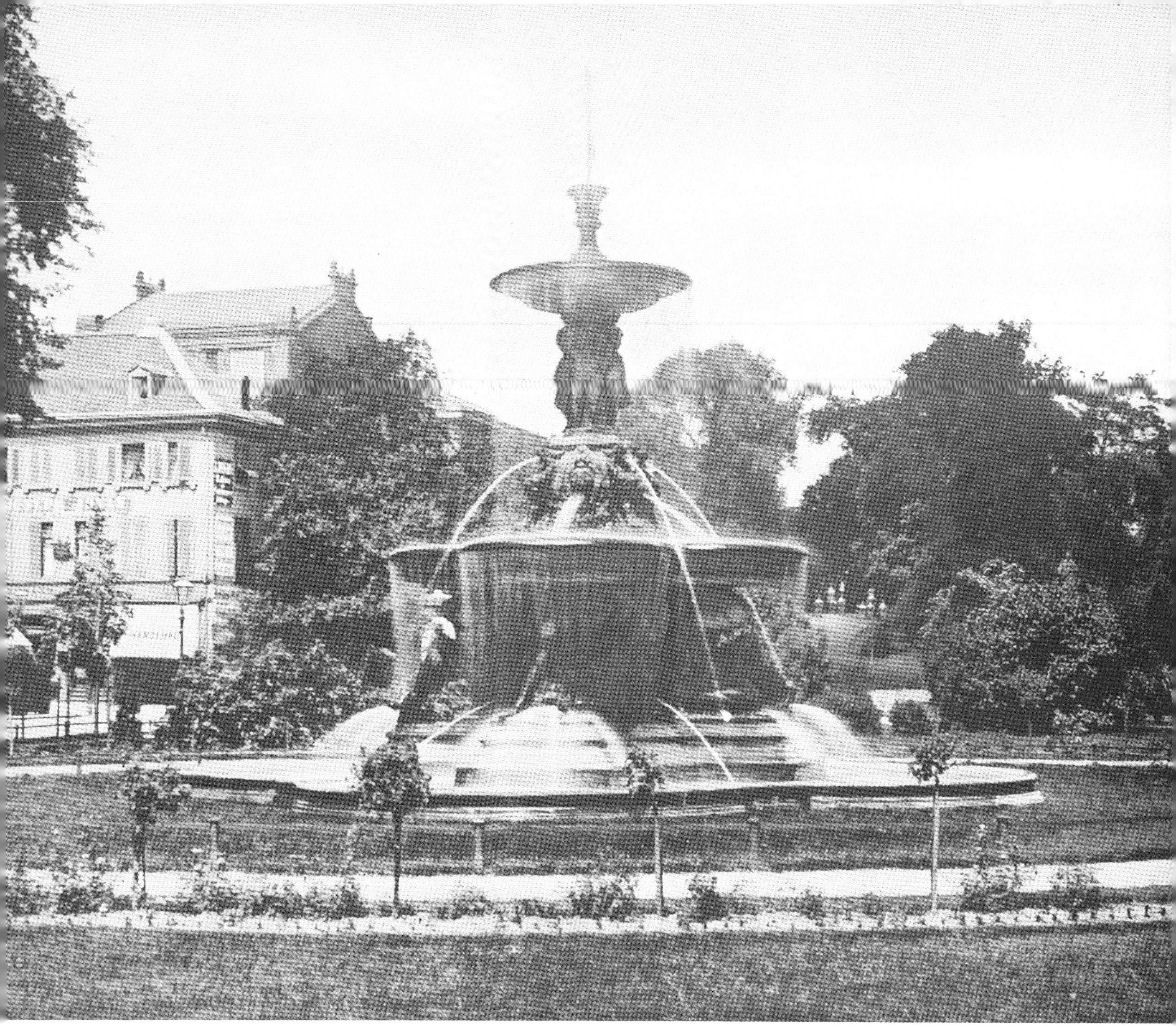

Die Visitenkarte Düsseldorfs

So wurde der Corneliusplatz mit den hübschen Blumenanlagen und dem kuriosen Springbrunnen seit je genannt. Die diskrete Gasthausterrasse links gehörte dem feudalen Weinrestaurant »Thürnagel«, das exquisit genug war, um sich damals schon eine Toilettenfrau zu halten. Eines Tages war die bisherige nicht mehr da. Als ein Gast sie auf der Straße traf und nach dem Grund ihres Fortbleibens fragte, sagte sie spitz: »Ja, wemmer son feine Stell hätt, dann hätt mer auch Neider.«

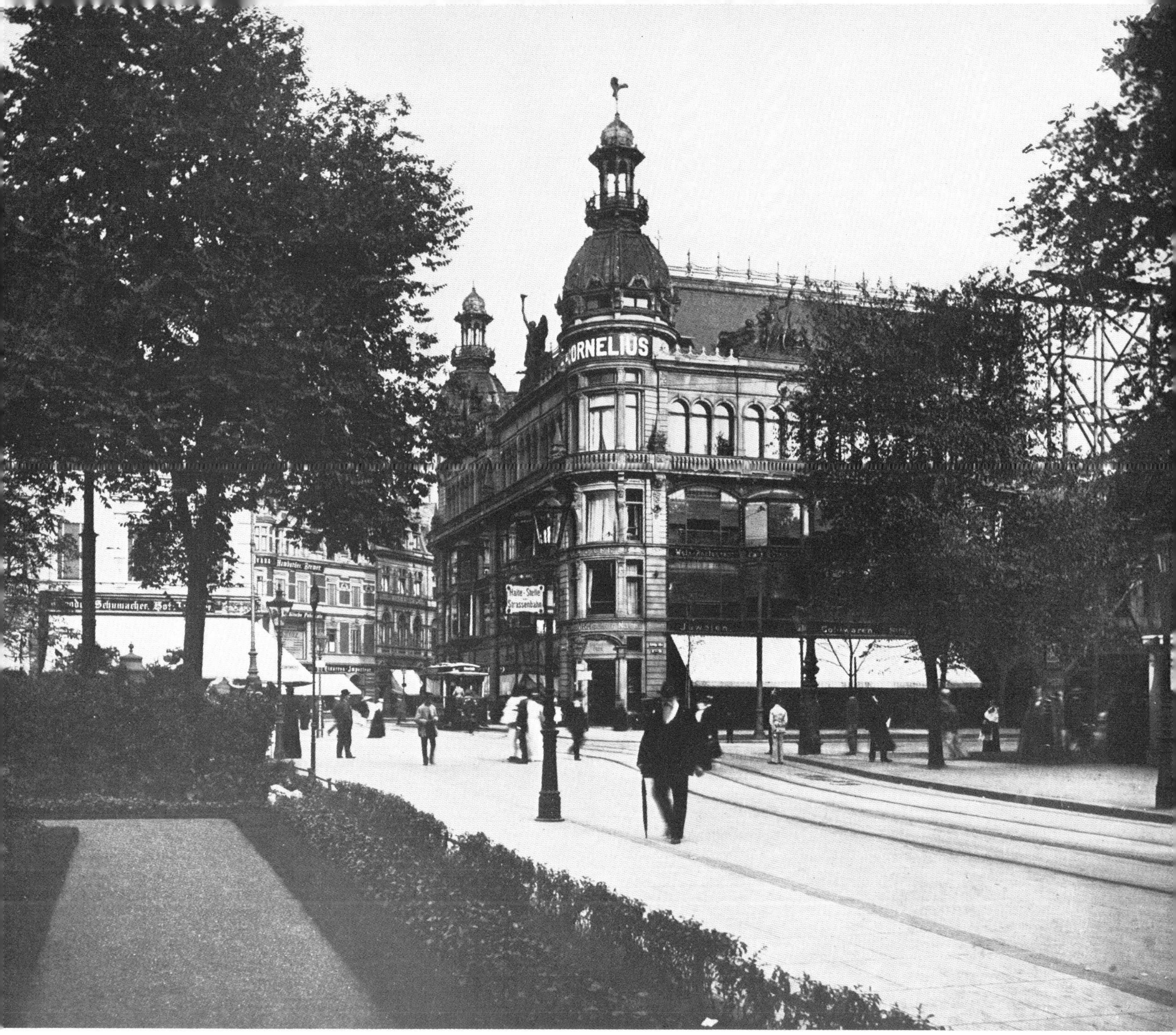

Die Cornelius-Ecke

war einst wie heute der beliebteste Platz zum Rendezvous. Von hier schlenderte man gemeinsam die Königsallee entlang, wanderte die Schadowstraße hinauf und lustwandelte in die Altstadt oder in den Hofgarten. Musikliebhaber saßen in den gepolsterten Sesseln des »Café Cornelius«, das durch zwei Stockwerke ging, und lauschten der Kapelle. Der feine Bürger trank in der »Bodega«, wo man an lackierten Fässern saß, seinen Wermut.

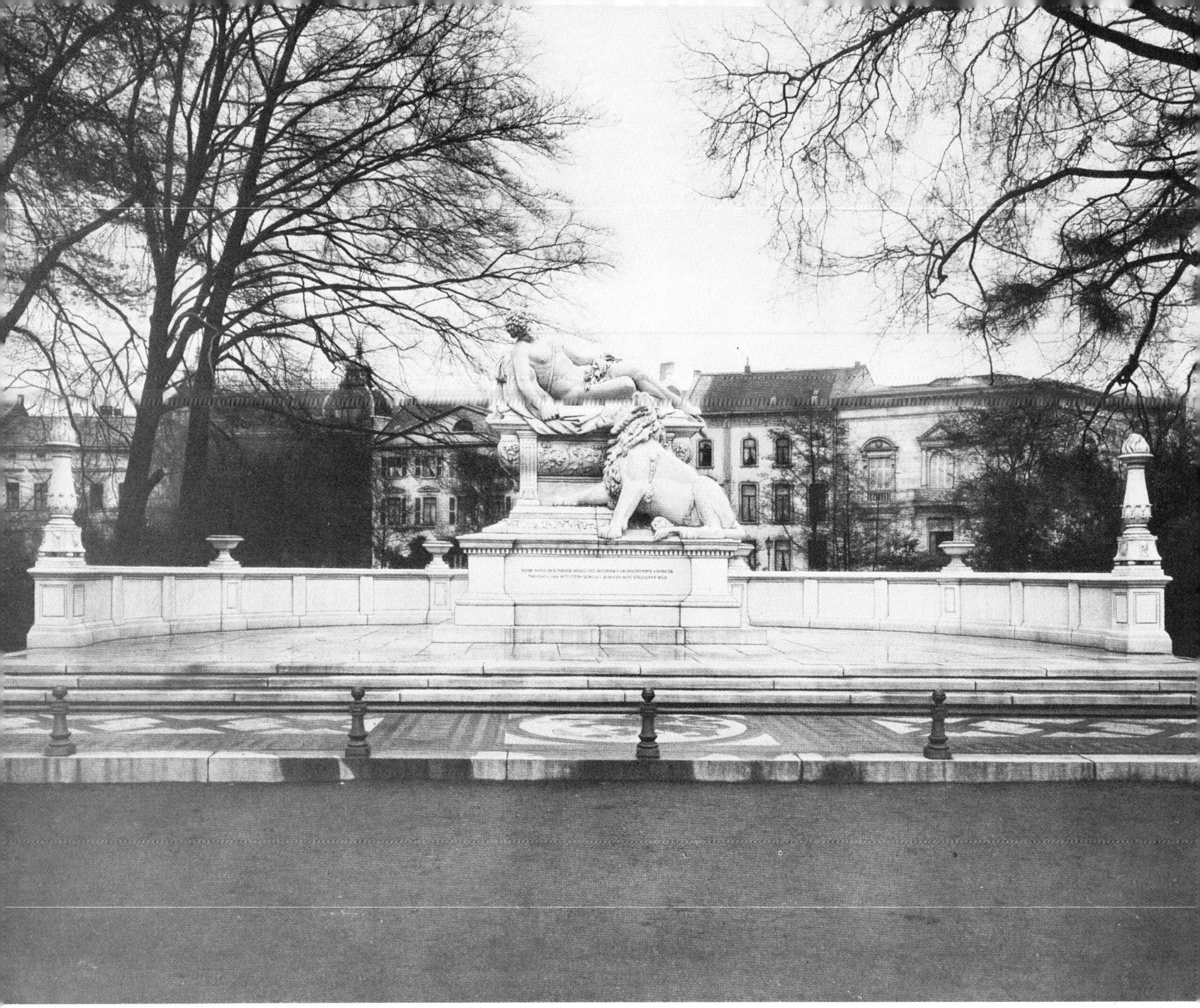

Kriegerdenkmal im Hofgarten

Hermann Sudermann schrieb den Vers für dieses von Bildhauer Karl Hilgers geschaffene, damals vielgerühmte Monument, das die Stadt den Opfern der Kriege 1864, 1866 und 1870/71 widmete: »Ruhm ward dem Sieger genug und Jauchzen und grünender Lorbeer, Tränen von Müttern geweint, schufen dies steinerne Bild.« Das Denkmal blieb, vom stillen Arm der Landskrone immer noch liebevoll umschlungen, unberührt. Der behagliche Hintergrund der vornehmen Hofgartenstraße mußte dem Wechsel der Zeit weichen. Es ragt dort nun das in atmosphärischem Farbenspiel reizvoll schimmernde, vierundzwanzig Stockwerk hohe Thyssenhaus von Professor Helmut Hentrich und Hubert Petschnigg über den Jan-Wellem-Platz.

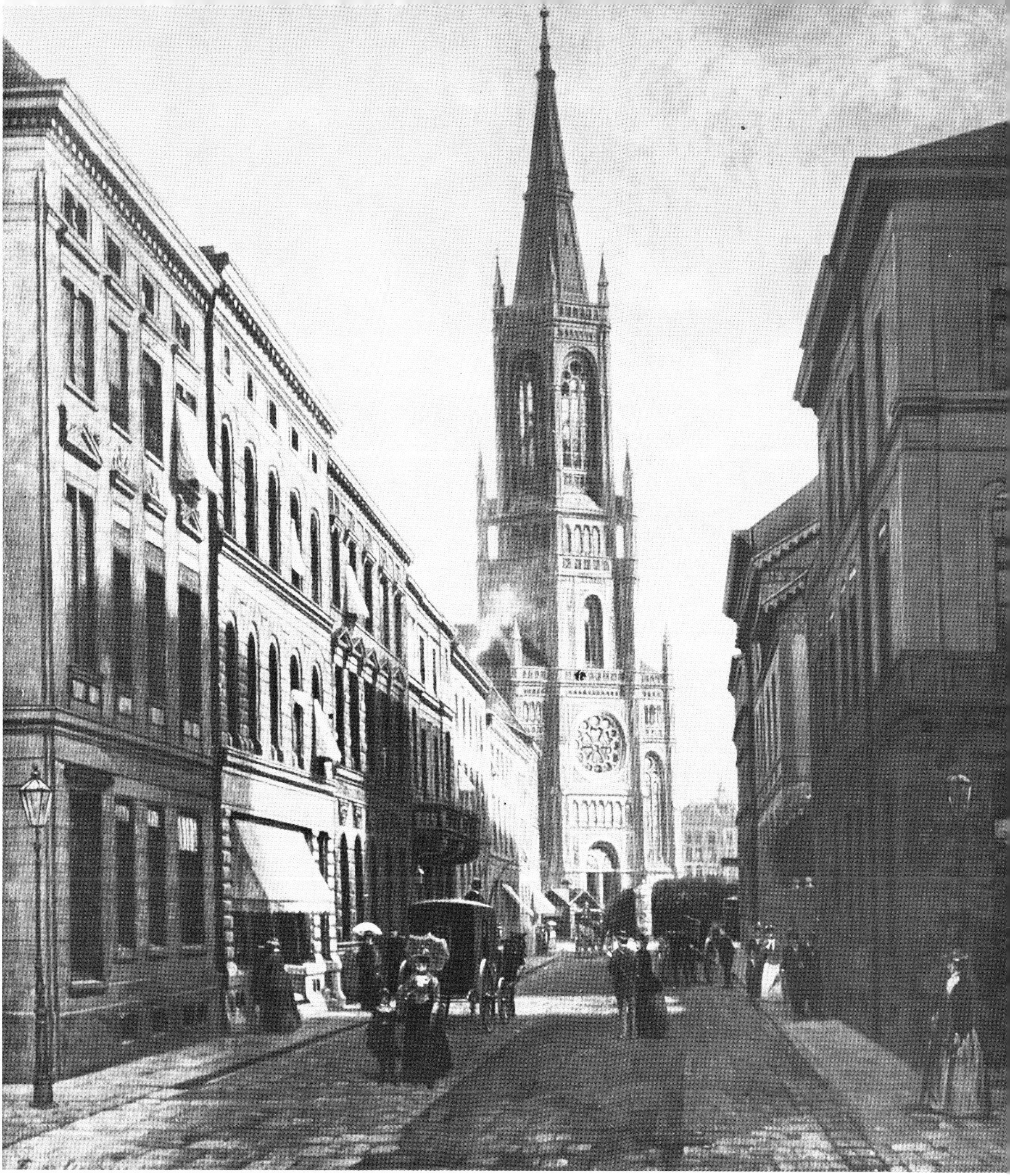

Die Johannes-Kirche

steht seit 1881 als ruhender Pol »in der Erscheinungen Flucht« mitten im Stadtbild. Das eindrucksvolle Gemälde von Franz Stegmann befindet sich heute im Besitz des Stadtmuseums. Damals umgab die Kirche die vornehme Ruhe des stillen Königsplatzes, in den von der Königsallee her die Königstraße einmündete. In unseren Tagen umbrandet der turbulente Verkehr der Berliner Allee ihre Mauern. An der Königstraße (unser Bild) befindet sich heute das Kö-Center.

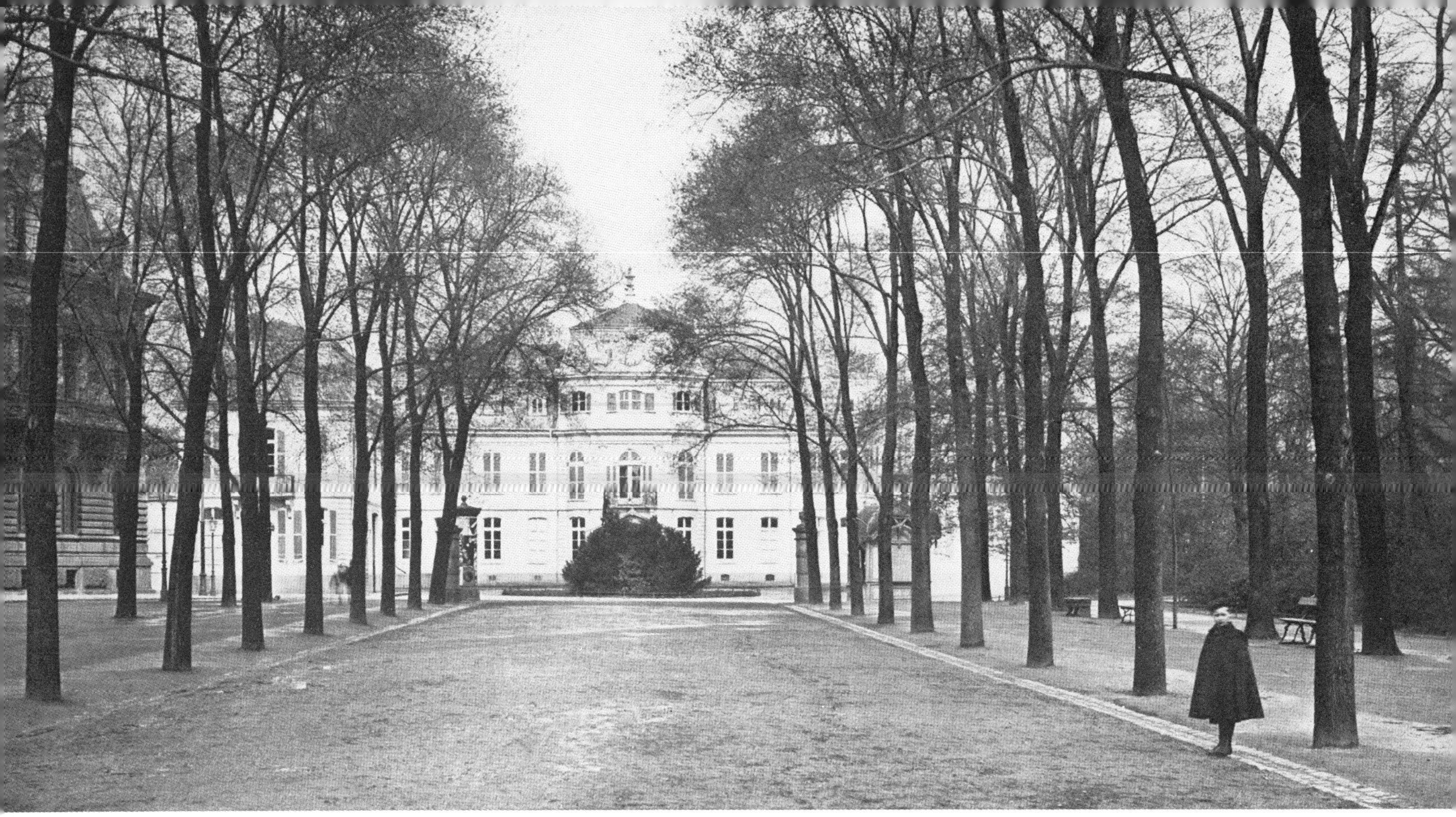

Schloß Jägerhof

Nachdem der Divisionskommandeur Fürst Karl Anton von Hohenzollern-Sigmaringen das Schloß bewohnt hatte, versuchten es mit negativem Erfolg Regierungspräsident und Oberbürgermeister. Es eignete sich nicht für einen bürgerlichen Haushalt. Man riß die später angebauten Seitenflügel, die auf dem Bild zu sehen sind, wieder ab, parzellierte den dazugehörigen weitläufigen Park und verkaufte die teuren Grundstücke, auf denen die Malkastenstraße entstand. Das Schloß lag lange brach, diente Verwaltungszwecken der evangelischen Kirche, dann der NS-Gauleitung und brannte aus, wurde aber nach dem Zweiten Weltkrieg mit viel Liebe wieder aufgebaut. Es hat die Kunstsammlung Nordrhein-Westfalen, Meisterwerke des Zwanzigsten Jahrhunderts und die Porzellansammlung Dr. Schneider aufgenommen.

Der Marstall

neben dem Jägerhof war mit drei prächtigen Holzreliefs geschmückt. Er wurde zerstört und nicht wieder aufgebaut. Nur eine Holzschnitzerei blieb erhalten. Die anderen wurden in der Not nach dem Zweiten Weltkrieg von fremden Soldaten verheizt.

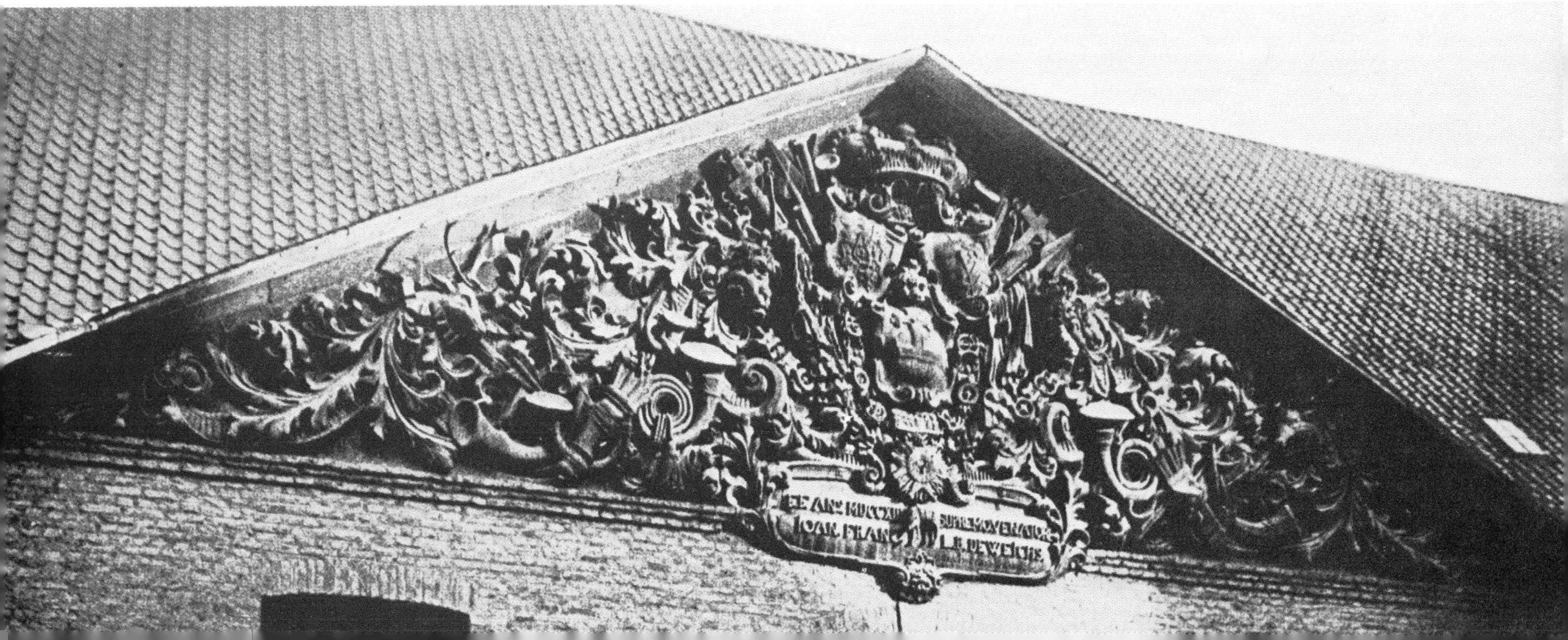

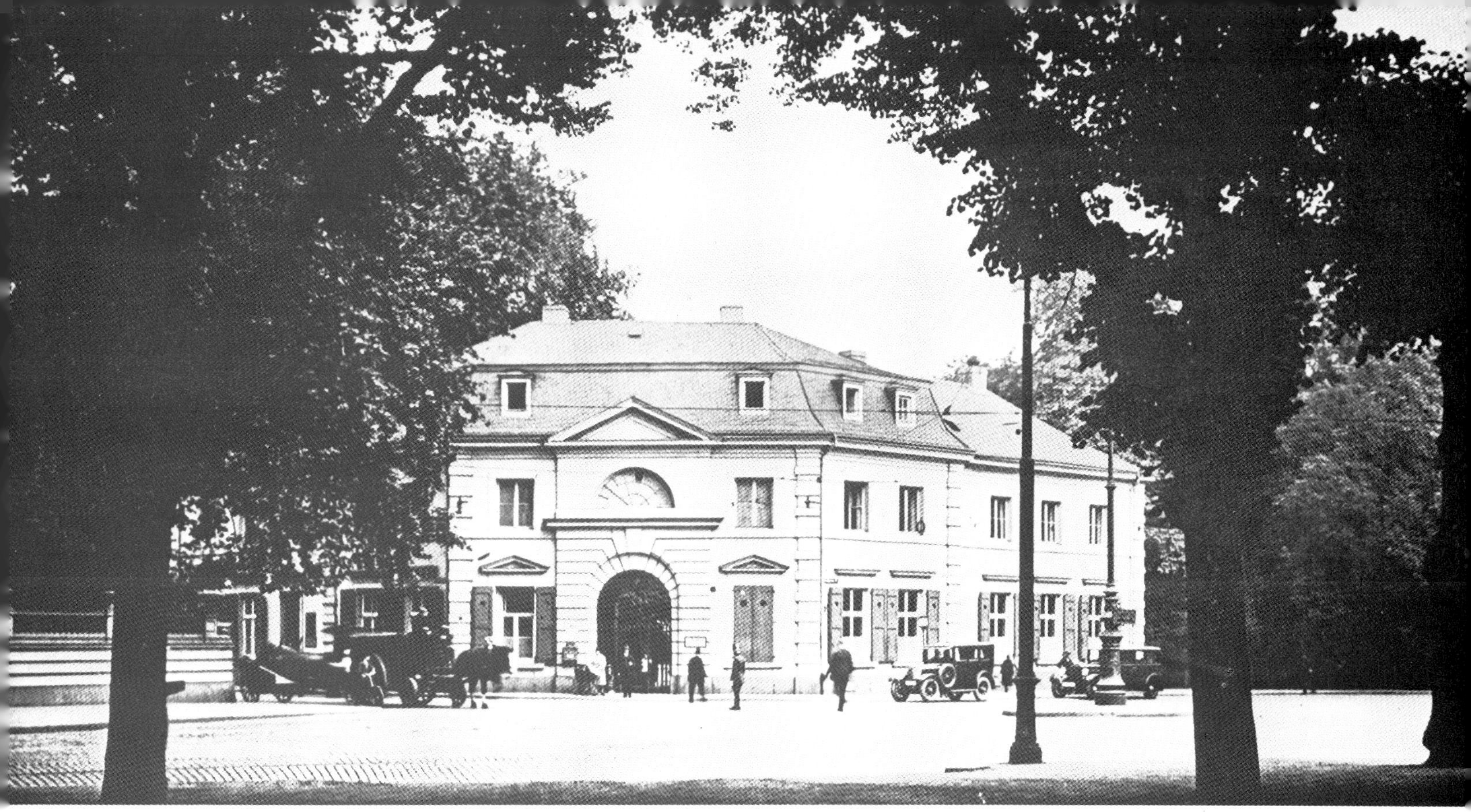

Das Hofgärtnerhaus

Da in dem alten Hofgärtnerhaus vor Zeiten eine Weinschänke betrieben wurde, ist anzunehmen, daß Goethe während seines langen Aufenthaltes in Pempelfort bei Jacobis auf seinen häufigen Wegen zur Gemäldegalerie hier einen Schoppen getrunken hat. Er konnte nicht ahnen, daß einst in dem während des Zweiten Weltkriegs zerstörten und in alter Schönheit wiederaufgeführten Bau ein ihm gewidmetes Museum Unterkunft finden würde.

Reiter im Hofgarten

sah man im ersten Drittel des Jahrhunderts täglich auf den breiten Reitwegen, die zum weiten Gelände der »Golzheimer Insel«, später »Kaiser-Wilhelm-Park«, jetzt »Rheinpark«, führten. Auf der »Schützenwiese« im Bild (zwischen Inselstraße und Rheinhalle) feierten vor der Jahrhundertwende die Düsseldorfer ihre geliebte Kirmes und ihr Schützenfest.

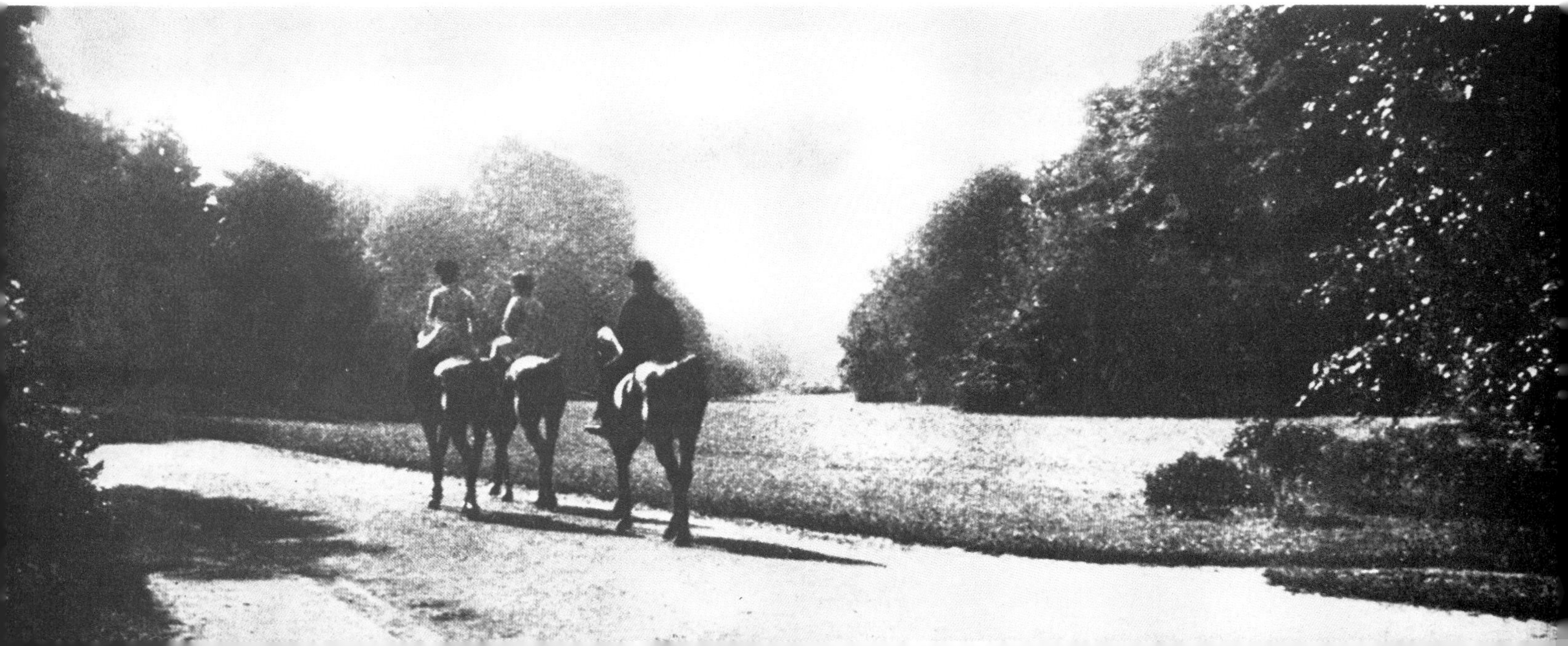

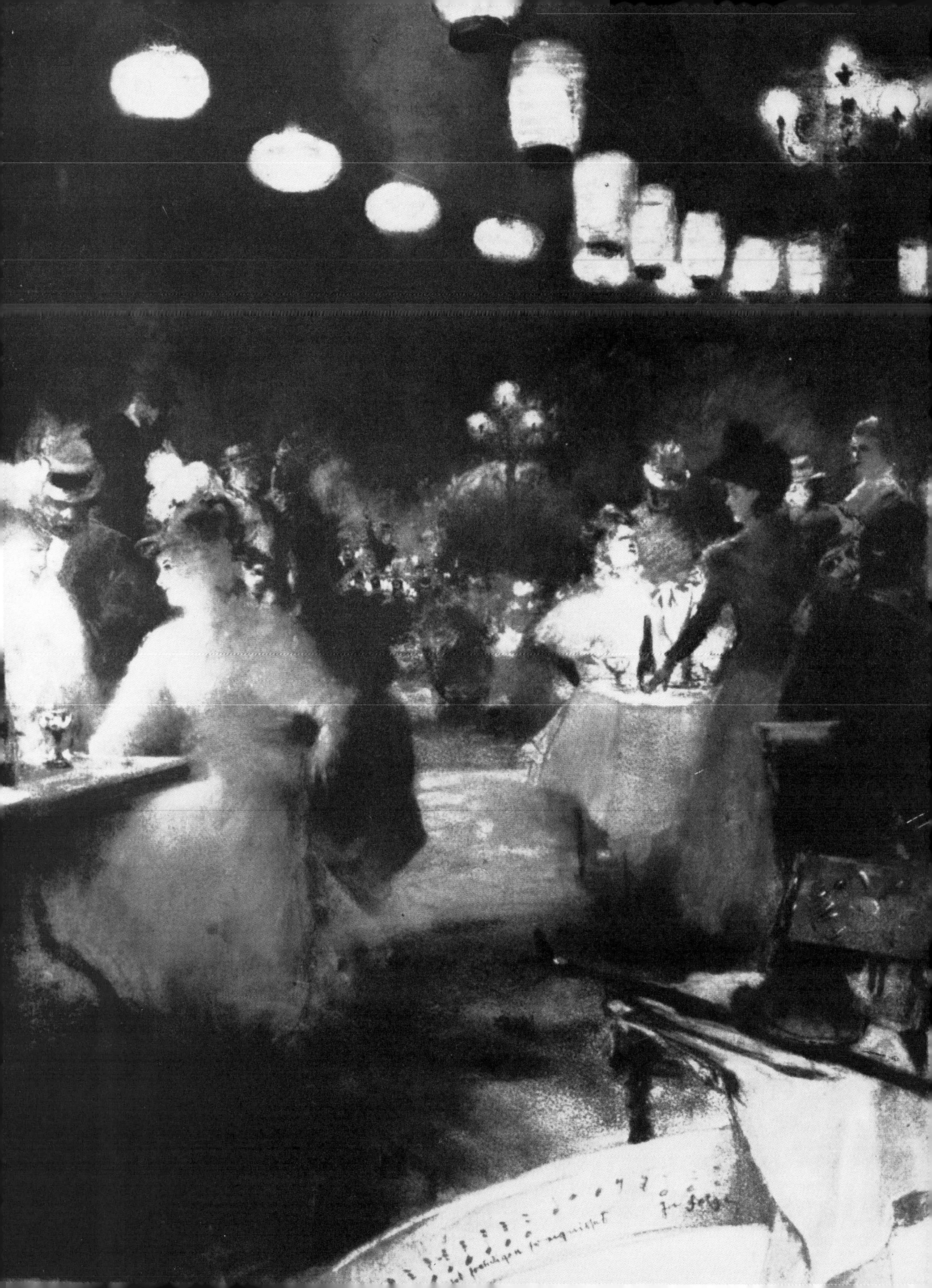

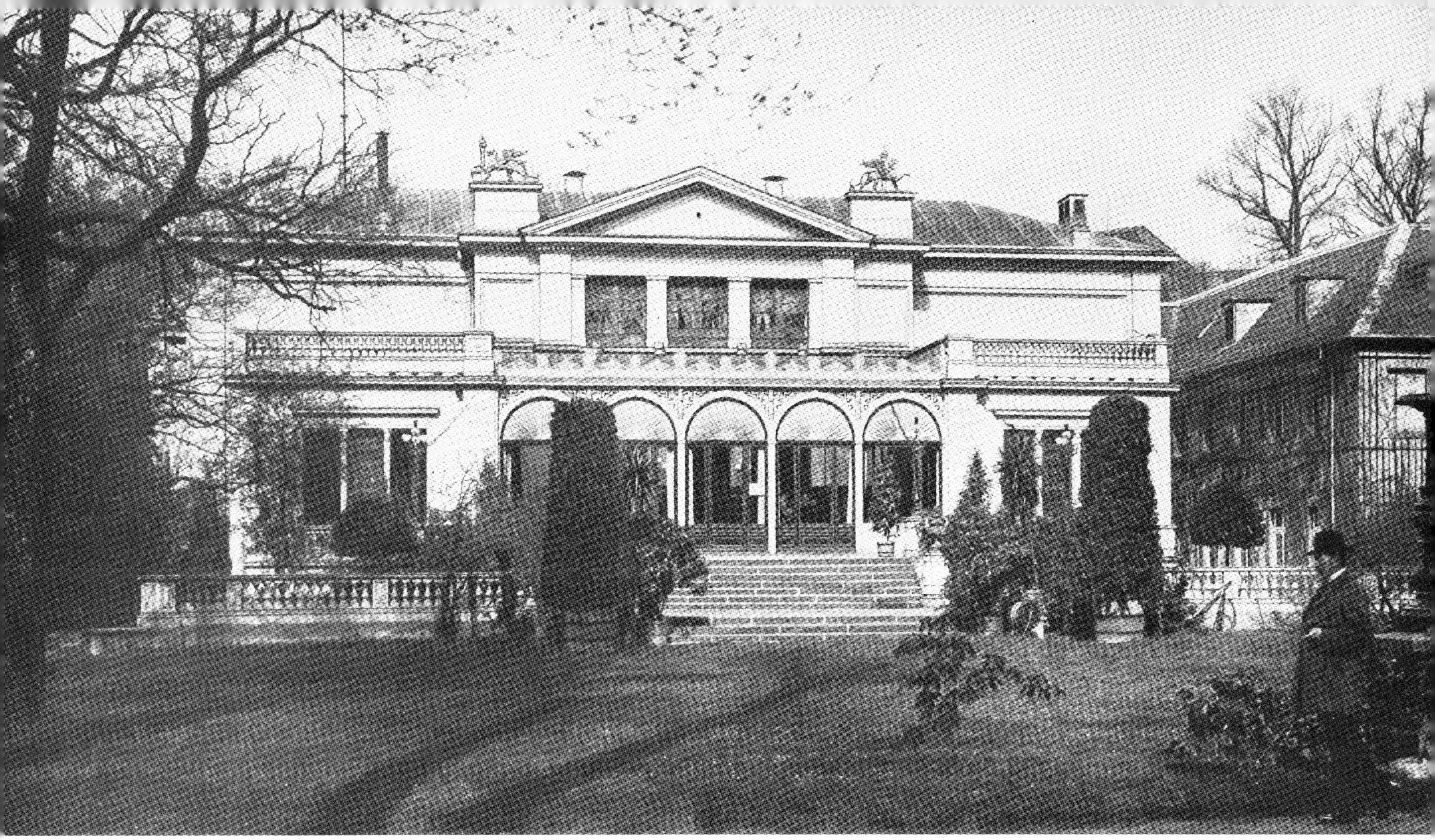

Malkasten

»Keine Künstlergemeinschaft der Welt besitzt ein so göttliches Quartier wie diese gastliche Stätte«, schrieb 1929 die »Vossische Zeitung« in Berlin. Die Sommerfeste (hier gemalt von Gustav Marx) im Park waren und sind noch heute weitberühmt, ebenso die Redouten.
Eine reizende Episode erzählte man sich 1906: Der chinesische Vizekönig wurde mit einem rauschenden Künstlerfest empfangen. Das begeisterte ihn zu einem Gedicht in seiner Sprache, das er dem »Malkasten« als Dank zu Papier bringen wollte. Man reichte ihm Tinte und Feder, aber er konnte sein Chinesisch nur malen. Im ganzen Malkasten war kein Pinsel aufzutreiben. Künstlerpech!
Übrigens läutet in dem kleinen Türmchen auf dem Jacobihaus immer noch die alte Glocke, die schon Goethe bei seinen Besuchen zu Tisch gerufen hat.

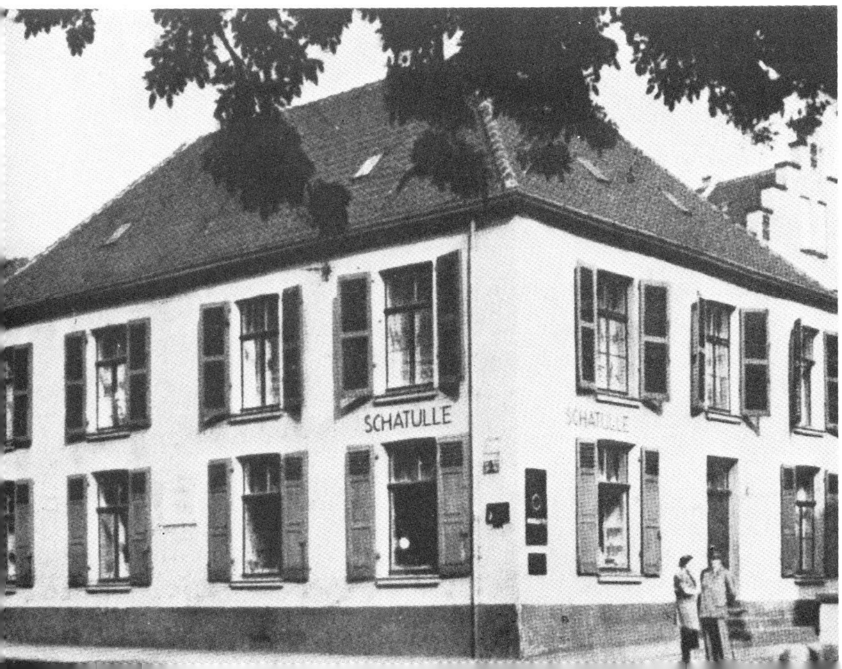

Die »Schatulle« in der Jacobistraße

Dieses alte Haus, in dem einst der Schöpfer des Hofgartens, Maximilian Weyhe, wohnte, stand neben dem Palais des Malers Professor Georg Oeder zwischen Malkasten und Düssel, dort wo diese in den Hofgarten fließt. Viele alte Einwohner der Stadt werden sich der »Schatulle« erinnern. Sie war eine hilfreiche Einrichtung des Düsseldorfer Frauenklubs, um alten Damen und Künstlerinnen beim Verkauf von Handarbeiten, Kunstwerken, Schmuck oder Antiquitäten aus ihrem Besitz in nobler Weise zu helfen.

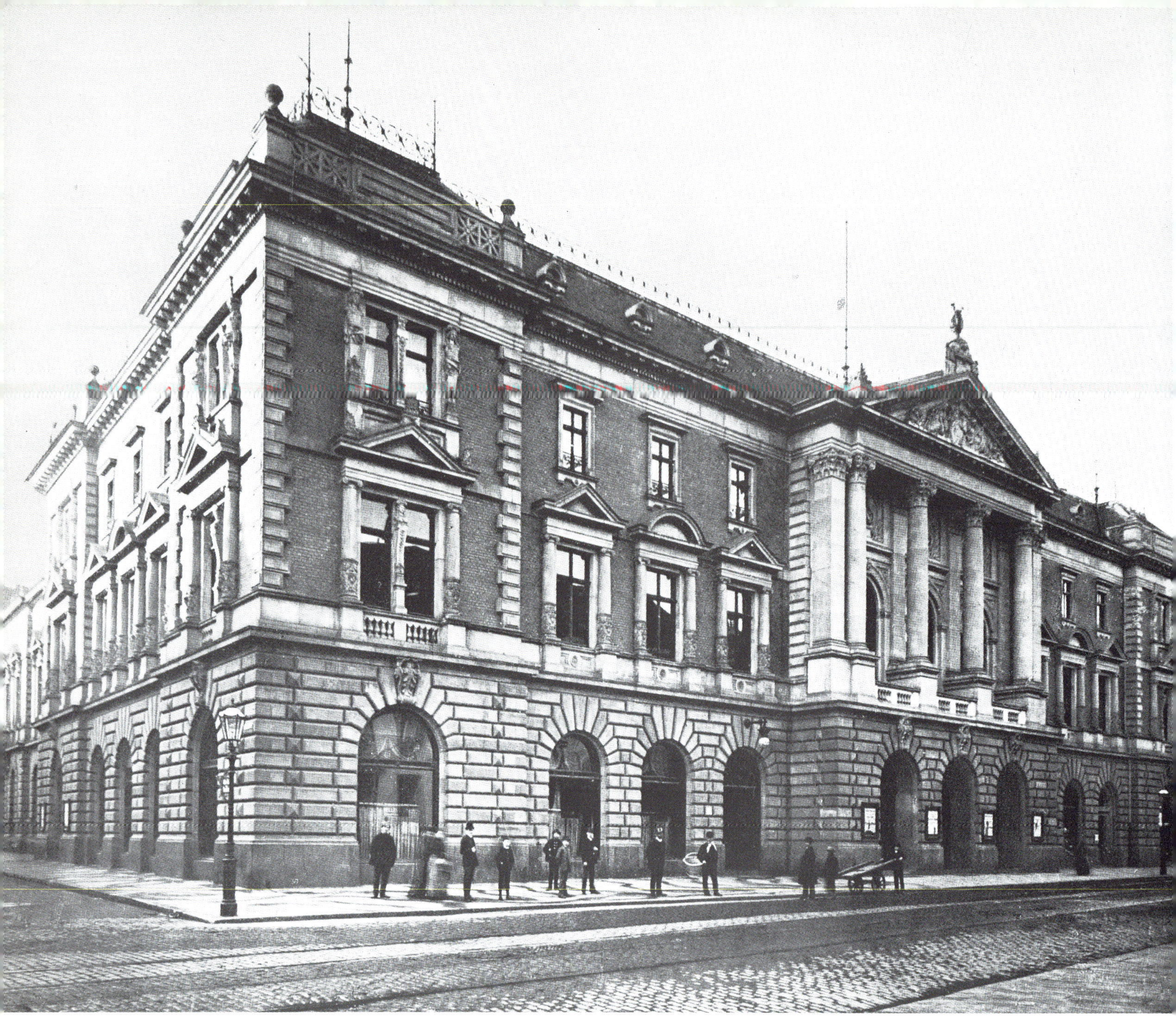

Die Tonhalle

1886 war ein Architekten-Wettbewerb unter den deutschen Baukünstlern ausgeschrieben worden. Die Düsseldorfer Hermann vom Endt, Professor Bruno Schmitz, in Düsseldorf geboren, in Berlin lehrend, Franz Deckers und Karl Hecker wurden mit ersten und zweiten Preisen ausgezeichnet. Aus diesen vier Entwürfen schuf der Stadtbaumeister Westhoffen 1888 einen neuen Plan, der für die Tonhalle die Neorenaissance bevorzugte. Der Kaisersaal wurde aber schon im Jugendstil geschaffen. Heute erinnert nichts mehr an das Gebäude als der Name Tonhallenstraße. Große Musikfeste, allwöchentliche Symphoniekonzerte, Versammlungen wirtschaftlicher und industrieller Verbände, Vorträge, Festspiele, Wohltätigkeitsbasare, Künstlerfeste, Karnevalsbälle und Redouten ... für alles war hier das traditionelle Heim: »Kaisersaal«, »Verbindungssaal« oder »Rittersaal«.

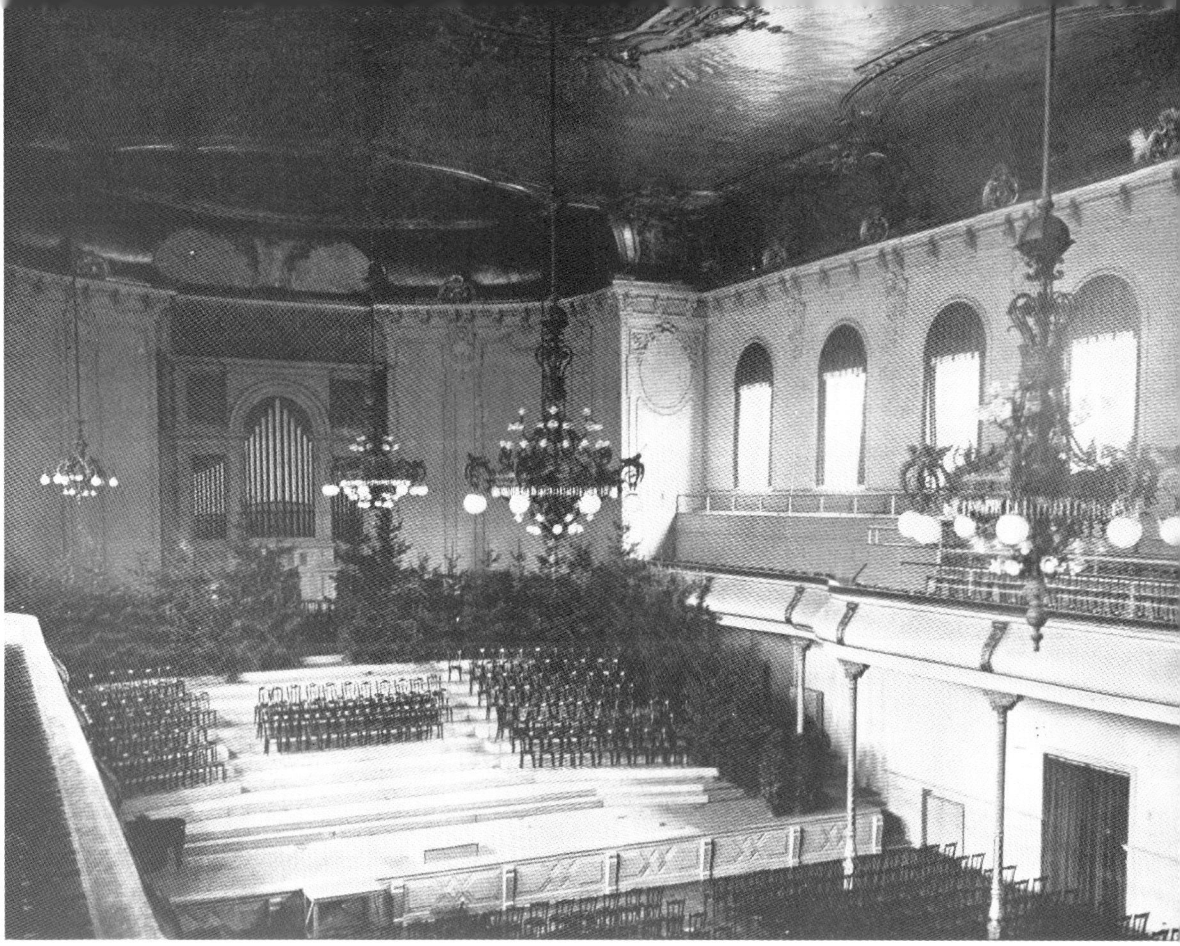

Der Kaisersaal

Großes Konzert im »Kaisersaal«, Solistin eine weltberühmte Koloratursängerin. Tosender Beifall. Nur ein alter Düsseldorfer blieb ungerührt. »Hat sie Ihnen nicht gefallen?« fragte sein Nachbar. – »Na ja!« zuckte der seine Schultern, »wenn mein Frau son Stimm hätt, könnt se jenau so singe.«

Im Tonhallengarten

konzertierten im Sommer die Militärkapellen der Garnison, die 11. Husaren unter dem »dicken Lehmann«, die 5. Ulanen unter ihrem Christian Harsing, die 39er unter Obermusikmeister Kohn. Der musikfrohe deftige Düsseldorfer samt Familie trank dabei sein Fläschchen Wein, während die flirtende Jugend auf dem Mittelweg unter dem Schein der Milchglaskugeln bis hinten zu dem Rondellchen promenierte.

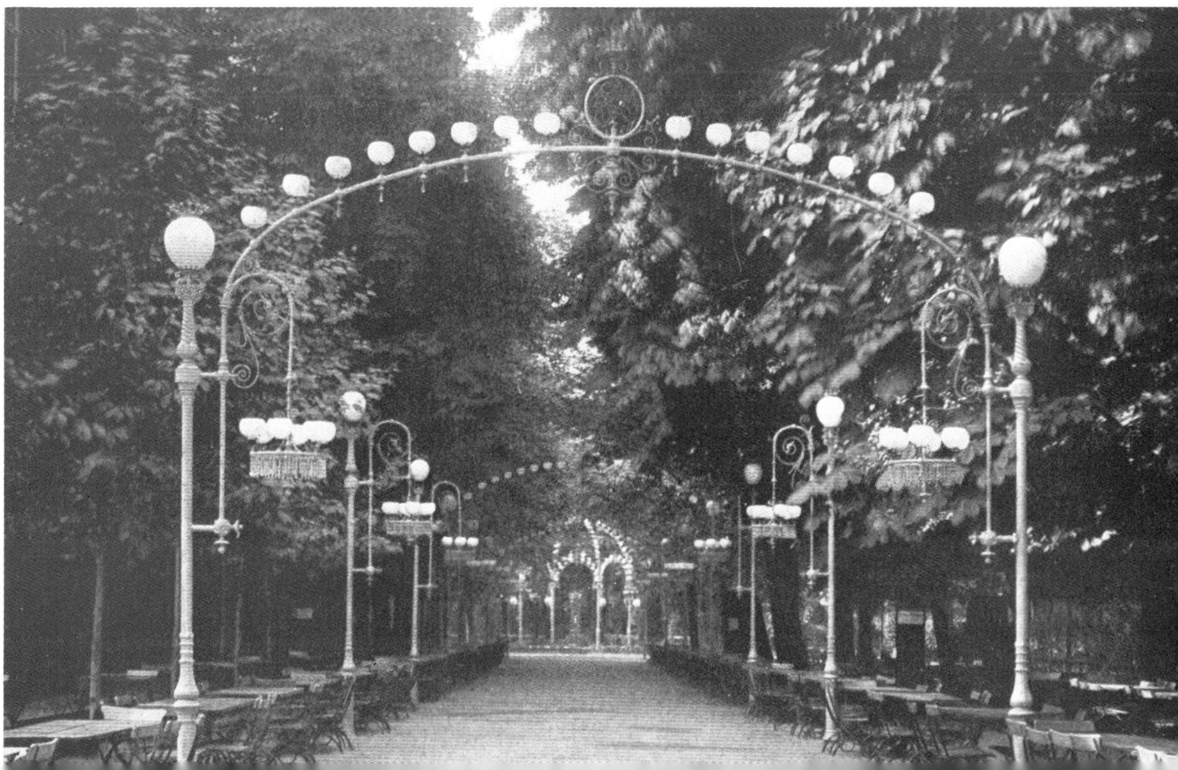

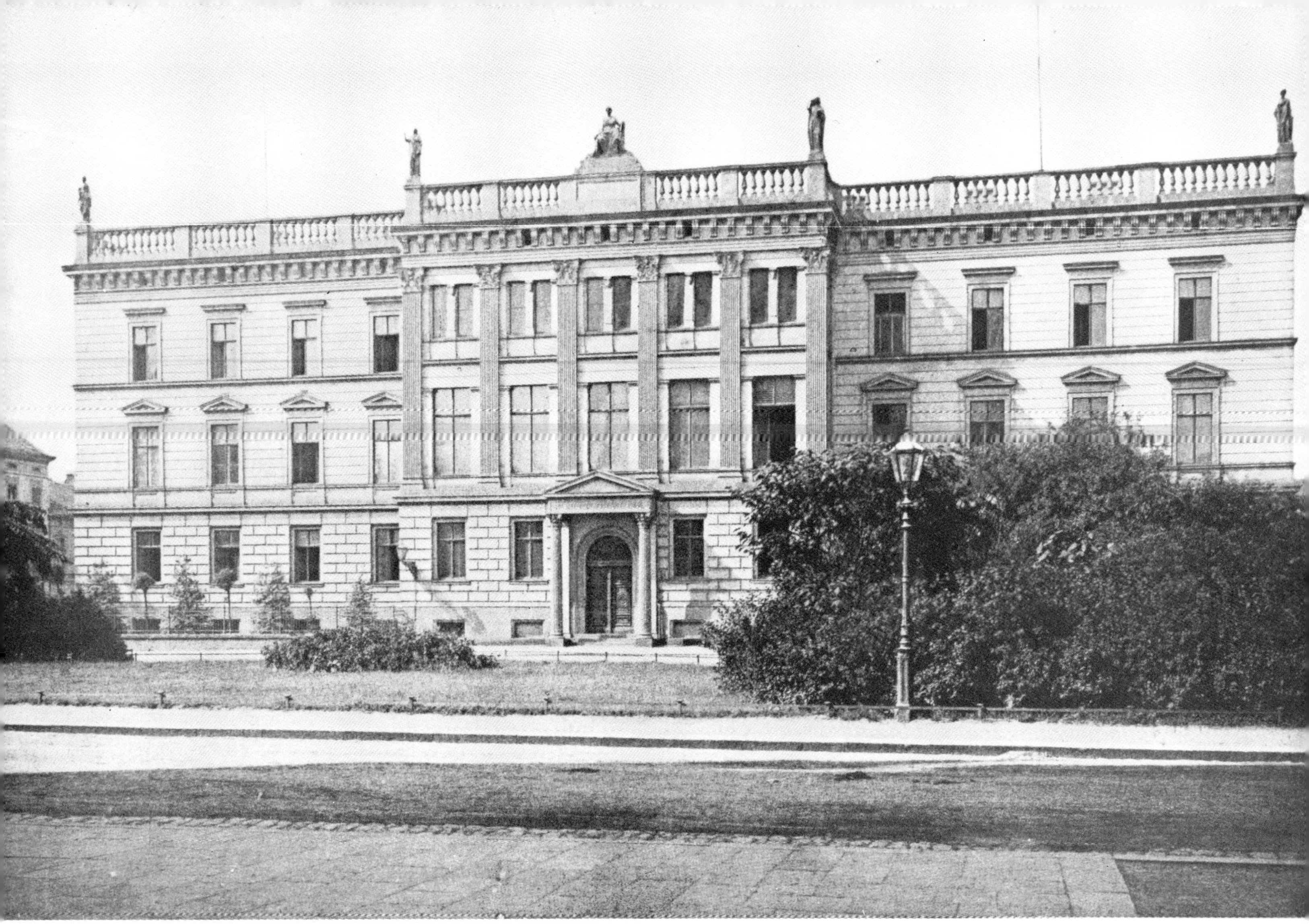

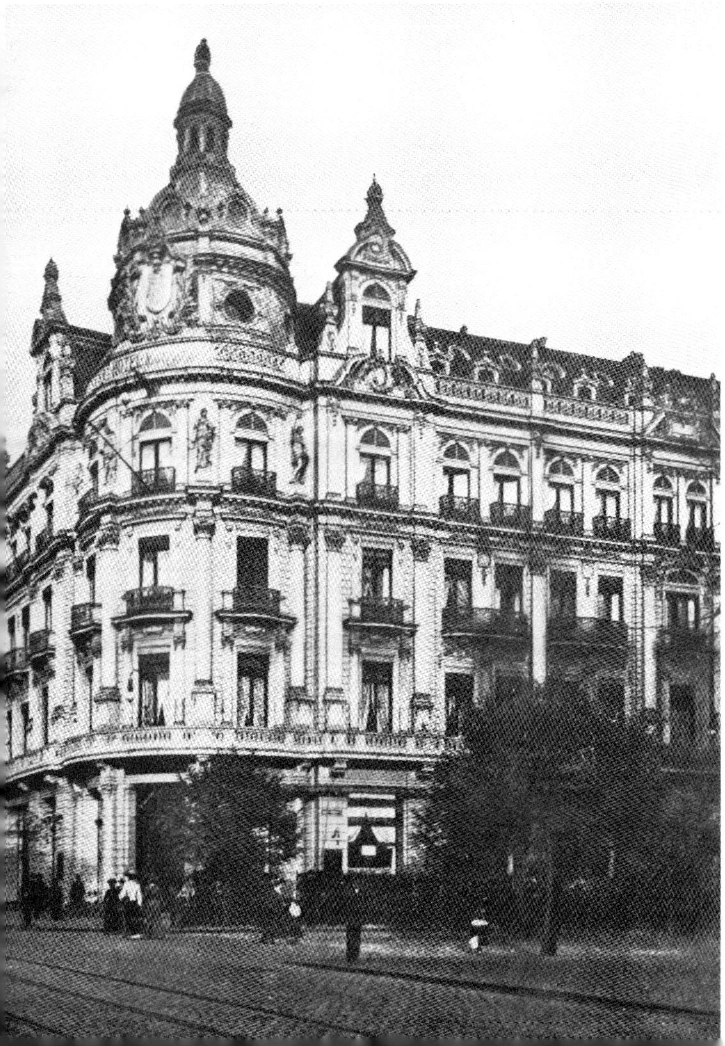

Das alte Gerichtsgebäude am Königsplatz

– heute Martin-Luther-Platz – beherbergt jetzt das Justizministerium für Nordrhein-Westfalen. Einst war hier das Amtsgericht. Bei einer Ehescheidungssache fragte der Amtsgerichtsrat die Frau: »Womit haben Sie denn Ihrem Mann so auf den Kopf geschlagen, daß eine Wunde entstand?« – »Mit'm Motto, Herr Richter«. – »Womit?« – »Mit'm Motto ›Trautes Heim, Glück allein‹, das in Holz über'm Sofa hängt.«

Das Hotel »Monopol – Metropol«

Ecke Ost- und Friedrich-Ebert-Straße galt für Generationen dem soliden Düsseldorfer Wohlstand als Inbegriff gepflegter, behaglicher Gastlichkeit. Wollte man jedoch etwas erleben, ging man in die »Jungmühle«, später »Kaskade«, in der Schadowstraße gegenüber dem »Schadowkeller«.

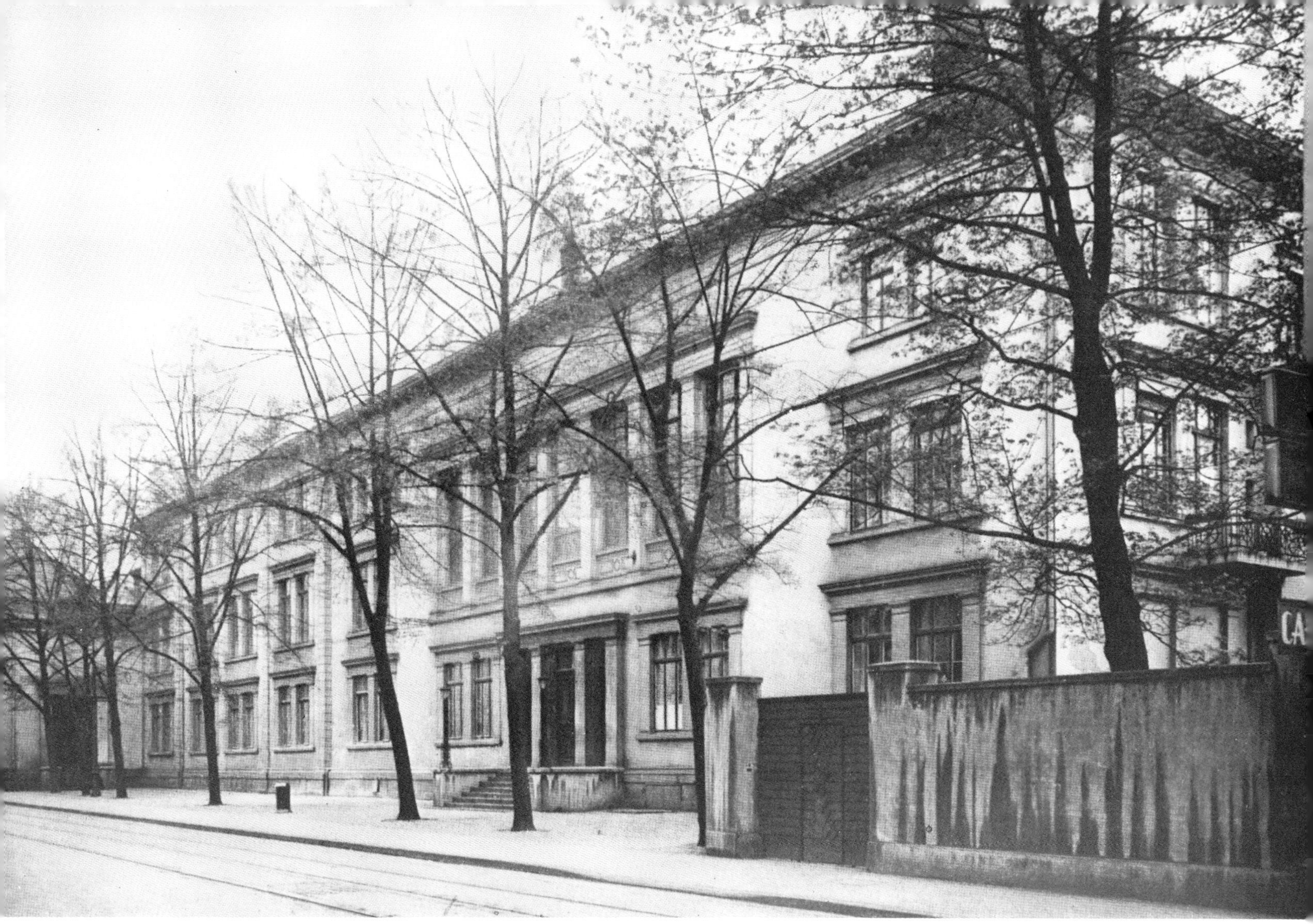

Die höheren Schulen

fielen zumeist den Bomben des Weltkriegs zum Opfer. Das alte Hindenburg-Gymnasium (unser Bild), einst Städtisches Gymnasium an der Klosterstraße, wurde von unzähligen alten Düsseldorfern absolviert. Andere besuchten das stolze Hohenzollern-Gymnasium (vorher Königliches Gymnasium), die alte Oberrealschule am Fürstenwall, das Prinz-Georg-Gymnasium, die Lessing-Oberrealschule, die Scharnhorst-Oberrealschule, das Reformrealgymnasium an der Rethelstraße oder das Comenius-Gymnasium in Oberkassel. Alle waren wohlgelittene »Pennen« mit einem durchaus freiheitlichen Zug, der dem munteren Wesen der Düsseldorfer »Pennäler« wohl anstand. Sie brachten ihrerseits den Mädchen der Luisenschule, Schubackschule, Marienschule, Cecilienschule, Augusta-Victoria-Schule, Ursulinenschule usw. stets rege Aufmerksamkeit entgegen. Hierin hat sich sicher nicht viel geändert. Auf dem Grund und Boden des Hindenburg-Gymnasiums befindet sich heute die neue Industrie- und Handelskammer. Die Schule erhielt ein modernes Heim an der Wielandstraße. Auch das Prinz-Georg-Gymnasium und das Reformrealgymnasium erstanden an anderer Stelle neu.

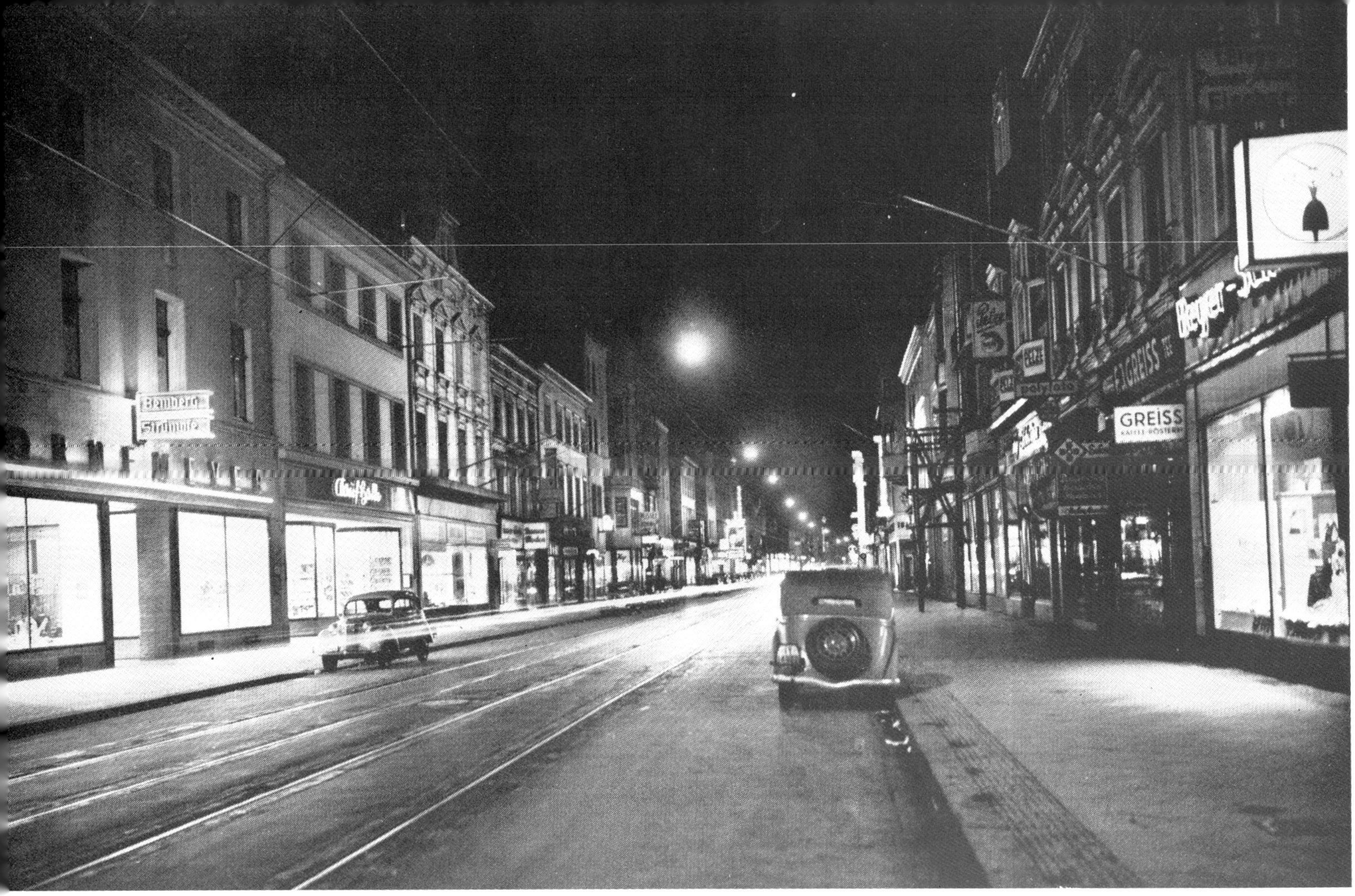

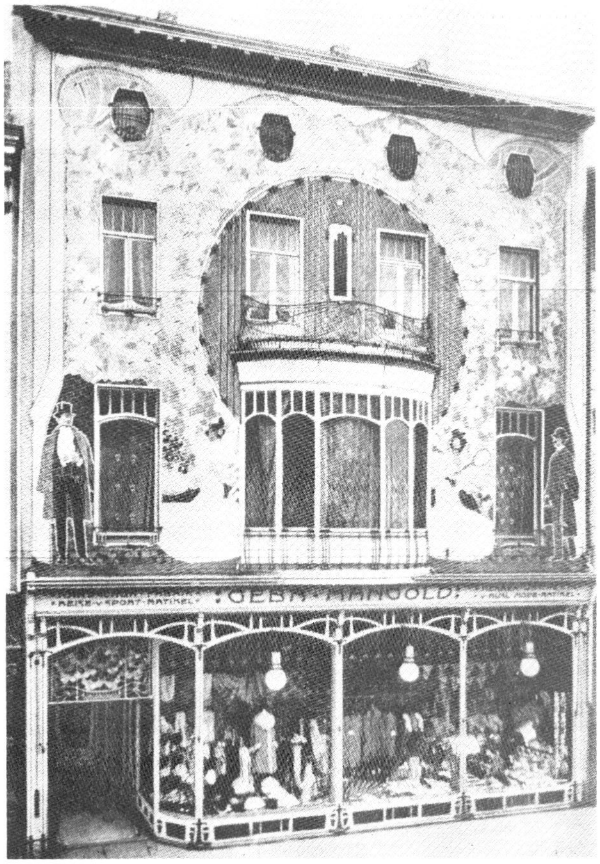

Die Schadowstraße

Seit der Jahrhundertwende gilt die Schadowstraße als Hauptgeschäftsstraße. Die modischen Geschäfte bestimmen den Stil Düsseldorfs. Ein Musterbeispiel, eine Köstlichkeit des Jugendstils hatte die Schadowstraße bis in die Bombennächte des Zweiten Weltkrieges bewahrt: Die Majolikafassade des Modehauses Mangold, aus der gleichen Zeit, aus dem gleichen Material wie das Majolikahäuschen neben dem Napoleonsberg, ein Überbleibsel der Ausstellung 1902. Das Majolikahäuschen mußte der Gesolei weichen.
Abend auf der Schadowstraße. Die Schaufensterlichter sind noch nicht erloschen, aber der Verkehr ruht. Noch fährt der Düsseldorfer mit der Straßenbahn. Die Häuser stammen aus der Zeit um die Jahrhundertwende, als die Schadowstraße noch Flinger Steinweg hieß. Andreas Achenbach hat hier sein großartiges Eckhaus an der Bleichstraße mit Riesengarten gebaut. Und die Maler wohnten gerne an dieser Straße, vor den Toren der Stadt, in der Nähe der Tonhalle und des Malkastens. Die Wohnungen im Erdgeschoß verwandelten sich in Läden – oft von erschreckender Nüchternheit. Vielfach wurde mit dem Ladenumbau die ganze Hausfront in der gleichen Nüchternheit »bereinigt«, ohne dadurch schöner zu werden.

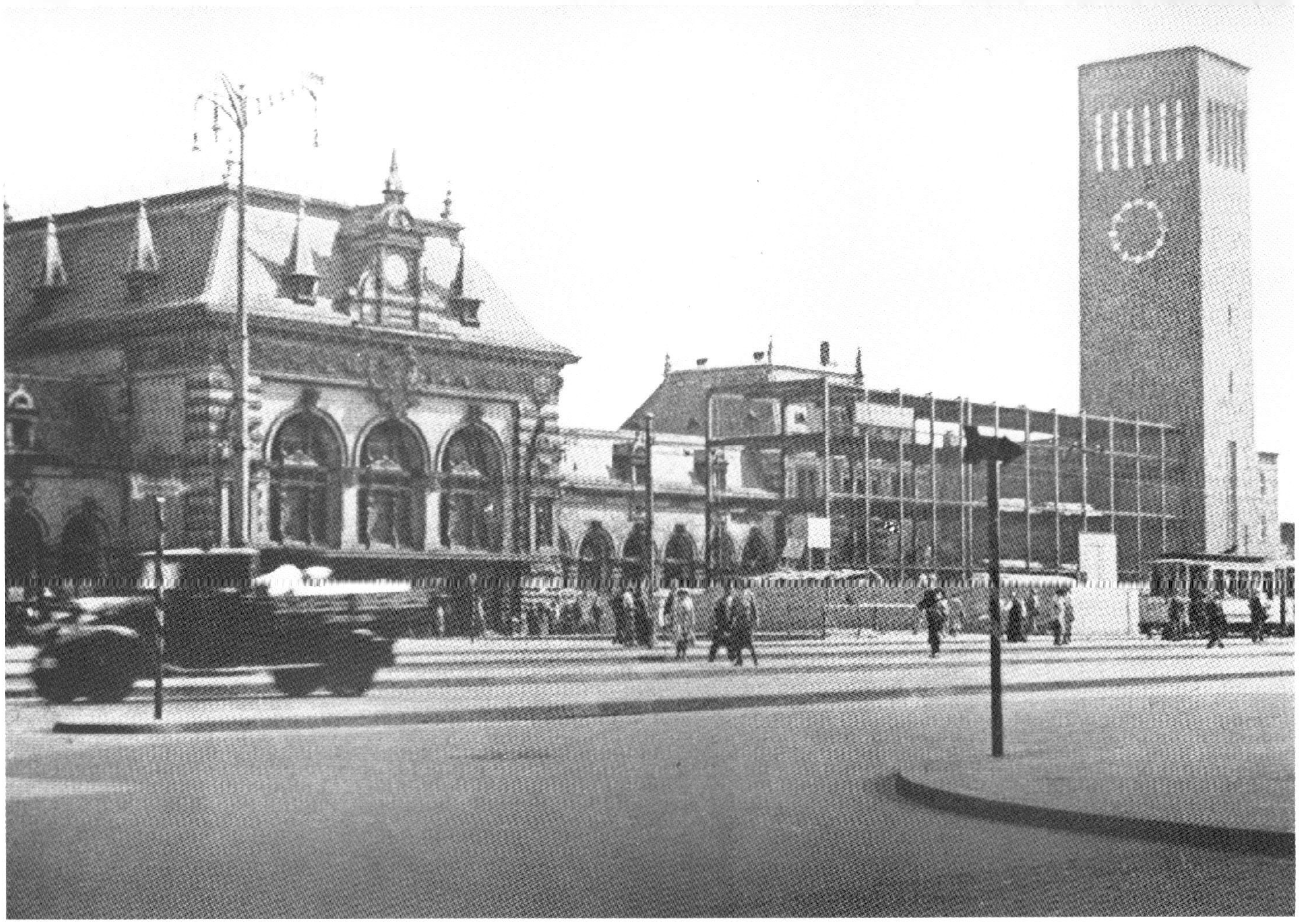

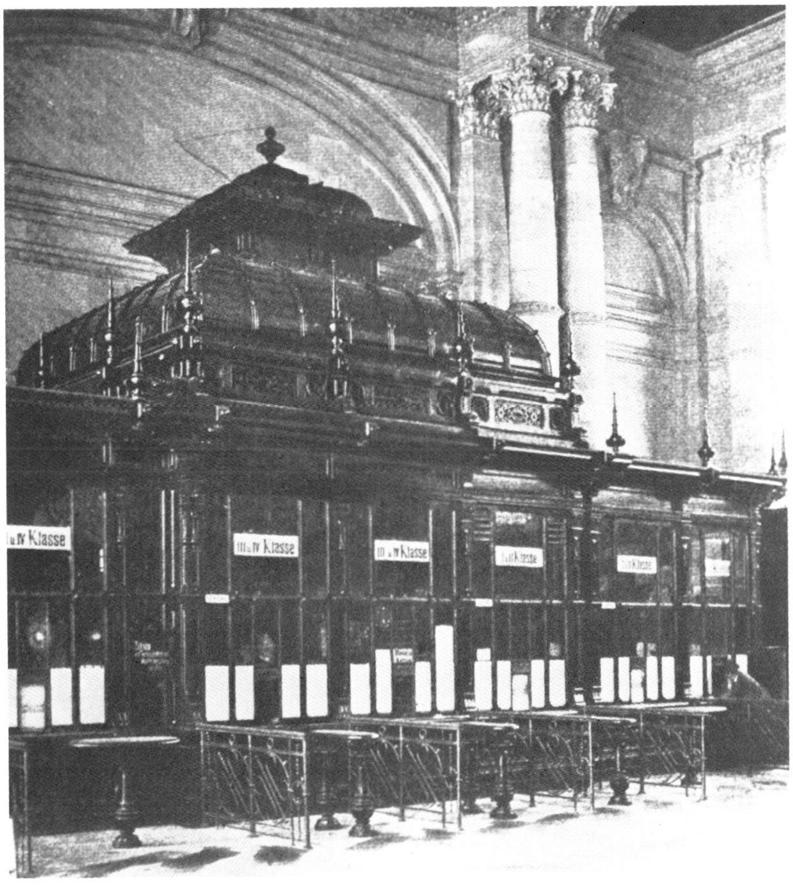

Der Hauptbahnhof

empfing den Reisenden einst in diesem provinziellen Renaissancestil. Erst Mitte der 30er Jahre wurde er umgebaut (unser Bild).
An der Stelle, wo jetzt die breiten Warte-Inseln der Rheinbahn die Masse der Fahrgäste kaum fassen, befindet sich seit siebzig Jahren die Straßenbahnhaltestelle. Vor dem Portal harrten einst die Hotelomnibusse der eintreffenden Logiergäste. Die Droschkenhaltestelle war immer an dem Platz, wo heute noch die Taxis stehen. Es hat sich grundsätzlich also nicht viel geändert, nur daß die Wartesäle sich damals auf den Bahnsteigen befanden . . . und daß es einst bei der Eisenbahn vier Wagenklassen gab. Vor dem reich ornamentierten alten »Billettempel« verlangte man »zwei erster Ostende« oder »eins zweiter Berlin« an dem einen und »drei vierter Köln und zurück« oder »dritter Bielefeld« an dem anderen Guckkasten.

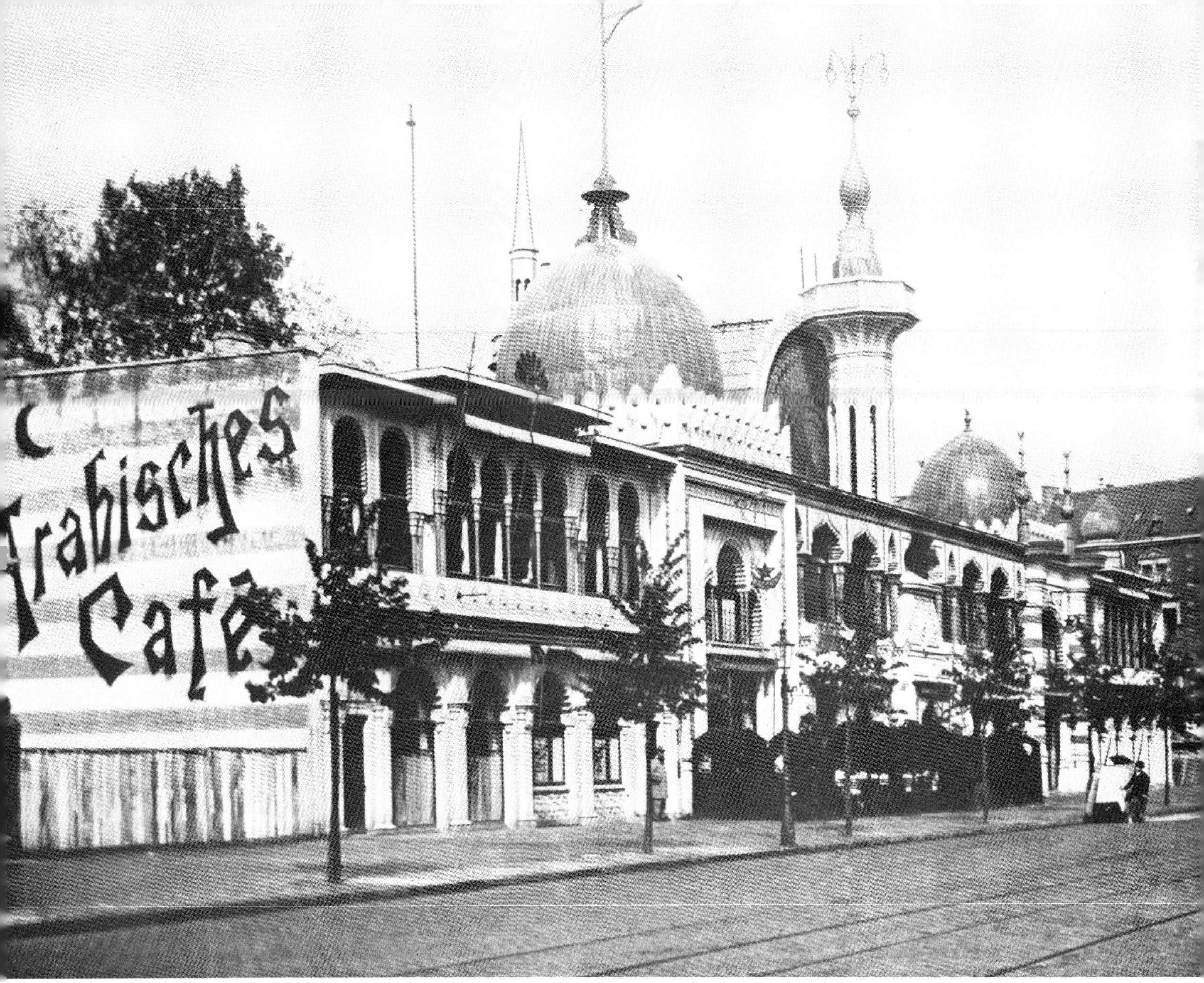

Das »Arabische Café«

gab um die Jahrhundertwende mit Kuppeln und Minarett der Graf-Adolf-Straße – dort, wo heute das Kaufhaus Horten steht – einen amüsanten morgenländischen Akzent. Drinnen konnte man auf ledernen Kamelsätteln und reich ornamentierten maurischen Hockern bei einer Tasse Mokka die Rolle eines Araberscheichs spielen, was nicht mehr kostete als eine gewöhnliche Tasse Kaffee im »Westminster« am Graf-Adolf-Platz. Dafür wurde man sogar von einem Beduinensklaven bedient. Düsseldorf schwärmte stets für Ausgefallenes . . .

Im Erdgeschoß wurde erfolgreich das erste Kino Düsseldorfs eröffnet, woraus sich die spätere Konzentration der Lichtspielhäuser in diesem Stadtviertel ergab.

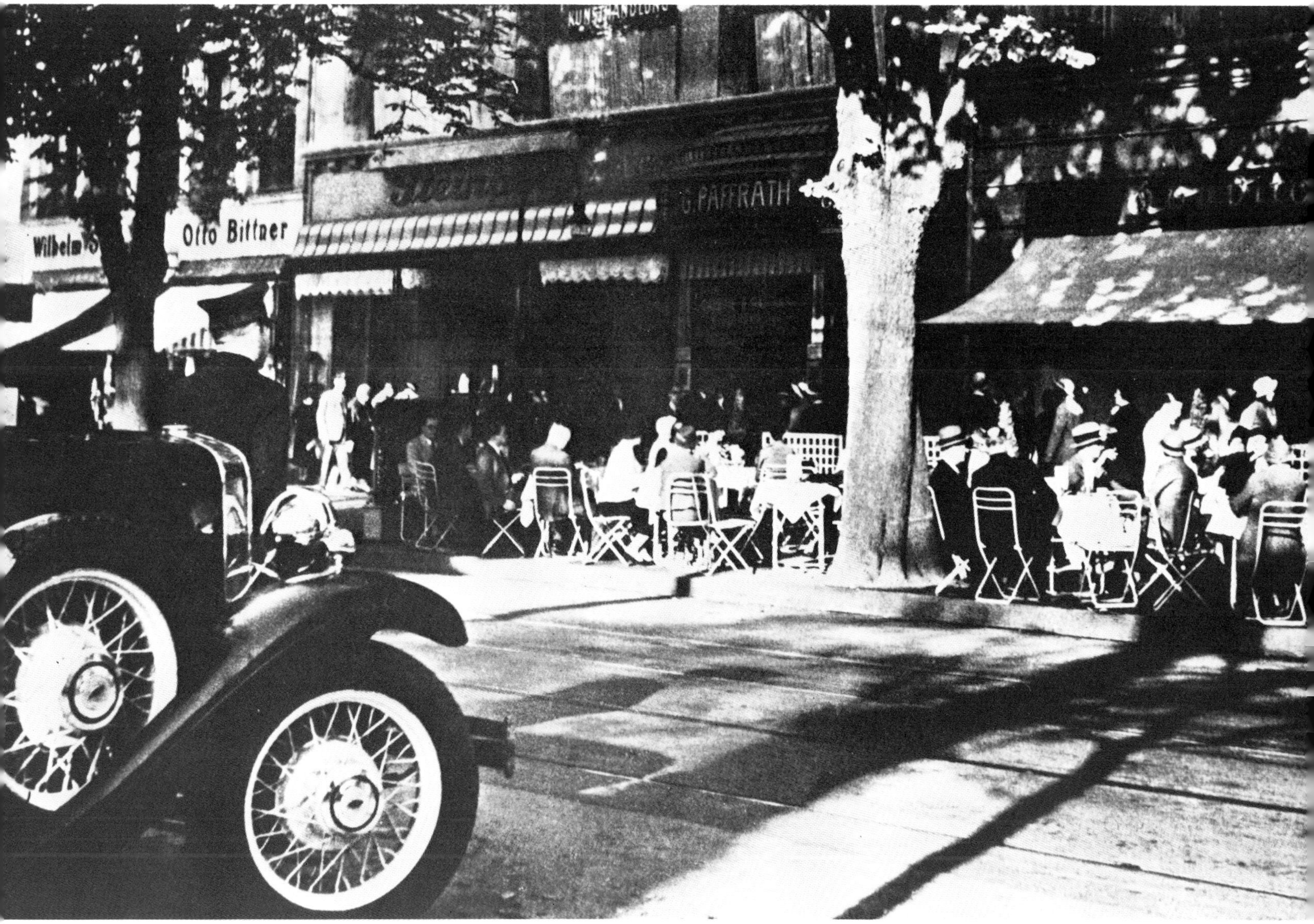

An der »Corso-Ecke«,

wo Königsallee und Graf-Adolf-Straße sich kreuzen, war immer viel Verkehr. Einst gaben die »Corso-Betriebe« der Ecke den Namen. Unten waren die »Corso-Stuben«, die »Corso-Bar« und ein Gummigeschäft. Oben das »Corso-Café« (später »Café Wien«) und darüber im zweiten Stock das elegante, gemütliche »Corso-Cabaret« unter Walter René, das nicht auf Show ausging, sondern heiteren »literarischen« Ambitionen huldigte. Hier konferierte Fred Endrikat mit dem Berliner Adreßbuch unterm Arm, ebenso der geistreiche Helmut Krüger mit seinem baltischen Tonfall und viele andere. Es tanzten Tatjana Barbakoff, Lucie Kieselhausen, die Saint Mahesa, und die frechsten Kabarettistinnen sangen ihre prickelnden Chansons.

In unmittelbarer Nähe lockte das einstige »Palais de danse«, später »Rosenhof«, Tanzkabarett für verwöhnten Geschmack im ersten Stock über »Adler, bunte Bühne«, einer volkstümlichen Vergnügungsstätte, Ecke Jahnstraße/Adersstraße. Gegenüber neben »Artushof« und »Zillertal« feierte Trude Adams mit ihren Partnern Helmut Schüßler und Arno Assmann Triumphe auf der Städtischen Operettenbühne im ehemaligen Schauspielhaus an der Jahnstraße.

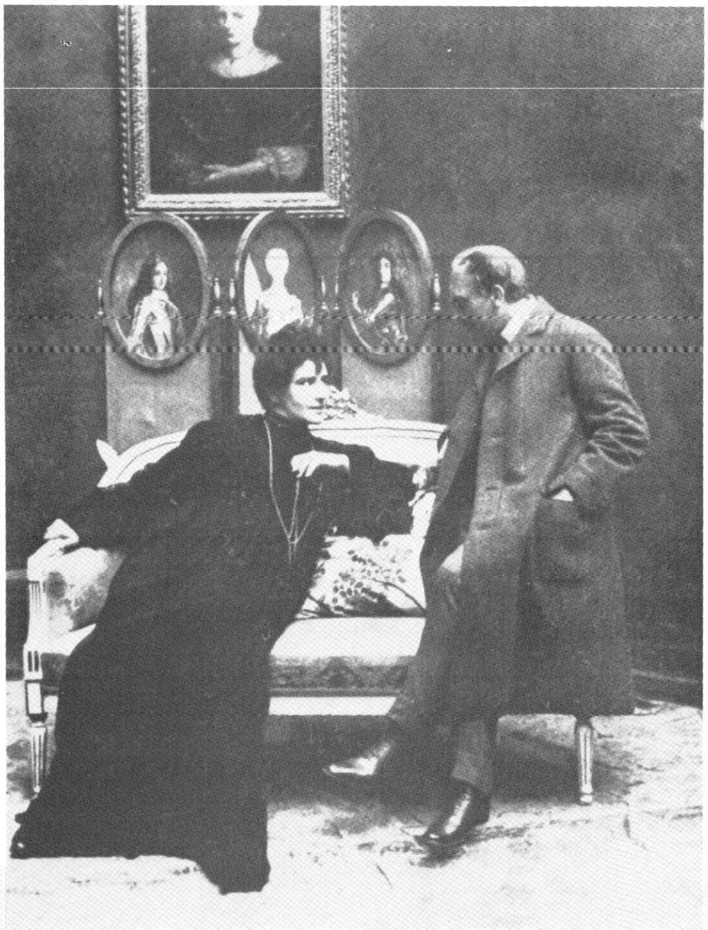

Das alte Schauspielhaus an der Karl-Theodor-Straße

wurde 1905 eröffnet. Louise Dumont, die größte deutsche Theaterleiterin ihrer Zeit, führte es zusammen mit Gustav Lindemann ein Vierteljahrhundert, dem Erbe Immermanns verpflichtet. Eine Glanzperiode deutscher Bühnenkunst nahm mit ihr ihren Anfang. Herbert Eulenberg, Paul Ernst und Wilhelm Schmidt-Bonn wirkten als Dramaturgen. Neben den Klassikern wurden besonders Henrik Ibsen, Georg Kaiser und Franz Werfel gespielt. Unser Bild zeigt Louise Dumont und Gustav Lindemann in einer Szene des Schauspiels »Hedda Gabler« von Henrik Ibsen.
Aus der angeschlossenen Schauspielschule gingen viele hervorragende Bühnenkünstler hervor, allen voran Gustaf Gründgens.

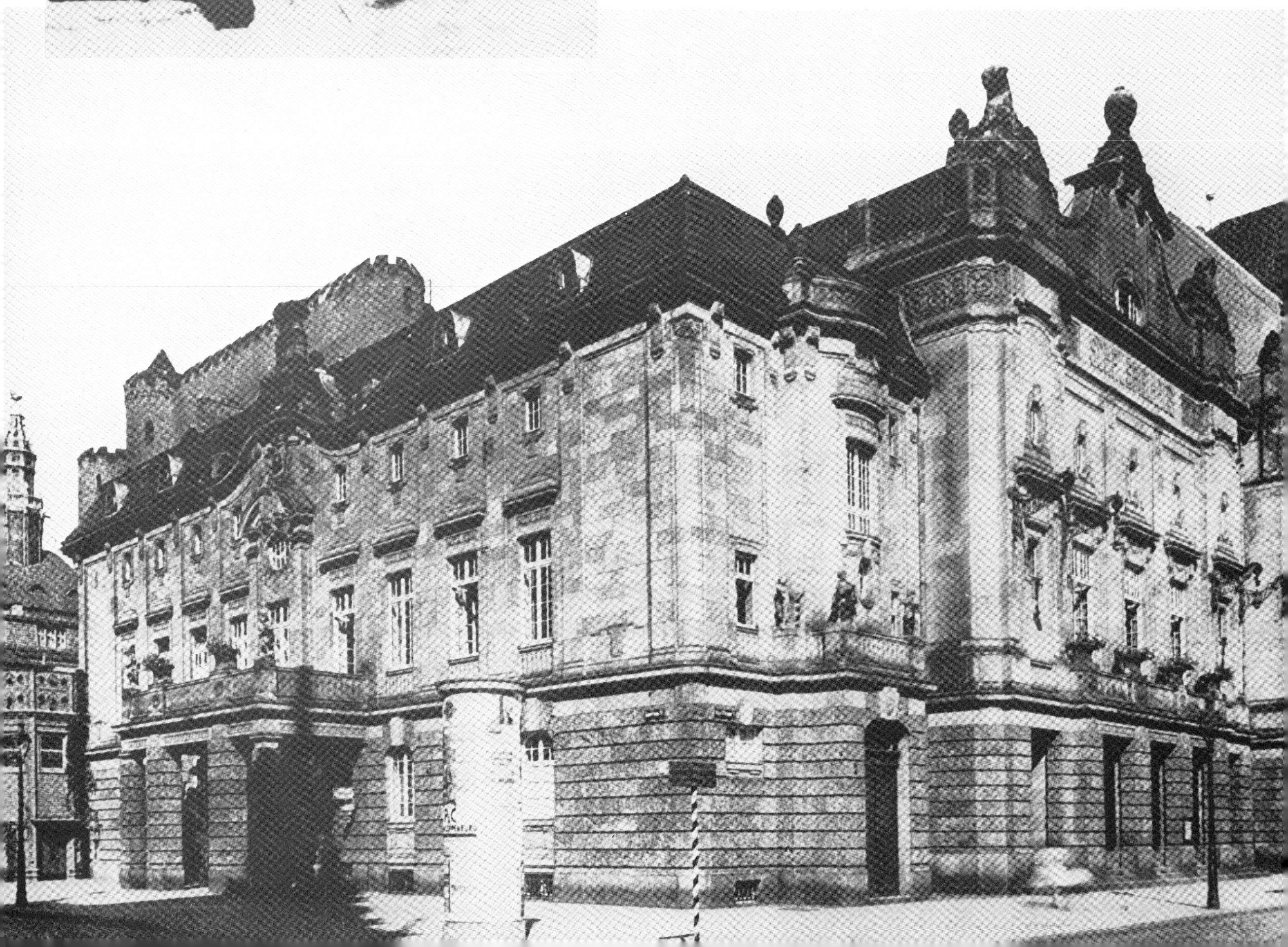

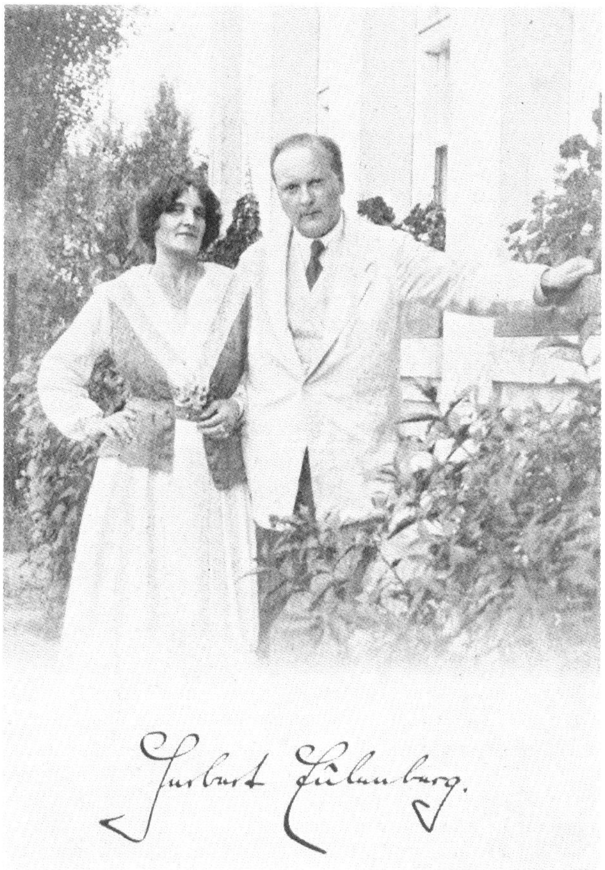

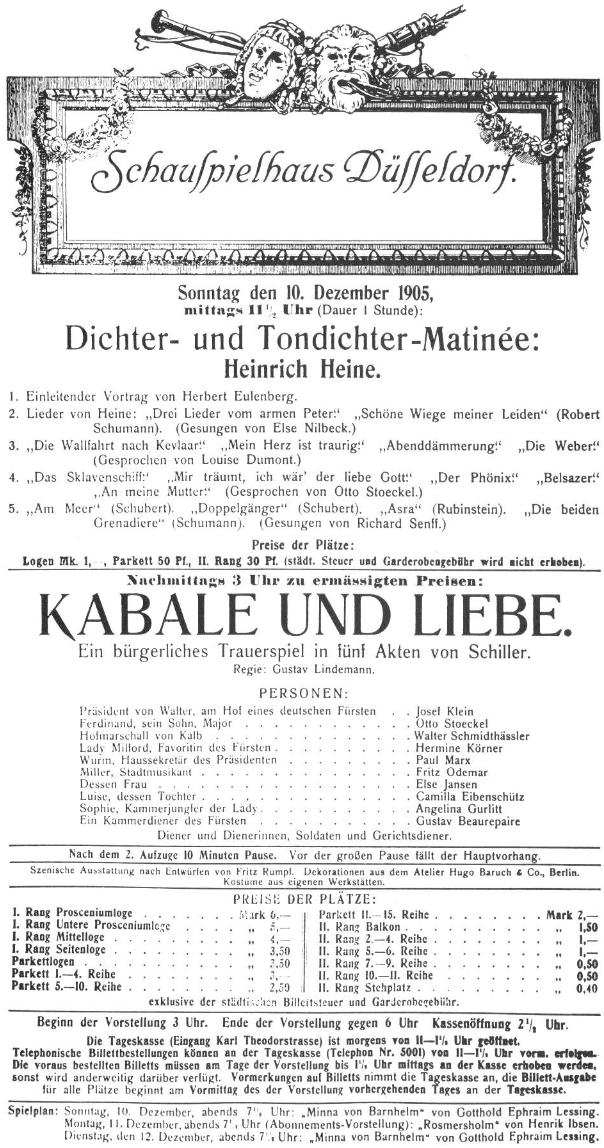

Schauspielhaus Düsseldorf.

Sonntag den 10. Dezember 1905,
mittags 11 1/2 Uhr (Dauer 1 Stunde):

Dichter- und Tondichter-Matinée:
Heinrich Heine.

1. Einleitender Vortrag von Herbert Eulenberg.
2. Lieder von Heine: „Drei Lieder vom armen Peter." „Schöne Wiege meiner Leiden" (Robert Schumann). (Gesungen von Else Nilbeck.)
3. „Die Wallfahrt nach Kevlaar." „Mein Herz ist traurig." „Abenddämmerung." „Die Weber." (Gesprochen von Louise Dumont.)
4. „Das Sklavenschiff." „Mir träumt, ich wär' der liebe Gott." „Der Phönix." „Belsazer." „An meine Mutter." (Gesprochen von Otto Stoeckel.)
5. „Am Meer" (Schubert). „Doppelgänger" (Schubert). „Asra" (Rubinstein). „Die beiden Grenadiere" (Schumann). (Gesungen von Richard Senff.)

Preise der Plätze:
Logen Mk. 1,—, Parkett 50 Pf., II. Rang 30 Pf. (städt. Steuer und Garderobengebühr wird nicht erhoben).

Nachmittags 3 Uhr zu ermässigten Preisen:

KABALE UND LIEBE.

Ein bürgerliches Trauerspiel in fünf Akten von Schiller.
Regie: Gustav Lindemann.

PERSONEN:

Präsident von Walter, am Hof eines deutschen Fürsten	Josef Klein
Ferdinand, sein Sohn, Major	Otto Stoeckel
Hofmarschall von Kalb	Walter Schmidthässler
Lady Milford, Favoritin des Fürsten	Hermine Körner
Wurm, Haussekretär des Präsidenten	Paul Marx
Miller, Stadtmusikant	Fritz Odemar
Dessen Frau	Else Jansen
Luise, dessen Tochter	Camilla Eibenschütz
Sophie, Kammerjungfer der Lady	Angelina Gurlitt
Ein Kammerdiener des Fürsten	Gustav Beaurepaire

Diener und Dienerinnen, Soldaten und Gerichtsdiener.

Nach dem 2. Aufzuge 10 Minuten Pause. Vor der großen Pause fällt der Hauptvorhang.

Szenische Ausstattung nach Entwürfen von Fritz Rumpf. Dekorationen aus dem Atelier Hugo Baruch & Co., Berlin. Kostüme aus eigenen Werkstätten.

PREISE DER PLÄTZE:

I. Rang Prosceniumloge	Mark 6,—	**Parkett 11.—15. Reihe**	**Mark 2,—**
I. Rang Untere Prosceniumloge	„ 5,—	**II. Rang Balkon**	„ **1,50**
I. Rang Mittelloge	„ 4,—	**II. Rang 2.—4. Reihe**	„ **1,—**
I. Rang Seitenloge	„ 3,50	**II. Rang 5.—6. Reihe**	„ **1,—**
Parkettlogen	„ 3,50	**II. Rang 7.—9. Reihe**	„ **0,50**
Parkett 1.—4. Reihe	„ 3,—	**II. Rang 10.—11. Reihe**	„ **0,50**
Parkett 5.—10. Reihe	„ 2,50	**II. Rang Stehplatz**	„ **0,40**

exklusive der städtischen Billetsteuer und Garderobegebühr.

Beginn der Vorstellung 3 Uhr. Ende der Vorstellung gegen 6 Uhr Kassenöffnung 2 1/2 Uhr.

Die Tageskasse (Eingang Karl Theodorstrasse) ist morgens von 11—1 1/2 Uhr geöffnet.
Telephonische Billettbestellungen können an der Tageskasse (Telephon Nr. 5001) von 11—1 1/2 Uhr vorm. erfolgen.
Die voraus bestellten Billetts müssen am Tage der Vorstellung bis 1 1/2 Uhr mittags an der Kasse erhoben werden, sonst wird anderweitig darüber verfügt. **Vormerkungen auf Billetts** nimmt die Tageskasse an, die **Billett-Ausgabe** für alle Plätze beginnt am **Vormittag des der Vorstellung vorhergehenden Tages** an der **Tageskasse.**

Spielplan: Sonntag, 10. Dezember, abends 7 1/2 Uhr: „Minna von Barnhelm" von Gotthold Ephraim Lessing.
Montag, 11. Dezember, abends 7 1/2 Uhr (Abonnements-Vorstellung): „Rosmersholm" von Henrik Ibsen.
Dienstag, den 12. Dezember, abends 7 1/2 Uhr: „Minna von Barnhelm" von Gotthold Ephraim Lessing.

Herbert Eulenberg und Haus Freiheit

Schon als drittes Semester hatte der Jurastudent Herbert Eulenberg sein erstes Stück »Dogenglück« geschrieben. Nach seinem vierten Stück »Leidenschaft« verpflichtete ihn Ferdinand Bonn 1901 als Dramaturg nach Berlin. Düsseldorf folgte 1902. Als Dramaturg mit Paul Ernst, später mit Wilhelm Schmidt-Bonn, schuf Eulenberg in den Morgenfeiern eine neue Form des Theaters als moralische Anstalt: Ein knappes Bild eines Dichters, Musikers, Malers, Menschenfreundes oder Staatsmannes, von Musik und Rezitationen umrankt, füllte die Stunden. Diese Morgenfeiervorträge faßte Eulenberg schon 1907 in seinem Buch »Schattenbilder, Fibel für Kulturbedürftige« zusammen. Es hat zahllose Auflagen erlebt.

Als Neuromantiker hat die Literaturgeschichte Eulenberg einzuordnen versucht. »Romantiker, das sind solche Künstler, die mit Vorliebe das Traumhafte, das Vorbeifliegende, Bild- und Gleichnisartige des ganzen Daseins betonen, das wir schwindlichten Geschöpfe ... auf Erden führen müssen«, so hat Eulenberg sich selbst gesehen. 1908 entschließt er sich, als freier Schriftsteller nur noch der Kunst und seinen Aufgaben zu leben, in Kaiserswerth am Rhein. Sein »Haus Freiheit« auf der Bastion Balthasar der mittelalterlichen Barbarossa-Kaiserpfalz wurde zu einem zweiten Haus Pempelfort, dem Düsseldorfer Musensitz der Brüder Jacobi, in dem sich Dichter und Maler, Musiker und Politiker ein Stelldichein gaben. Die Sommersonnenwende in Haus Freiheit – Eulenberg hatte in Hedda Maasse, der Tochter eines Düsseldorfer Musikkritikers und Komponisten, eine kongeniale Lebensgefährtin gefunden – wurde zu einem literarisch-gesellschaftlichen Ereignis durch viele Jahre.

Nach 1933 begannen für Eulenberg, der sich zum Pazifismus bekannte, dunkle, bittere Jahre. Keine Bühne spielte ihn, kein Verlag betreute seine Werke. Heinrich Droste im Düsseldorfer Pressehaus nahm den Verfemten unter seinen Schutz. Als »Siebenkäs«, eine Jean-Paul-Gestalt, hat der anonyme Dichter sich im »Mittag« zu kulturellen Fragen geäußert. 1946 hat Düsseldorf den Dichter zum Ehrenbürger ernannt, 1949 starb Eulenberg.

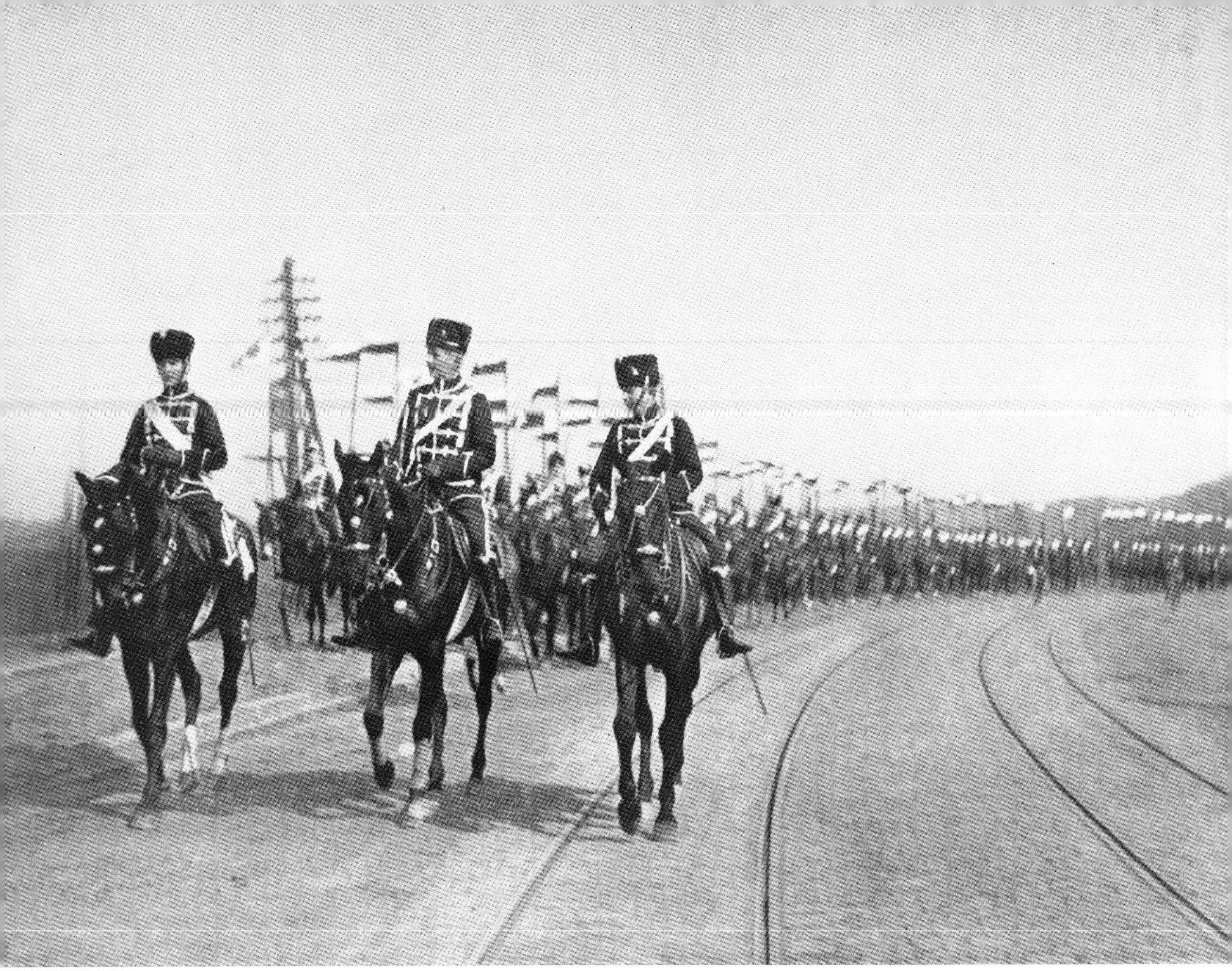

Die 11. Husaren,

die 1906 ins benachbarte Krefeld verlegt wurden, gehörten bis dahin als leuchtender Farbtupfen in das Bild Düsseldorfs. Im Frühjahr und Sommer trappelten täglich die grünen Schwadronen mit flatternden Lanzenfähnchen quer durch die Stadt zur Golzheimer Heide und zurück zur Kaserne an der Neußer und Kavalleriestraße (wo sich heute das Polizeipräsidium und das Oberfinanzpräsidium befinden). Wenn vor dem Trompeterkorps auf seinem Schecken der »dicke Lehmann« die blitzende Stabstrompete hochwirbelte und zündende Reitermärsche und wiegende Walzer einsetzten, schlugen die Mädchenherzen höher, und keine Stubenfee war zu halten, meistens hatte sie einen Schatz unter den Reitern in den grünen Attilas mit den silbernen Schnüren.

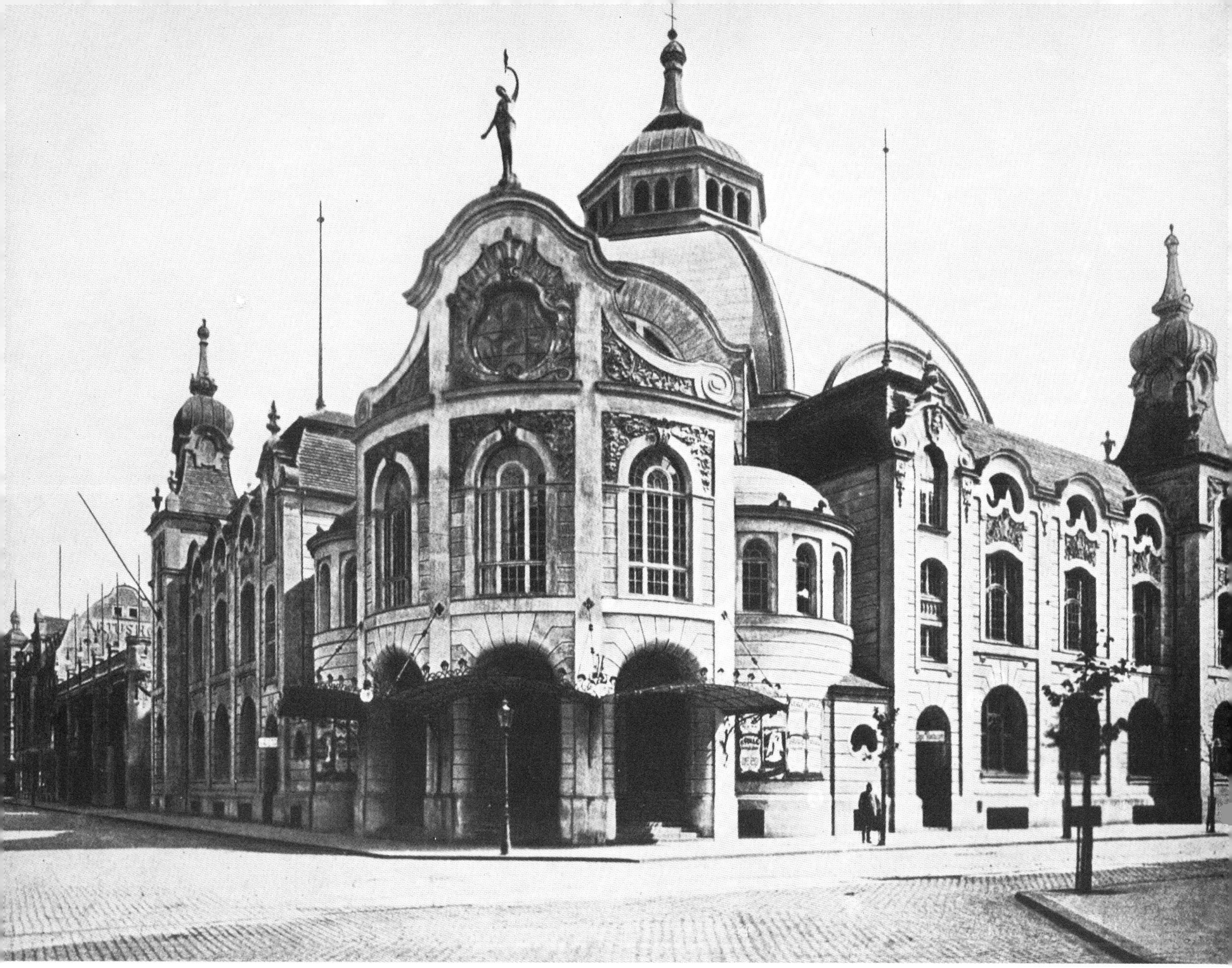

Das Apollo-Theater einst

Die besten Artisten der ganzen Welt haben in dem von Hermann vom Endt kurz vor der Jahrhundertwende erbauten Varieté gastiert. Otto Reuter sang hier: »Die Saharet stand dort auf einem Bein, das andere warf sie in die Loge 'rein«, oder »In fünfzig Jahren ist alles vorbei ...« So kam es denn auch. 1959 schloß das Theater, nachdem es noch lange zu Filmvorführungen gedient hatte, endgültig seine Pforten. Nach einem kurzen Zwischenspiel als Fernseh-Studio für den Westdeutschen Rundfunk, Köln, wurde das Apollo-Theater schließlich abgerissen.

Links in der Adersstraße sieht man auf dem Bild das frühere »Automatenrestaurant« (später »Oberbayern« und heute »Weindorf«), in dem man für 10 Pfennig ein Lachsbrötchen ziehen konnte, anschließend der »Artushof«, jetzt eine Milchbar.

In der Bar

trafen sich die Düsseldorfer am Abend mit ihren Frauen, um zu tanzen, ohne ihre Frauen, um zu schäkern. Unterhaltend war es immer, besonders auf den hohen Barhockern vor der Bartheke. Die Barfrauen der zwanziger Jahre waren gewandte Geschöpfe mit einfühlsamem Verständnis für alle Lebensfragen, wie z. B. die legendäre Hanni Fahnebrock, die einst die Carlton-Bar zu einem Mittelpunkt der nächtlichen Geselligkeit machte, oder die Damen der »Eremitage« im »K.P.«.

Viele Männer aus Kunst und Wirtschaft trafen sich am frühen Abend auch bei Krüger in der kleinen Herrenbar des »Parkhotel«. Es flossen neben den soliden »drinks« stets »Worte von Ewigkeitswert« über Kunst, Börsenpapiere und das Tagesgeschehen. In der drangvollen Enge stieß der Maler Professor Max Clarenbach einmal seinen Nachbarn an: »Können Sie nicht ein bißchen rücken, Sie sitzen ja auf meinem Blinddarm.«

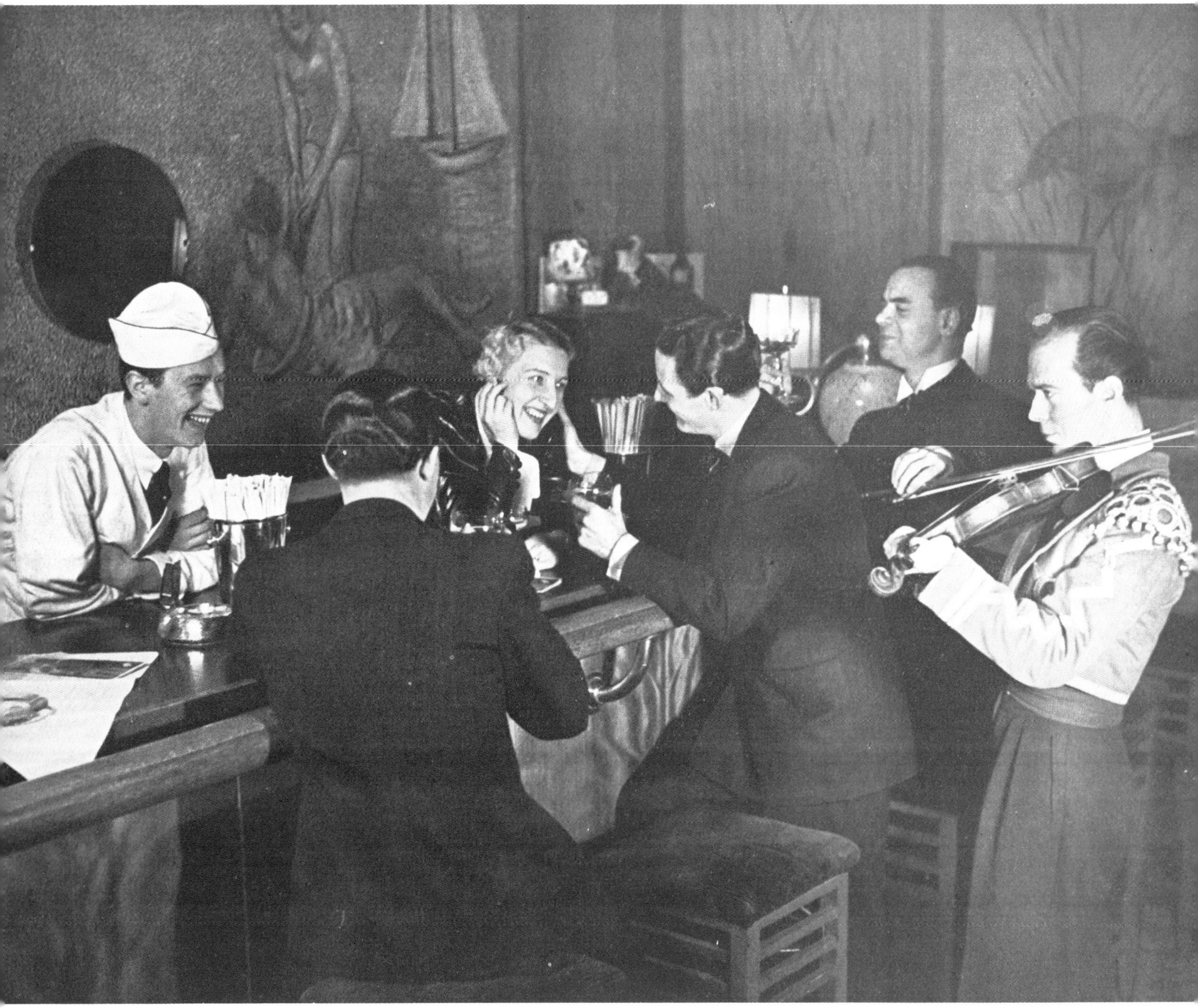

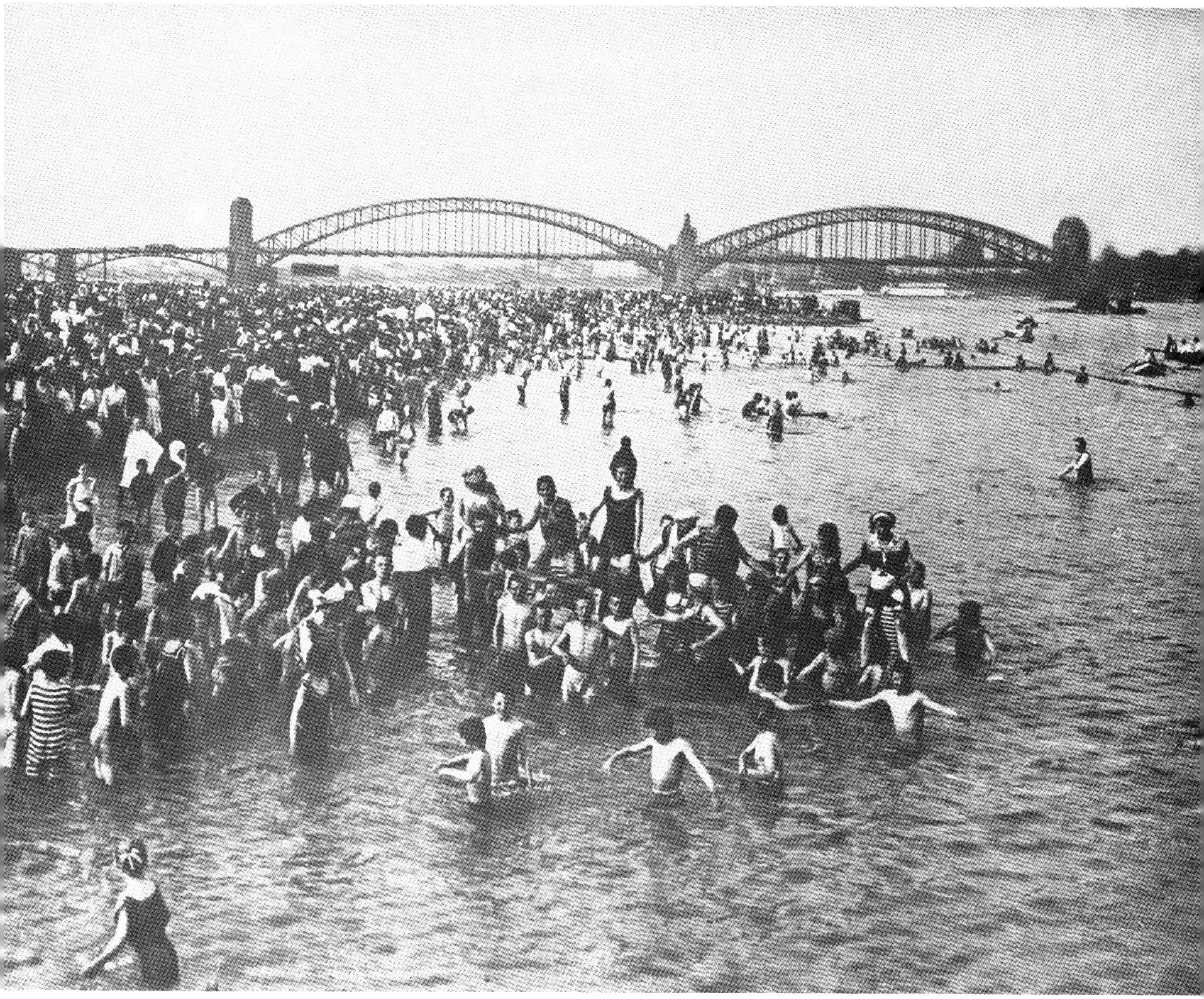

Am »Oberkasseler Lido«

Hier tummelte sich das liebe, alte Düsseldorf in den Fluten des Rheins, die im Anfang des Jahrhunderts noch sauber waren. Auf dem Mittelpfeiler der alten Rheinbrücke schaute der später abgebaute Düsseldorfer Löwe träumerisch dem Treiben zu. Hinter der Brücke stand der Kunstpalast, vor ihm lagen die geschlossenen Rheinbadeanstalten und die Bootshäuser der Rudervereine.

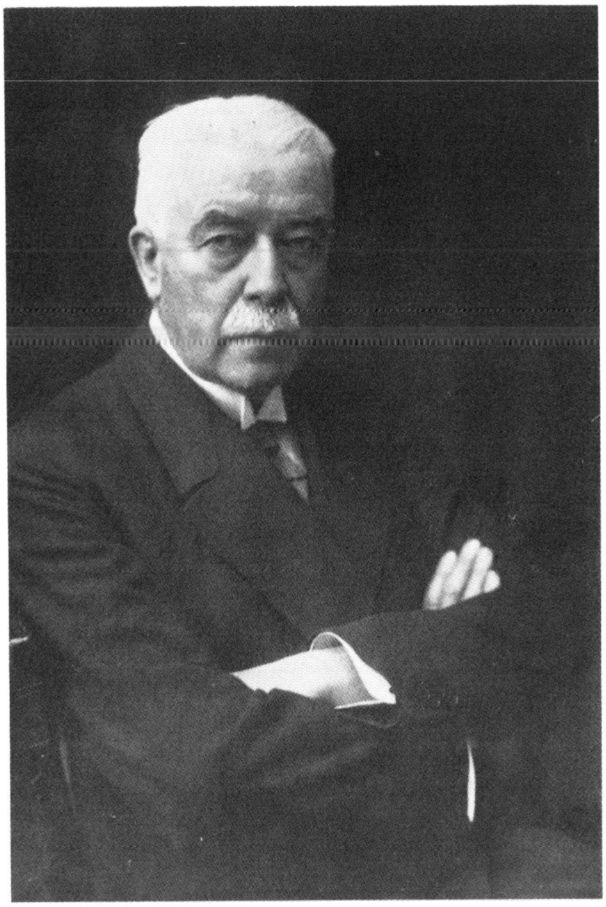 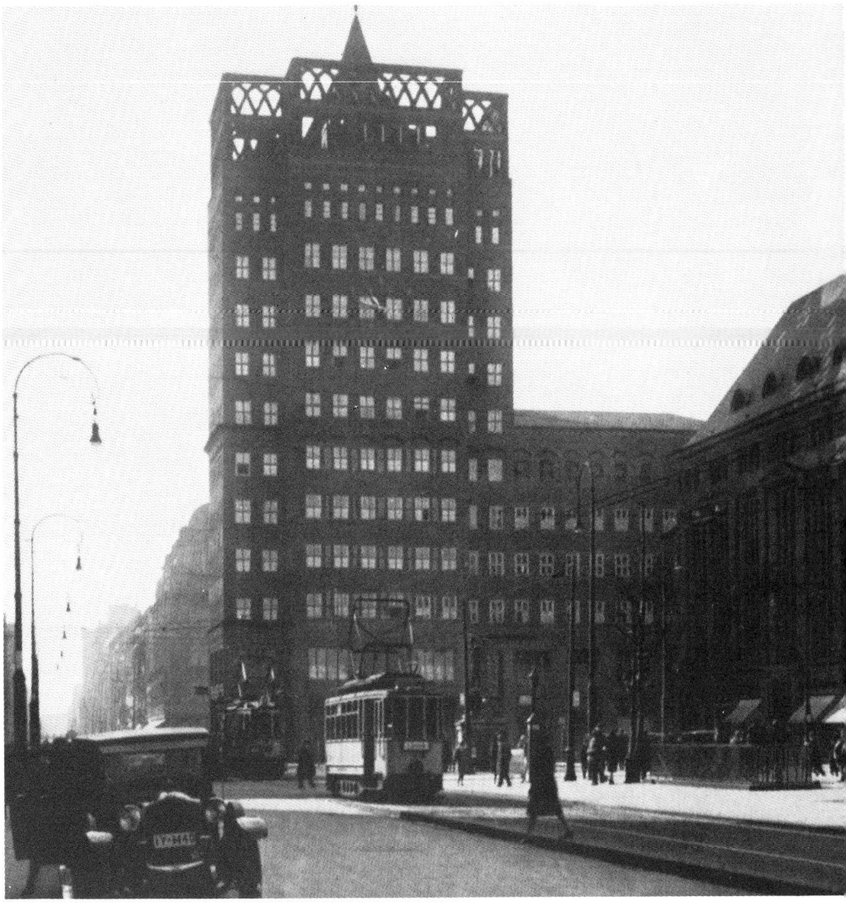

Die Ära Wilhelm Marx

Kein Oberbürgermeister ist so populär gewesen und geblieben bis auf den heutigen Tag wie Wilhelm Marx. Kein Oberbürgermeister hat Düsseldorf so nachhaltig beeinflußt und geformt bis auf den heutigen Tag wie Wilhelm Marx. 1898 leitete er, der schon 10 Jahre seiner Wahlheimat als Beigeordneter gedient hatte, nach seiner Wahl zum Oberbürgermeister die »Ära Wilhelm Marx« ein.

Marx hat nicht nur für Düsseldorf die Tore des neuen Jahrhunderts aufgestoßen, sondern mit der Ausstellung 1902 die Entwicklung zur neuen Großstadt Düsseldorf eingeleitet. In der Kunst- und Gartenstadt am Rhein, der einstigen Residenz, hat Marx neue, gewichtige Akzente gesetzt. Die Kasernenbauten inmitten der Stadt, an der Prachtstraße Königsallee, verlagerte der weitsichtige Oberbürgermeister nach Norden, in die Nähe des Übungsgeländes der Golzheimer Heide. Zwar hatte Peter Behrens auf dem Kasernengelände einen Rathausneubau geplant. Doch diese Aufgabe scheint für Düsseldorf ein unerfüllbarer Wunschtraum zu bleiben, 1905 und 1914, 1926 und 1938, in unserem Jahrzehnt und vielleicht auch noch im Jahre X.

Aber die Stahlverbände, Eisenkontore und Großbanken ließen sich inmitten der schönen grünen Stadt gerne nieder. An die Stelle der Fürsten, der Herren von Jülich und Berg, traten die Herrscher über Eisen und Stahl. Die rauchenden Schlote standen an der Ruhr. Der Schreibtisch in Düsseldorf entschied, was produziert und zu welchen Preisen verkauft wurde.

Düsseldorf wuchs und wuchs. Zweihunderttausend Einwohner zählte die Stadt, als Marx von Kaiser Wilhelm II. 1899 als Oberbürgermeister bestätigt wurde. Als Marx 1910 in den Ruhestand trat, zählte die Stadt 300000 Einwohner.

Bei allen Erfolgen in Amt und Würden blieb Marx der leutselige, joviale erste Bürger seiner Stadt, der im Hofgarten mit den Gartenarbeitern Düsseldorfer Platt sprach. »Wat krett Ihr denn de Stond?« fragte Marx eines Morgens auf dem Wege durch den Hofgarten die Männer mit Spaten und Harke. »Ee Kastemännche« (ein »Kastemännchen«, eine winzige Münze im Wert von 25 Pfennigen, die leicht verlorenging, daher am liebsten in der Kasse aufbewahrt wurde).

»Dat es äwer nit föll«, meinte Marx.

»Mer dont jo och net föll«, die Gartenarbeiter.

1924 ist Wilhelm Marx gestorben. Das erste deutsche Hochhaus (Bild oben), 1924 auf dem Alleeplätzchen errichtet, trägt seinen Namen.

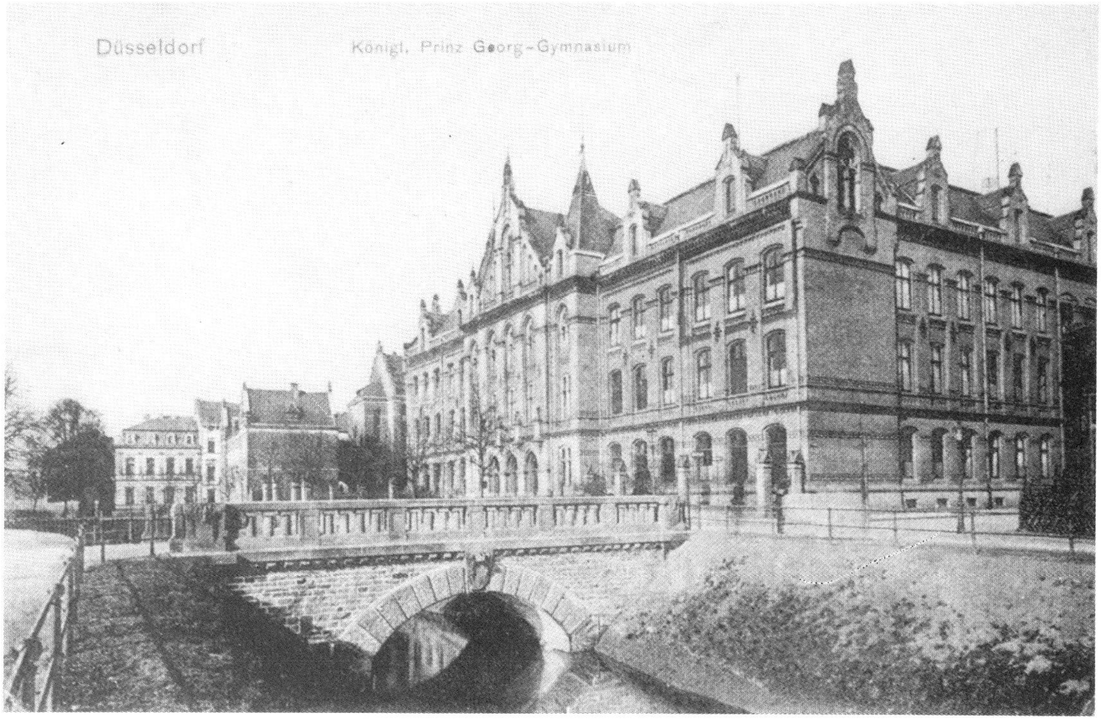

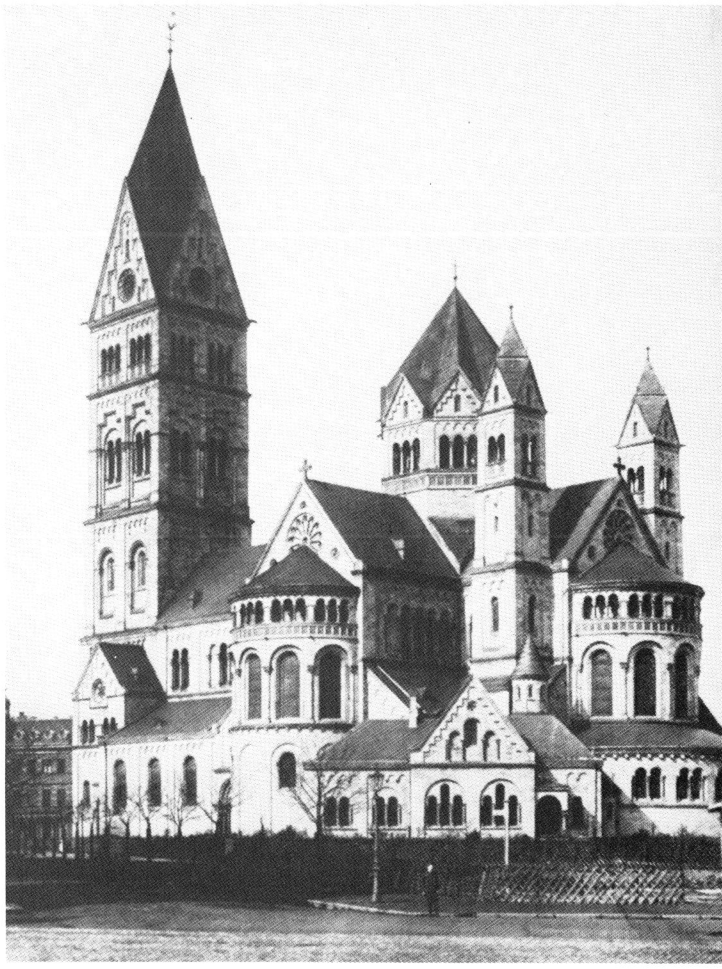

Bauen – eine Weltanschauung

Fast will es scheinen, als habe das Rheinland, und damit auch Düsseldorf, um die Jahrhundertwende keinen eigenen Baustil entwickelt. Die Bauwerke aus dieser Zeit sind wie das Prinz-Georg-Gymnasium (Bild oben) (heute Landesbildstelle Rheinland) an der gleichnamigen Straße weder typisch für die Stadt noch für die Landschaft. Sie sind Prunk- und Protzbauten im Stil ihrer Zeit.
Einen Steinwurf vom Prinz-Georg-Gymnasium entfernt die Rochuskirche (Bild rechts) von Paul Kleesattel, im neuromanischen Stil erbaut. Der Riesenbau der Rochuskirche löste eine Rochuskapelle ab, die einst vor den Toren der Stadt, in der Nähe des Jägerhofes, dem Pestheiligen Rochus geweiht war. Kleesattel, anerkannter Kirchenbaumeister in und um Düsseldorf, schuf nach 1900 im gleichen Stil die Heilig-Geist-Kirche, St. Adolfus, St. Elisabeth, St. Antonius in Oberkassel, St. Paulus und die Synagoge an der Kasernenstraße, die in der »Kristallnacht« 1938 in Flammen aufging.

1908 entwarf Josef Maria Olbrich, Mitbegründer der Wiener Sezession, Vorkämpfer des Jugendstils und damit einer modernen Baugesinnung und Wohnkultur, Professor in Darmstadt, das Gebäude des Warenhauses Tietz, das noch heute nahezu unverändert als Kaufhof besteht (Bild unten).
Baumeister Wilhelm Kreis, der wenige Jahre später Museums- und Ausstellungsgebäude in Düsseldorf schuf, baute 1922–1924 das erste deutsche Hochhaus in Düsseldorf, das Wilhelm-Marx-Haus. 1924 beauftragte Heinrich Droste die Kreis-Schüler Tietmann und Haake mit dem Bau des Pressehauses am (späteren) Martin-Luther-Platz. Man hatte wieder zu einem eigenen Baustil gefunden.

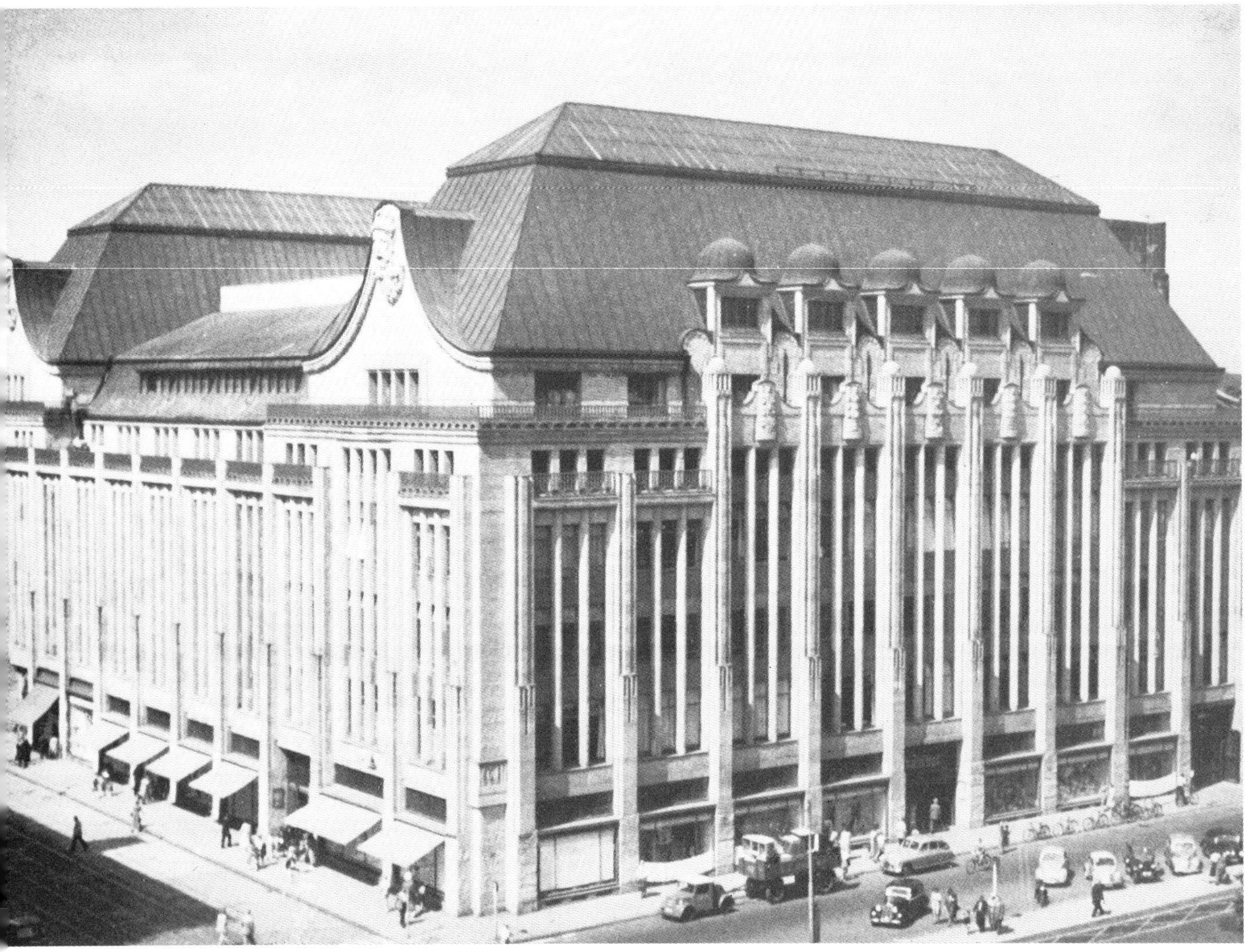

Robert Lehr

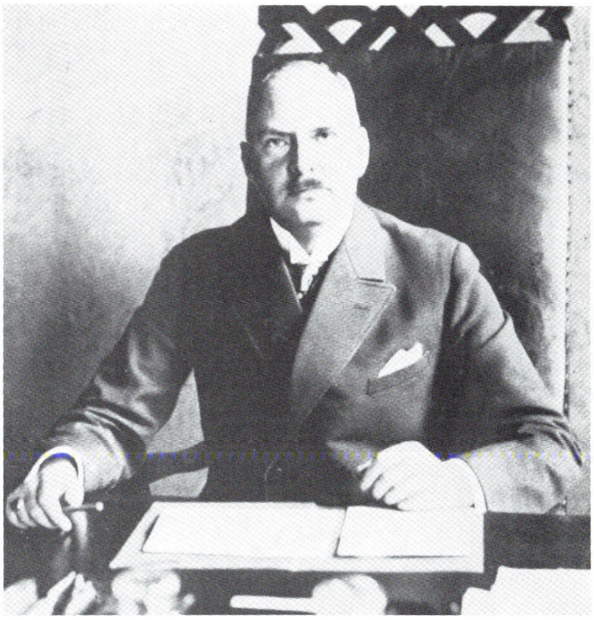

bewährte sich schon 1923 als Düsseldorfer Finanzdezernent mit außergewöhnlichen Einfällen: Er ließ das Geld für die Beamten in Särgen durch die Stadt transportieren, um es im Ruhrkampf – Düsseldorf war damals die größte (französische) Garnison in Europa – vor dem Zugriff der Besatzung zu sichern. 1924 zum Oberbürgermeister von Düsseldorf gewählt, lag vor Robert Lehr eine Wahlperiode von zwölf Jahren. Er wollte sie nutzen, und er hat sie genutzt.

Das Rheinstadion und die Museumsbauten des Ehrenhofes von Professor Wilhelm Kreis erinnern noch heute an das Gesolei-Jahr 1926. An der Gestaltung des Ehrenhofes, eine städtebauliche und architektonisch-künstlerische Leistung von hohem Rang, wirkten neben dem Architekten bedeutende Künstler wie Thorn-Prikker, Nauen, Gottschalk, Kolbe mit (Bild unten).

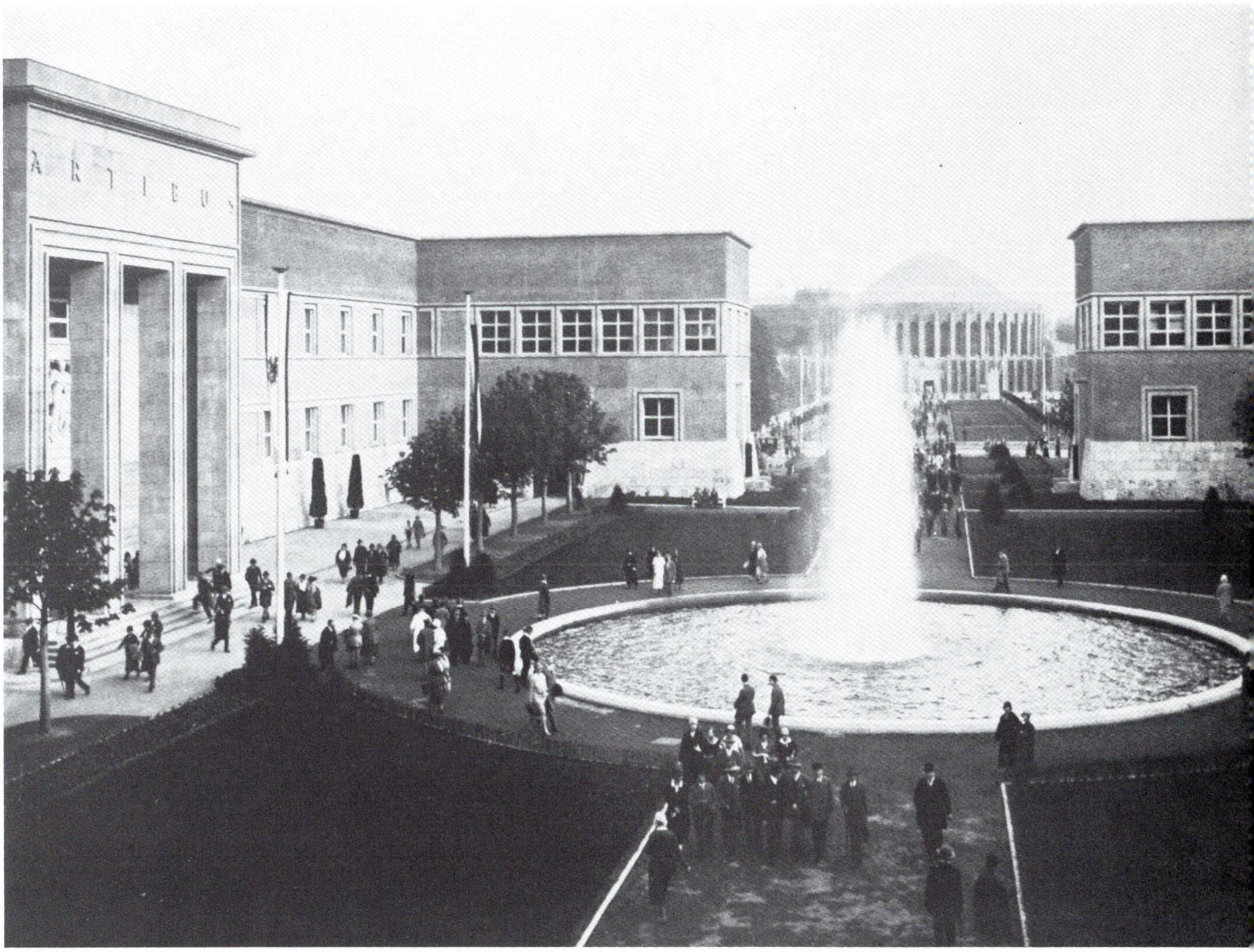

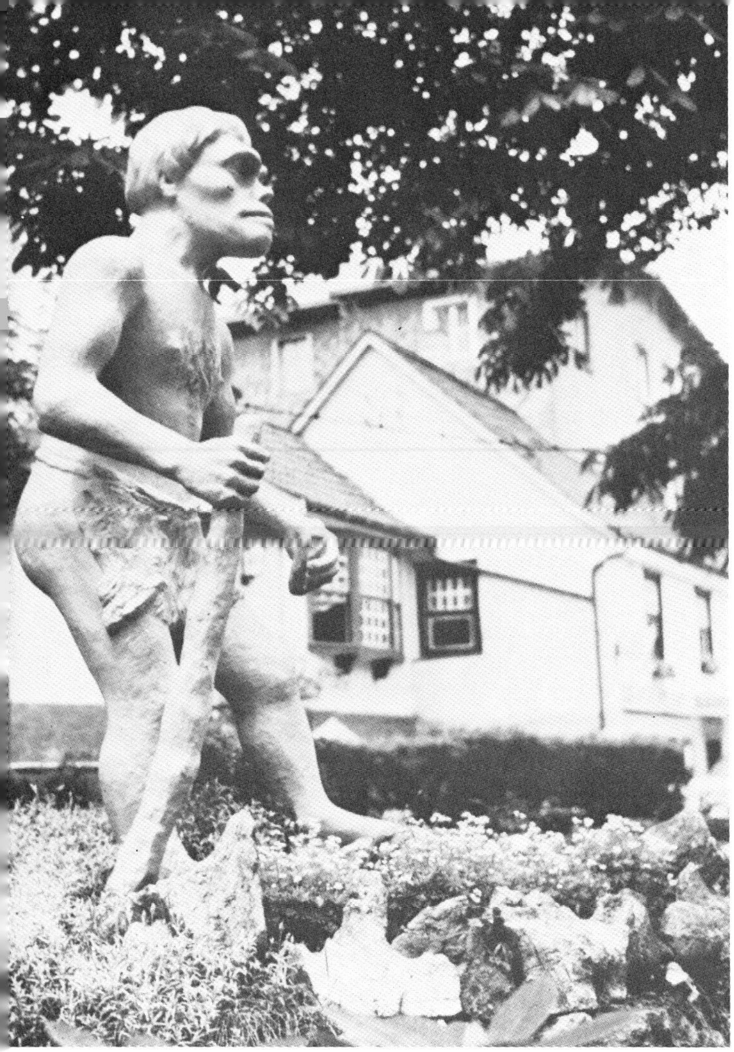

Altstadtkneipen ▷

An der Akademiestraße und am Rheinort lag einst Düsseldorfs erster Hafen. Später einmal soll an dieser Stelle, wo ehemals die »Feuerwache Akademiestraße« stand, das neue Rathaus zum Himmel aufragen.
Auf der nahen Flingerstraße bot das »Etablissement Hölsken« erste Attraktionen (an der vorderen Tischreihe vor der Bühne Weinzwang). »In de Kröck« an der Hunsrückenstraße zeigte eine umfangreiche tätowierte Dame neckisch die Gemälde auf ihren »Extremitäten oder Gliedmaßen«: »Unter meiner linken Achselhöhle sehen Sie die Embleme von Liebe, Glaube und Hoffnung, unter meiner rechten den Prinzen Heinrich im Kreise seiner Lieben, schwingend das Banner Schwarz-Weiß-Rot . . . «

Der Machtkampf der rheinischen Großstädte: Köln, die Metropole am Rhein, Düsseldorf, die Kunst- und Gartenstadt, aber auch der Schreibtisch des Ruhrgebietes, Essen, die Hauptstadt des Reviers, wurde von den Oberbürgermeistern auch auf dem gesellschaftlichen Parkett ausgetragen. Auf dem Eröffnungsrundgang durch die Gesolei blieb die Schar der rheinisch-preußischen Prominenz vor einer Nachbildung des Neandertalers (Bild oben) stehen: eine gedrungene Gestalt, fliehende Stirn, breite, wulstige Lippen. Im Neandertal, unweit von Düsseldorf, war dieser Vorläufer des Homo sapiens im vorigen Jahrhundert in einer Höhle gefunden worden. »Der erste Düsseldorfer, der in seine Heimat an den Rhein zurückgekehrt ist«, meinte Lehr. »Der erste Kölner«, gab Adenauer zurück. »Er hatte sich im Tal der Düssel verlaufen und nicht mehr in seine Heimat Köln zurückgefunden.« – »Der erste Kölner?« wiederholte Lehr die Antwort Adenauers. »Schon möglich, man sieht es an seinem großen Maul.« 1933 wurde Lehr nach kurzer Haft in die politische Verbannung geschickt. 1950 berief ihn sein Oberbürgermeister-Kollege Adenauer, der inzwischen zum Bundeskanzler der Bundesrepublik emporgestiegen war, zum Bundesminister. Lehr starb 1956 und wurde in seiner Stadt Düsseldorf beigesetzt.

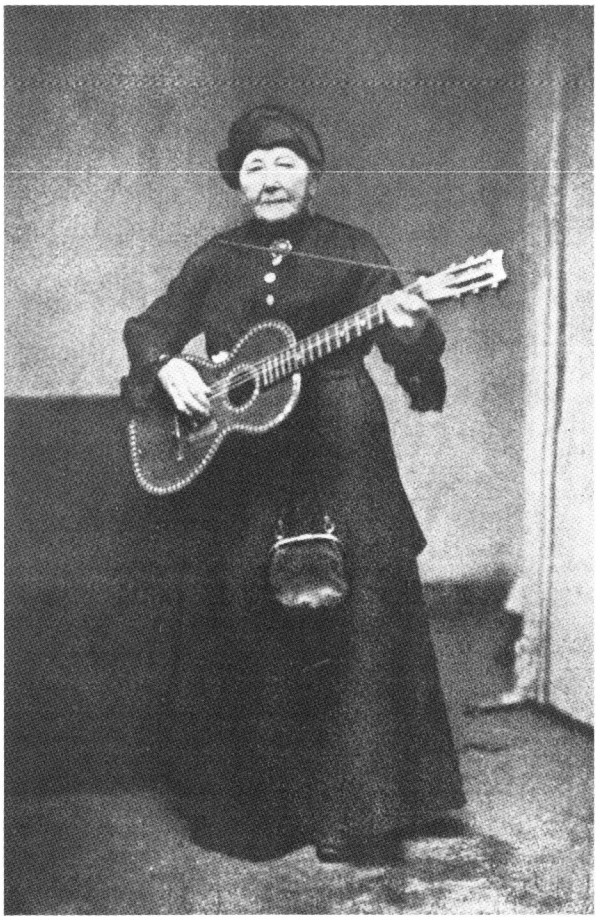

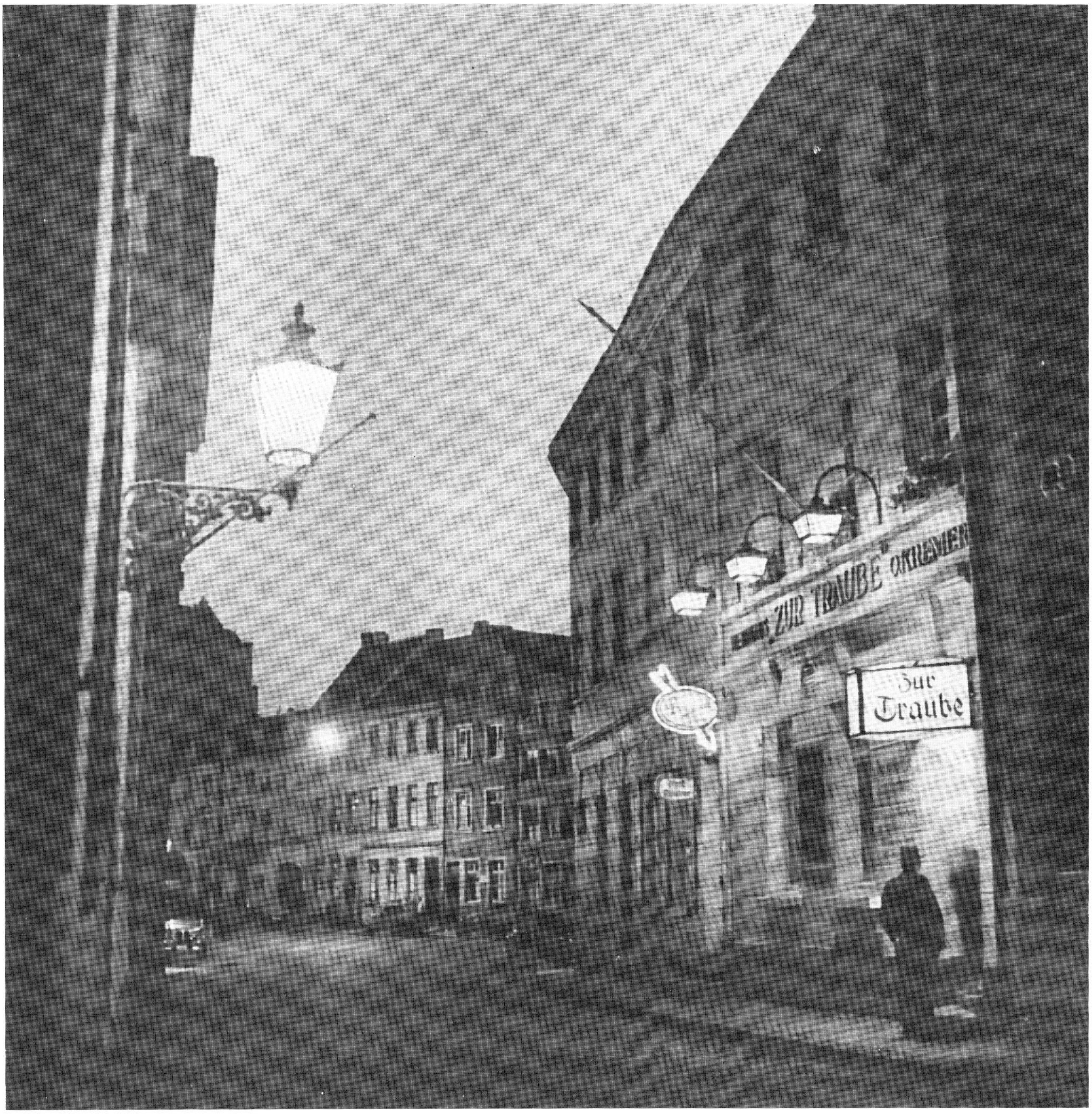

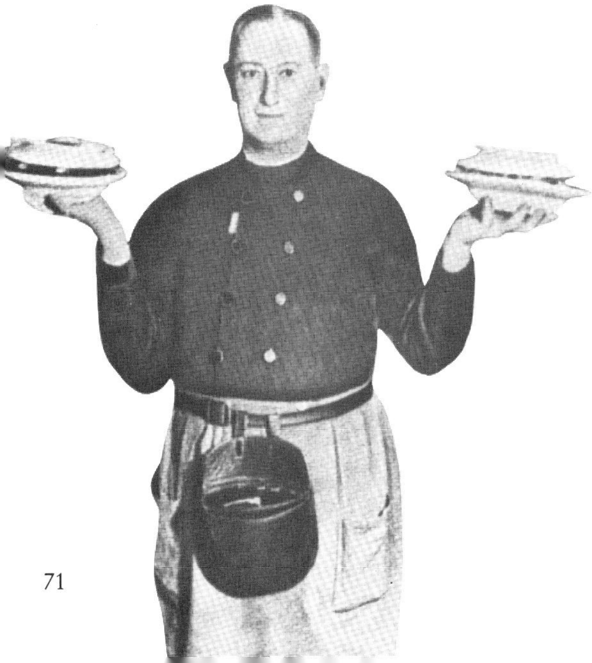

Et Fanny mit den Liedern zur Laute gehört in den Jahren 1900 bis 1910, wie heute noch der Köbes, zum Bild der Altstadtlokale.

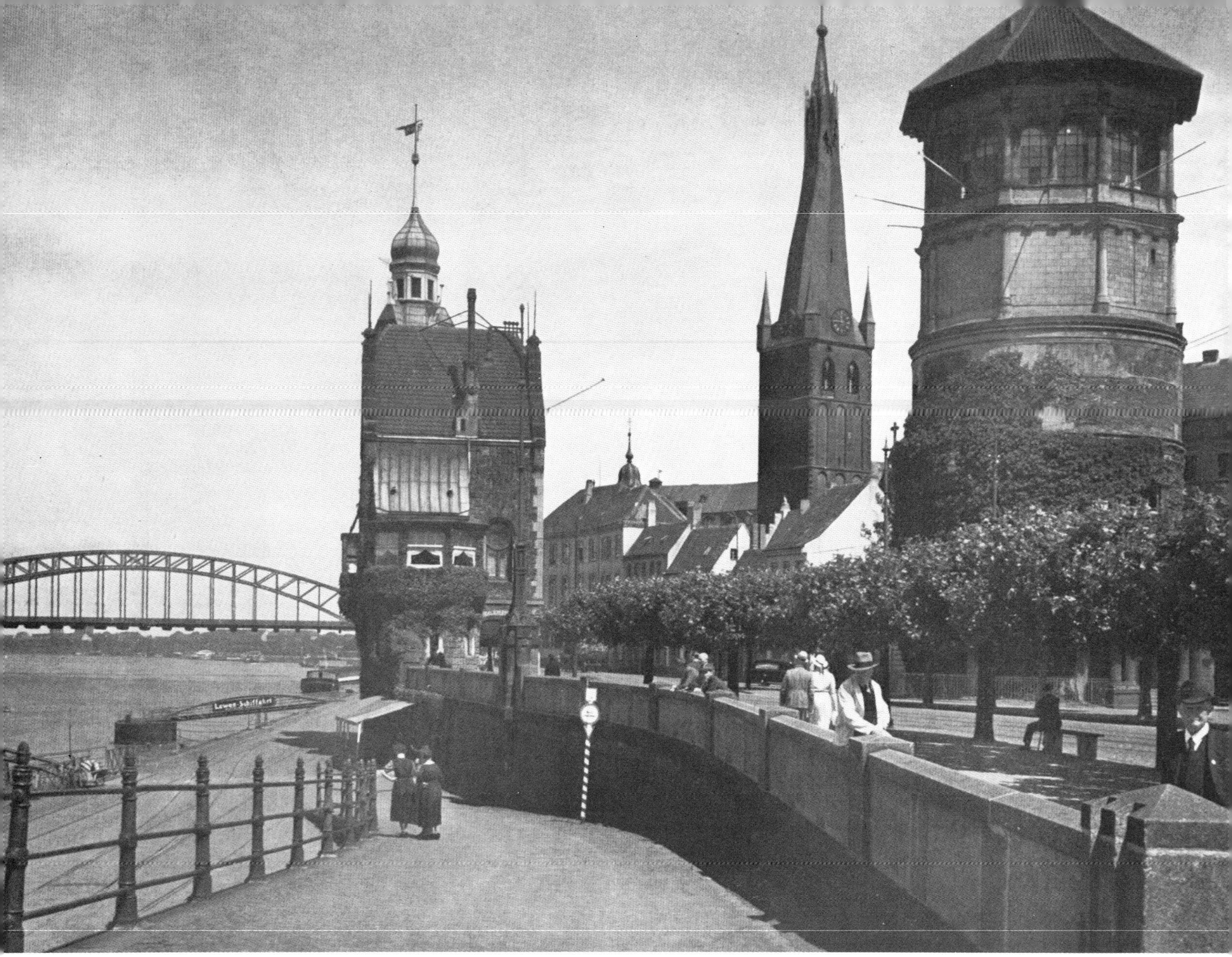

Das »Düsselschlößchen«

Der verdrehte Turm von St. Lambertus, den ein Blitz krumm hieb, steht noch ebenso stabil wie der alte Schloßturm, in dem einst eine »weiße Dame« umging.

In die traulichen Räume des »Düsselschlößchens« zogen sich Generationen von »besseren« älteren Düsseldorfern gerne zurück, wenn sie sich in Begleitung – »Et jövt nämlisch Sönde, die sind eso schwer, die kammer nit alleen donn, do jehöre zwei zo!« – einen gemütlichen Abend machen wollten. Dieses verschwiegene kleine Weinhaus an der engen Rheinuferfront mußte dem Verkehr weichen.

Das nahe »Rheinschlößchen« zwischen Zollstraße und Rheinort, dem der Volksmund wegen seines flotten Tanzbetriebs den Scherznamen »Kleines K.P.« gab, wurde auch nicht mehr aufgebaut.

Ein uriges Lokal war in der alten Ritterstraße die »Süße Eck«. Dort gab es nur Schnaps. Rundum standen die Regale voll Pullen und Ballons, aus denen man schon für 5 Pfennig »eene Klore« bekam. Beim »Kilian« in der Hunsrückenstraße gab es wenigstens außerdem noch Wein, auch im schummerigen »Rodensteiner« auf der Neustraße. Sie sind wie »U 9«, »Weinhaus Dick« und viele andere nicht mehr.

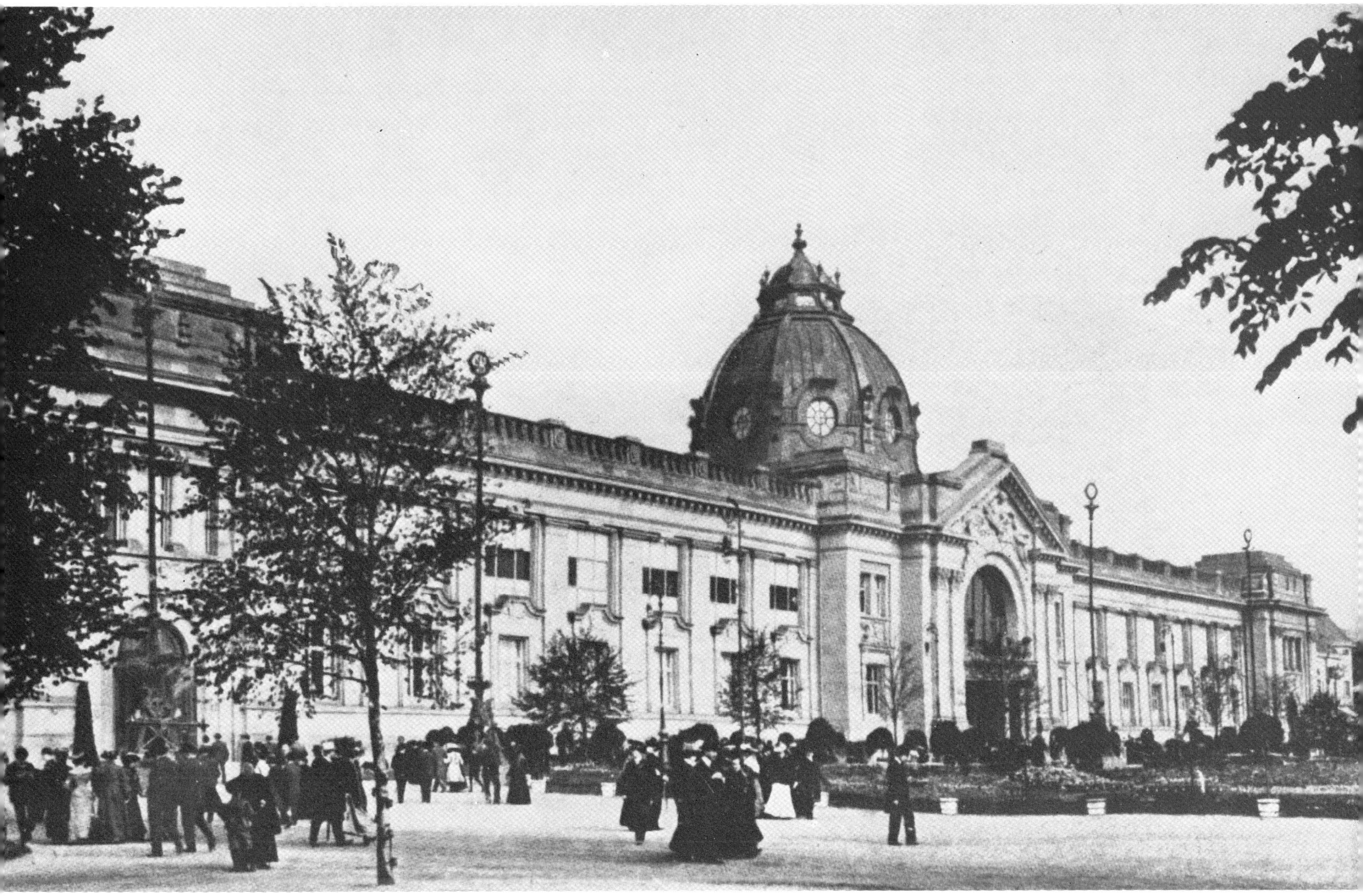

Der Kunstpalast

hatte einst diese Gestalt, ehe Professor Wilhelm Kreis ihn in die Ehrenhofbauten einbezog. Düsseldorfs Künstlerschaft verdankt ihn der Ausstellung 1902, in deren Rahmen die große Nationale Kunstschau stattfand. Ein forscher Regierungsassessor fragte dabei einen bedeutenden Düsseldorfer Maler: »Verehrter Meister, äh, bewundere stets Ihre Werke. Wo bekommen Sie nur immer die fabelhaften Ideen her?« – »Von de Rejierung«, sagte der Maler.

Über einen Maler, der mit Geschick und Geschmack gern auf bewährte Vorbilder zurückgriff, sagte ein wohlwollender Kollege: »Besser gut geklaut, als Eigenes schlecht verdaut.« Professor Gerhard Janssen, der stets durstige Maler auf der niederrheinischen Kirmes, lächelte, gefragt, was er von der modernen Kunst halte, weise: »Mir ist jeder Künstler recht, der malt, wie ihm der Schnabel gewachsen ist.« (Rechtes Bild von F. Brütt »Atelierbesuch«.)

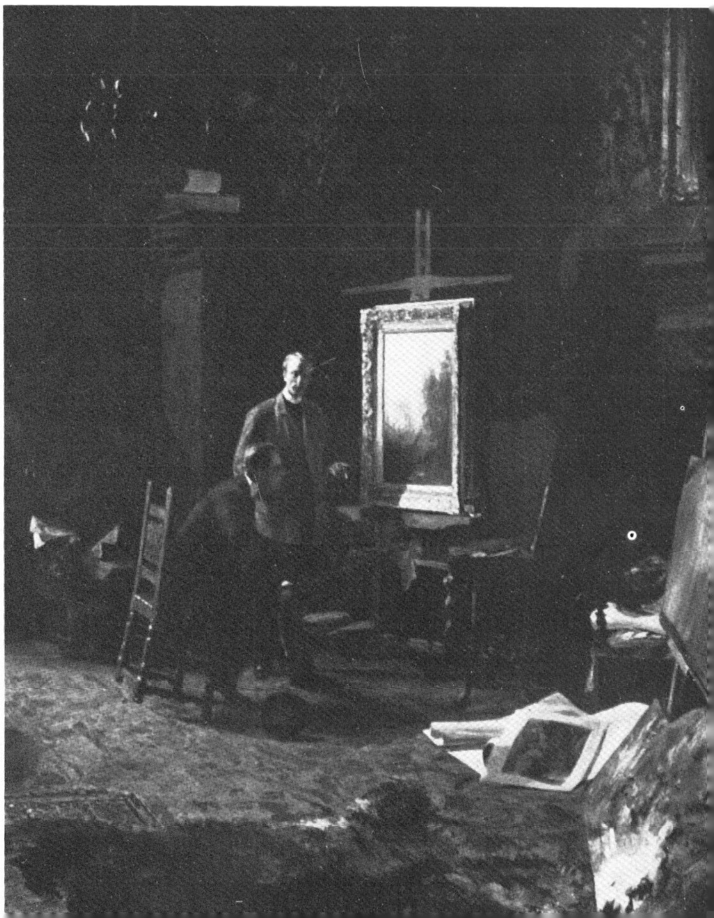

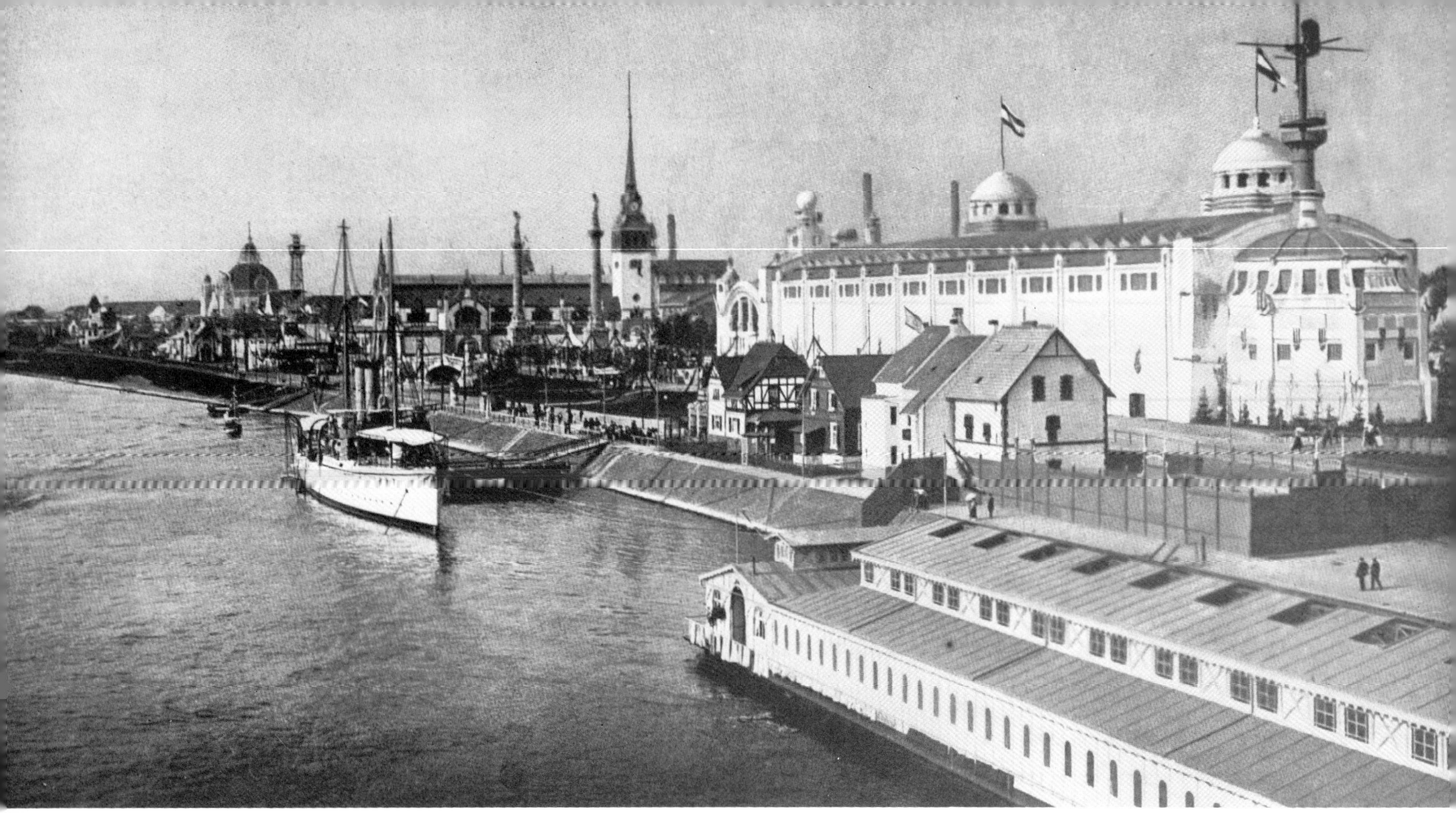

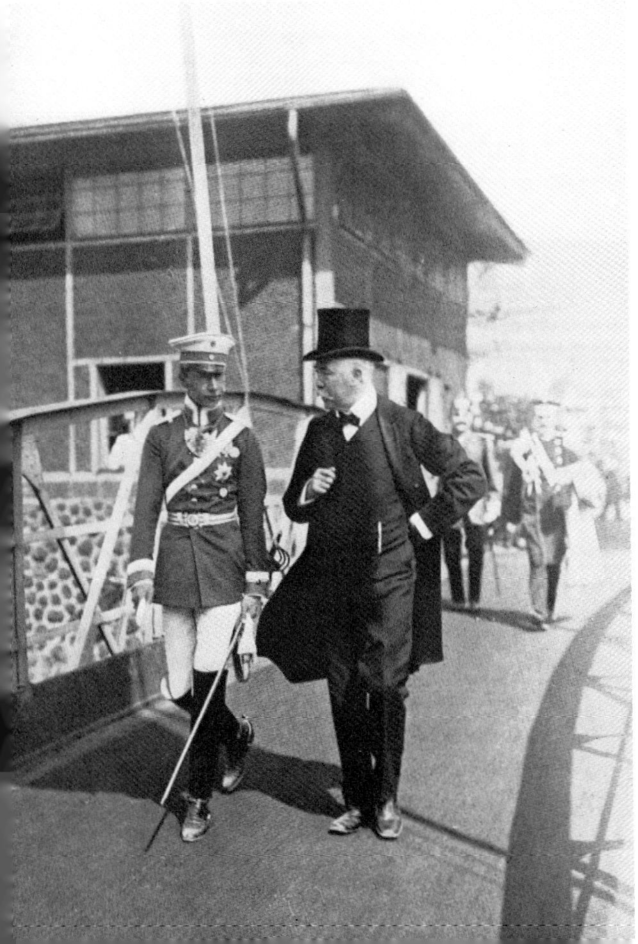

Im Jahre 1902

erfolgte der große Paukenschlag im Düsseldorfer Ausstellungsgeschehen. Über $5\frac{1}{2}$ Millionen Menschen besuchten damals die imposante »Industrie-, Gewerbe- und Kunstausstellung«, auf der die rheinisch-westfälische Wirtschaft der Welt eindrucksvoll zeigte, was sie zu leisten vermochte. Die Initiatoren, Geheimrat Carl Lueg und Professor Fritz Roeber, konnten mehrfach den Kronprinzen und auch Kaiser Wilhelm II. durch die Schau führen (hier im Bild der Kronprinz und Carl Lueg). Vor dem Kruppschen Pavillon hatte ein kleines Kriegsschiff festgemacht.
Vielen Düsseldorfern wird die alte Rheinbadeanstalt im Vordergrund, die nicht zur Ausstellung gehörte, mit ihrer frischen, kräftigen Strömung in guter Erinnerung sein.

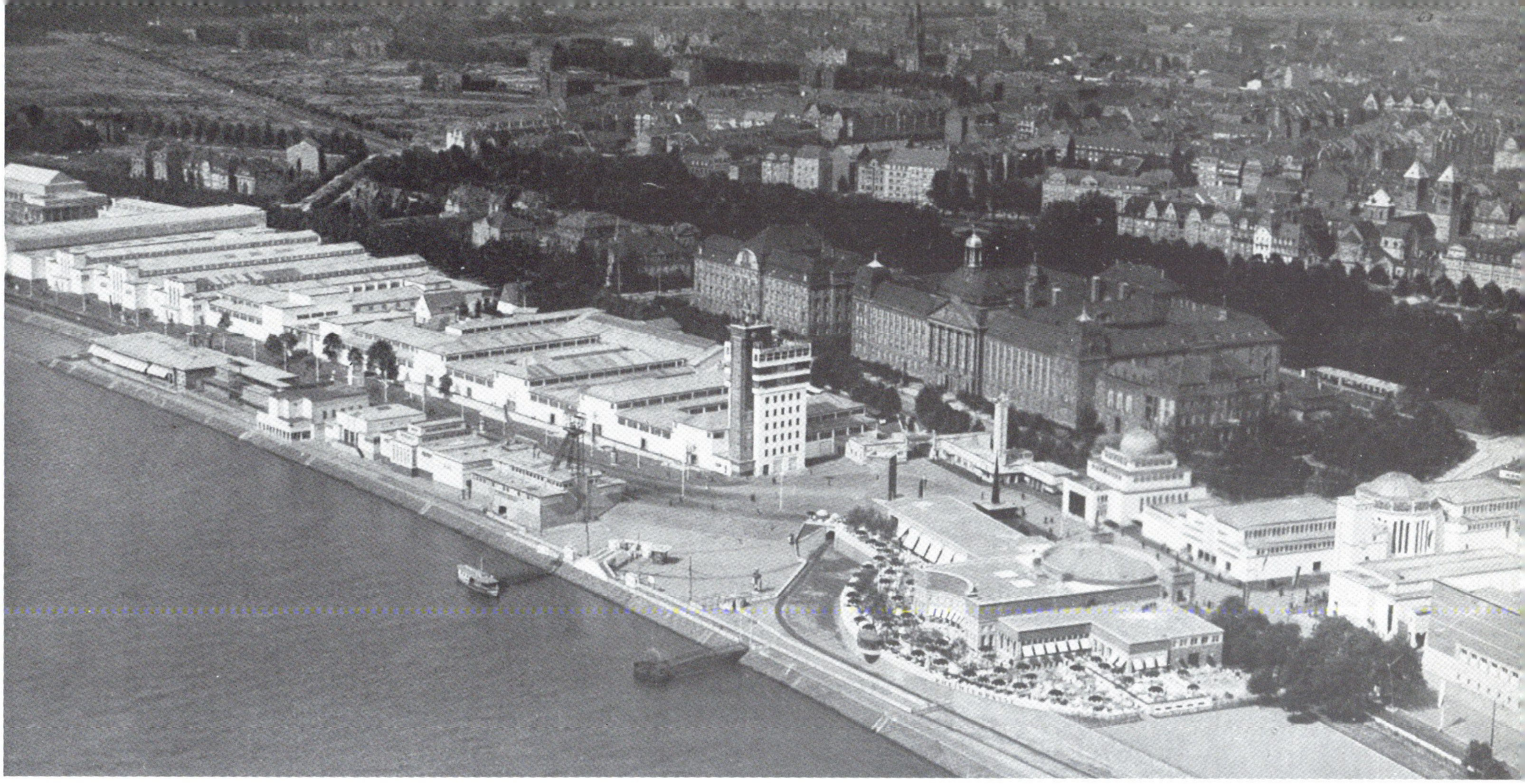

Die »Gesolei« 1926,

Ausstellung für Gesundheitspflege, Soziale Fürsorge und Leibesübungen, zeigte nach dem Ersten Weltkrieg unter dem tatkräftigen Oberbürgermeister Dr. Lehr, daß Düsseldorfs Lebenskraft ungebrochen war.
Die Ausstellung, mit 7½ Millionen Besuchern, brachte der Stadt den Ehrenhof, die Museumsbauten, die Rheinterrasse und die zunächst als Planetarium benutzte Rheinhalle. Zur Werbung wurde ein literarisches Preisausschreiben veranstaltet. Im Preisgericht saß der Düsseldorfer Hans Heinz Ewers, bekannt wegen der ungenierten Freizügigkeit seiner Romane. Bei der anstrengenden Sichtungsarbeit fragte er: »Ist denn nichts Gepfeffertes dabei?« – »Die so was schreiben können, haben wir vorsichtshalber ins Preisgericht genommen«, antwortete der Vorsitzende des Ausstellungskomitees, Geheimrat Arthur Schloßmann.

»Schaffendes Volk« 1937

In dieser Ausstellung zeigte die deutsche Industrie eindrucksvoll den fast 7 Millionen Besuchern ihr weiterentwickeltes hohes Können. Sie erschloß dem zukunftsreichen Norden der Stadt den »Nordpark« mit den beiden »Rossebändigern« von Edwin Scharff am Haupteingang.

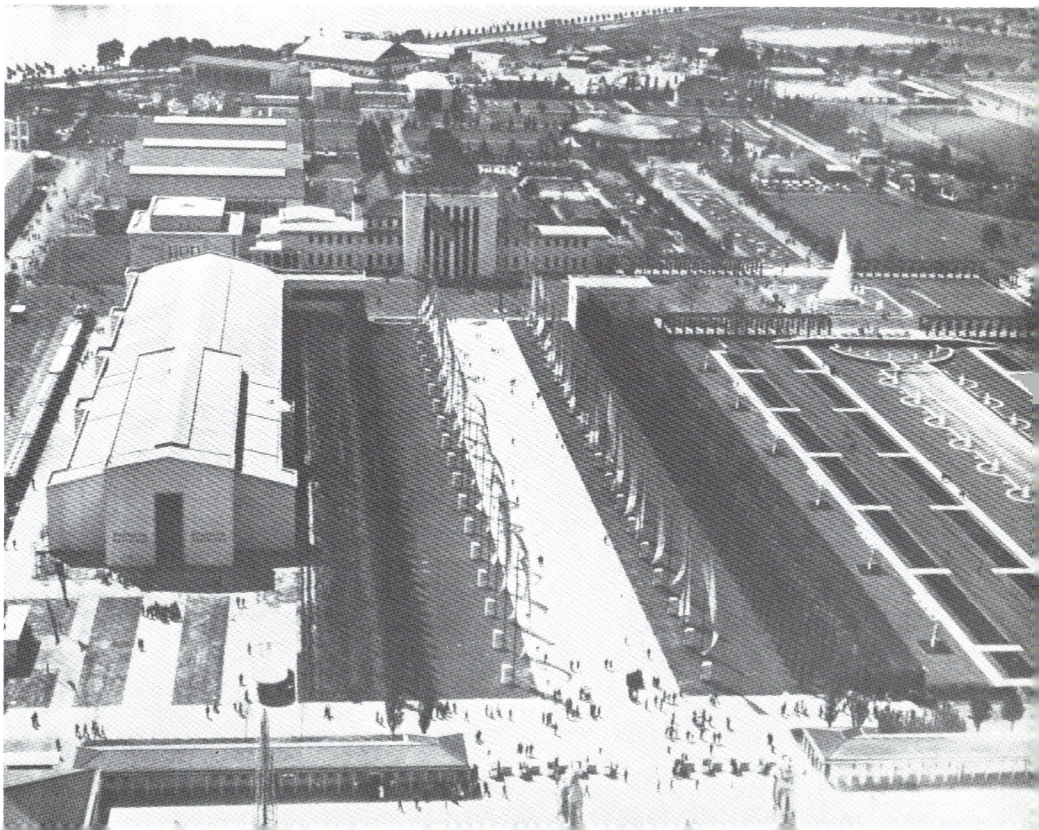

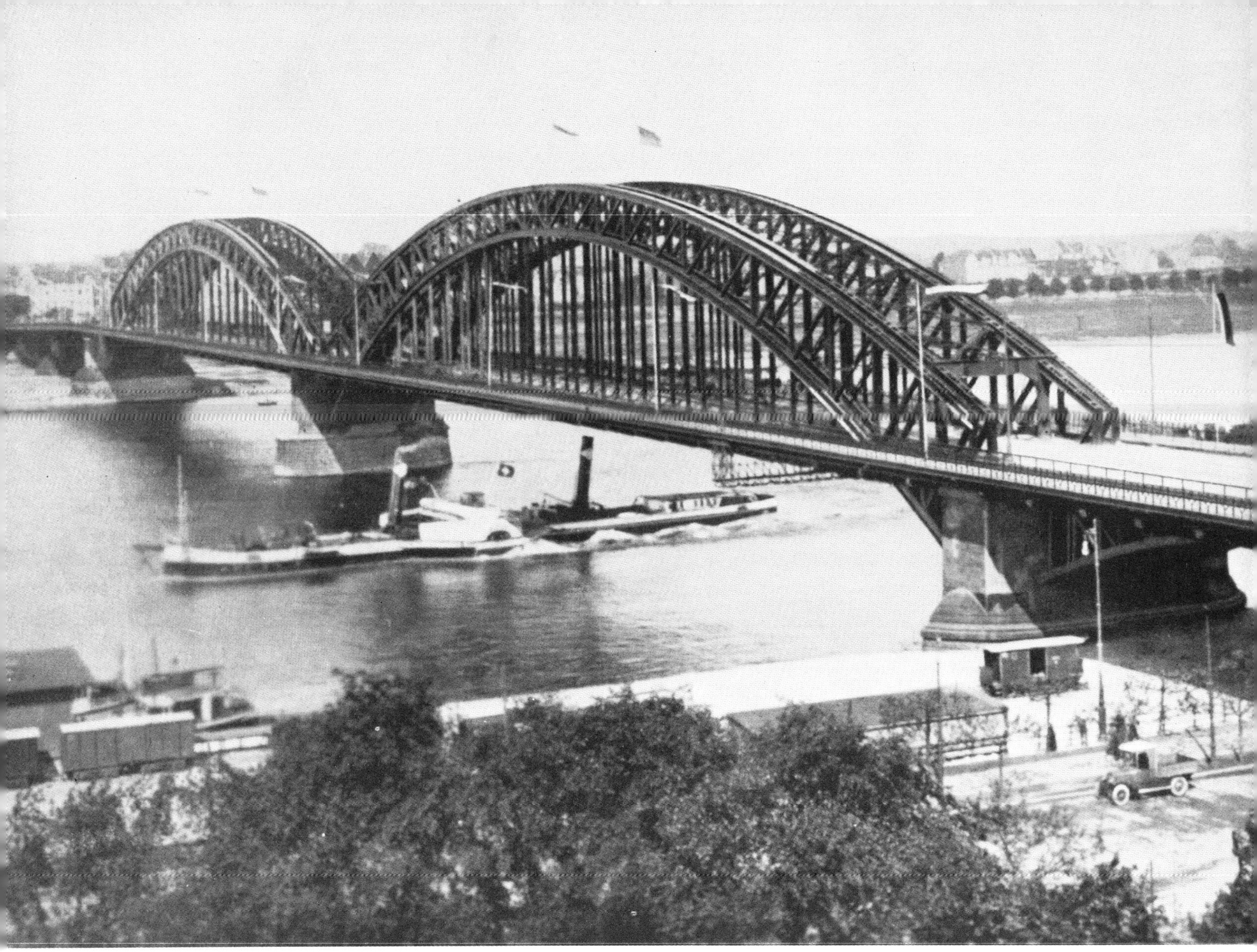

Die Oberkasseler Rheinbrücke

Als 1896 die Rheinische Bahngesellschaft gegründet wurde, um die Schnellbahn nach Krefeld einzurichten, konnte sie mit ihren schweren elektrischen Straßenbahnwagen natürlich nicht über die einzig vorhandene Schiffbrücke fahren. Daher baute sie im Einvernehmen mit der Stadt, die gerade die neue Rheinwerft erstellte, die feste Rheinbrücke nach Oberkassel.
Die pompösen Torbögen, wie sie auf unserem Bild auf Seite 65 zu sehen sind, die die Uferpfeiler schmückten, und die 5 Pfennig Brückengeld erwiesen sich nach dem Ersten Weltkrieg als Verkehrshindernis und wurden abgebaut. Die Brücke erfuhr zum Wohl der Allgemeinheit eine wesentliche Verbreiterung. Man verstärkte die beiden mächtigen Bögen und legte Straßenbahn und Fußgängersteg nach außen.
So hat die Brücke mit ihrer geräumigen Fahrbahn bis zum Ende des Zweiten Weltkrieges ihre wichtigen Dienste geleistet. Im Mai 1945 wurde sie gesprengt, und nur die breiten Rampen blieben bestehen. Sehr beschränkte Materialzuteilung und überhöhte Festigkeitsforderungen der Besatzungsbehörden nach dem verlorenen Krieg erlaubten selbst bei Benutzung der die Schiffahrt hindernden zusätzlichen beiden Strompfeiler nur den Bau einer schmalen Behelfsbrücke.

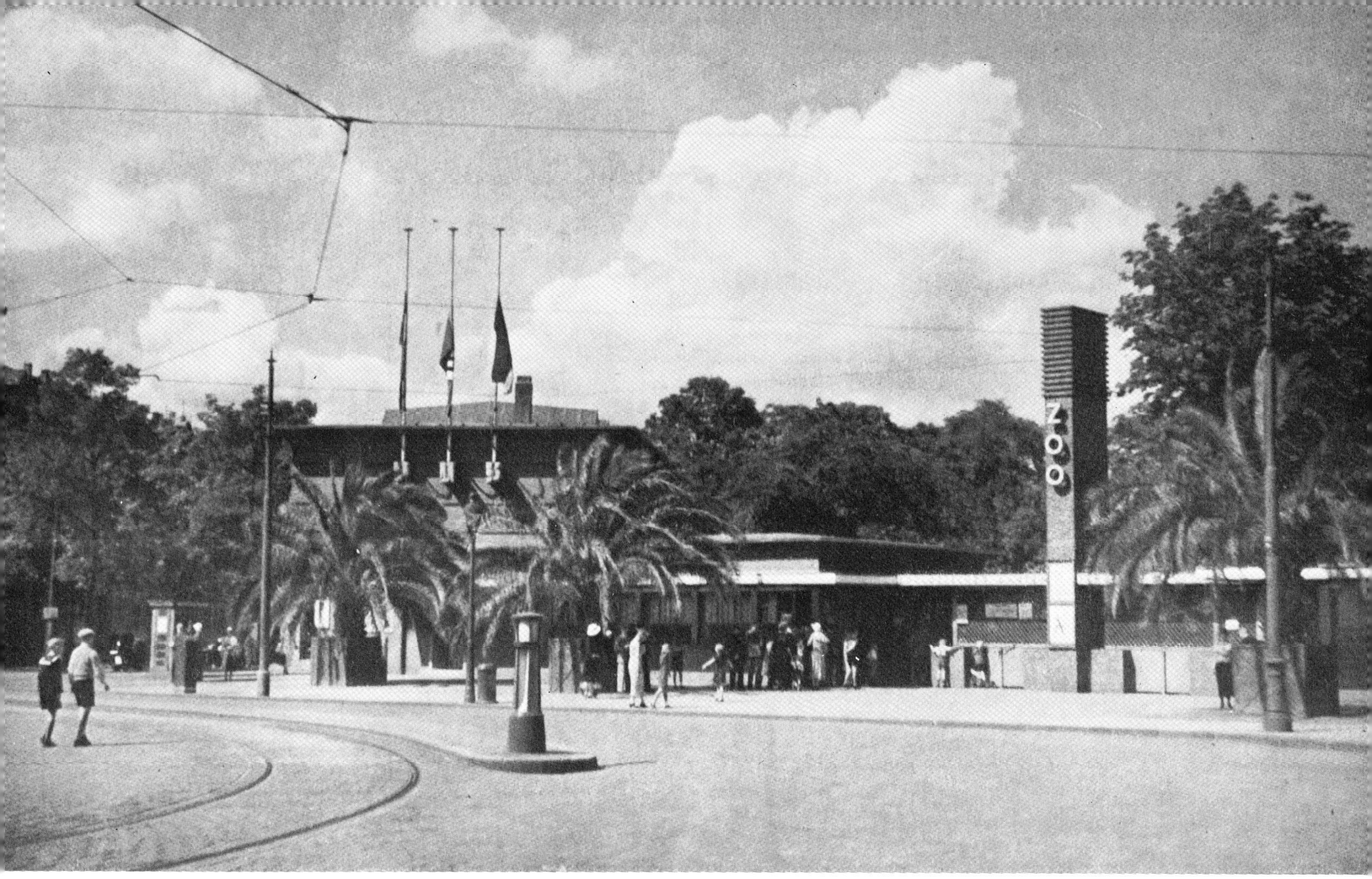

Der alte Zoo

Auf Grund einer großherzigen Stiftung des Düsseldorfer Bürgers Gustav Scheidt war 1905 der schon einige Jahre früher gegründete private Zoo am Brehmplatz in städtischen Besitz gelangt. Er wurde zu einer schönen, mit Tieren aus aller Welt reich besetzten Anlage, ausgebaut. Die Zoo-Gaststätten waren oft Schauplatz großer populärer Feste. Um den Zoo entstand ein Viertel, das als ausgesprochen vornehm galt. Auf den lauschigen Wegen des Zoos, zwischen den Tiergehegen, dem Flamingoteich und der künstlichen Burgruine, haben manche jungen Düsseldorfer das »Poussieren« gelernt. Jeder, der was auf sich hielt, war hier abonniert. Als der bekannte Tierplastiker Jupp Pallenberg einmal einen Büffel skizzierte, kicherten zwei vorübergehende junge Mädchen: »Buh, was für ein häßliches Tier!« Drehte Pallenberg seinen Kopf: »Mint ihr, dat ihr schöner wört?«

Aus der Zerstörung ist bisher nur eine Gartenanlage wiedererstanden, und trotz der immer wieder laut werdenden Wünsche weiter Kreise gibt es immer noch keinen neuen Zoologischen Garten in Düsseldorf.

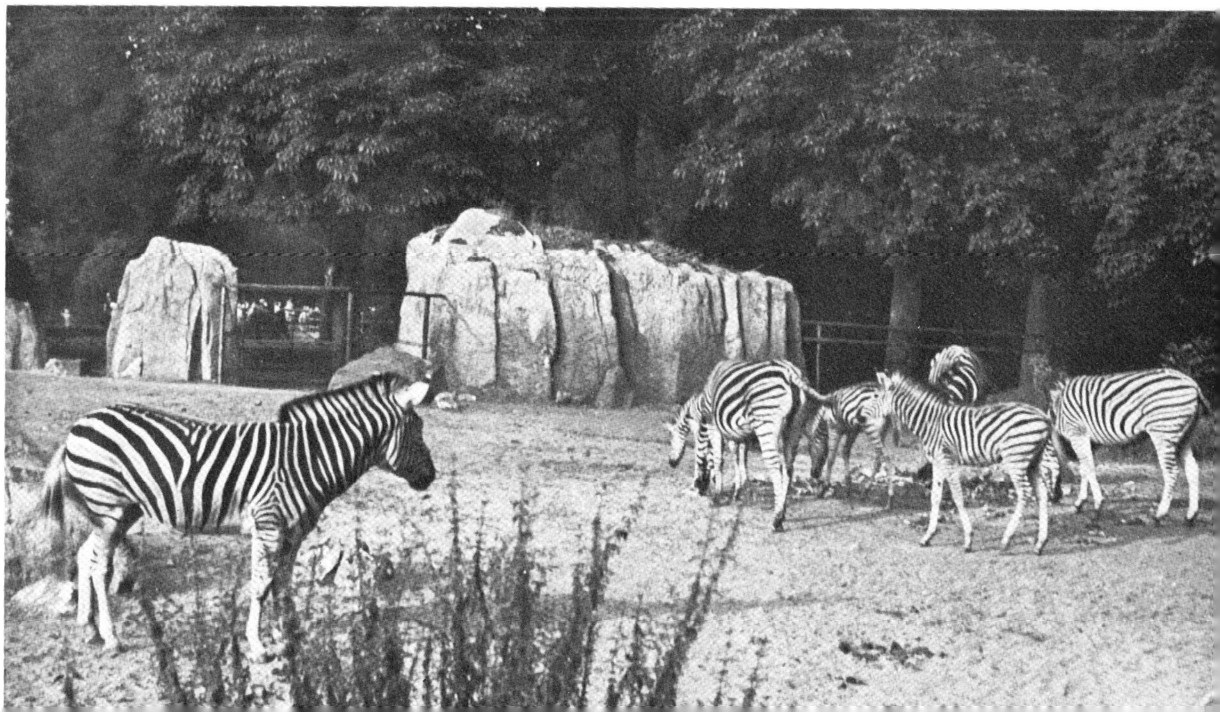

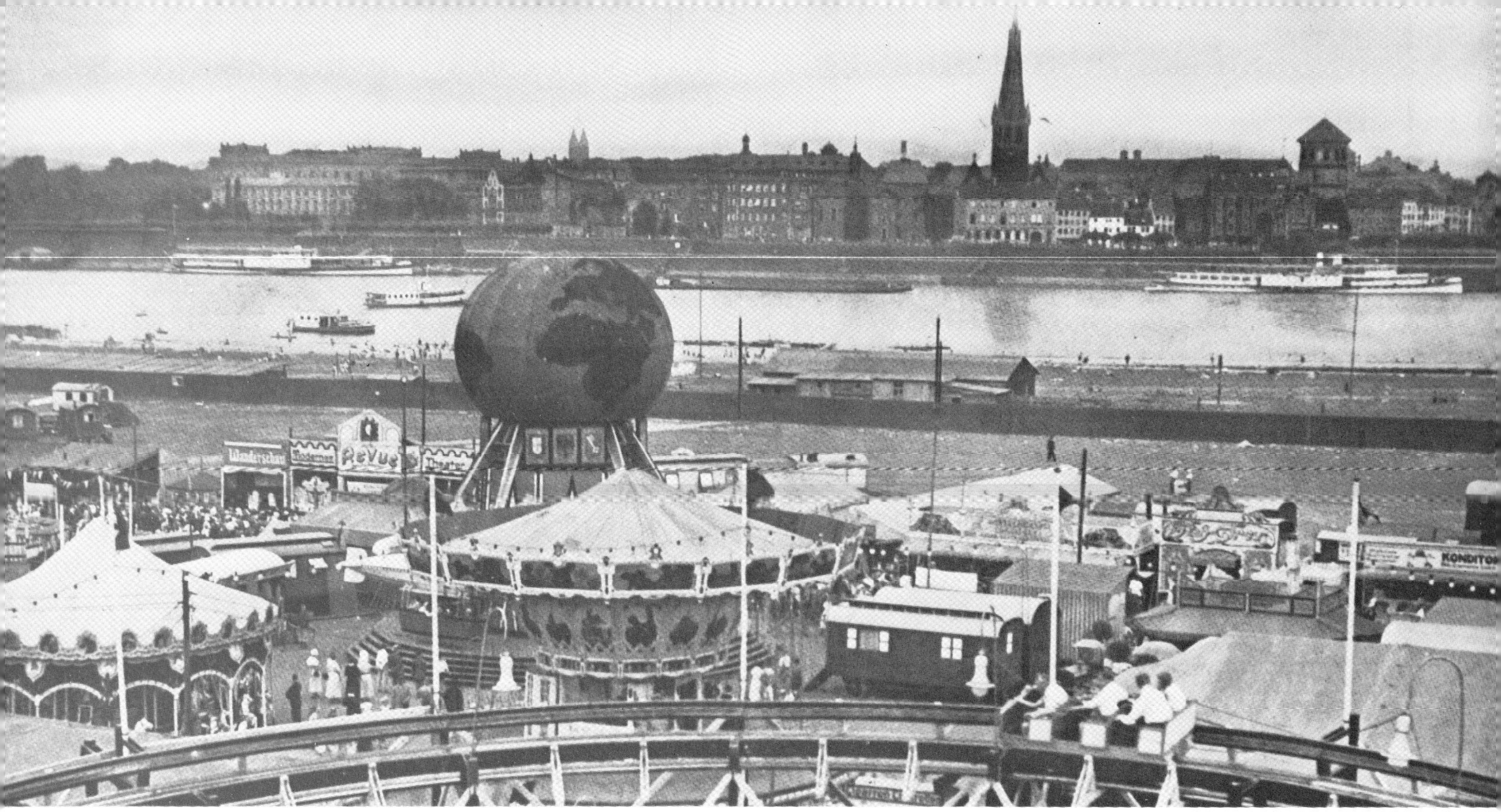

Im Sommer Kirmes

»Wat hammer en Freud jehatt!« Das war von alters her des Düsseldorfers frohe Rückerinnerung an Kirmes und Schützenfest ... Im vorigen Jahrhundert auf der »Schützenwiese« im Hofgarten, hernach auf der Golzheimer Insel und seit Beginn des Jahrhunderts, nach der Eingemeindung von Oberkassel, Heerdt und Oberlörick, drüben auf den Rheinwiesen.

Doch nicht nur diese eine große Kirmes wurde gefeiert. Jeder Stadtteil hatte außerdem sein eigenes traditionelles Schützenfest, so daß dem unternehmungslustigen Düsseldorfer, wenn er wollte, rund fünfundzwanzig Kirmesfeste den Sommer versüßen konnten.

Im Winter Karneval

Am 11. im 11. löste mit dem »Erwachen des Hoppeditz« der Winterbrauch den Sommerbrauch ab. Bis zu dem Augenblick, an dem dieser »Hoppeditz« am Aschermittwoch mit einem handfesten Stockfischessen wieder feierlich begraben wurde, gingen die zahlreichen Karnevalsvereine dem Griesegrau des Winters temperamentvoll und erfolgreich zu Leibe. Mit dem Jubel des Rosenmontagszuges war einst wie heute der Höhepunkt erreicht. Lieder aus dem Herzen des Volkes: »Lommer nochma hollala!« und »Es war einmal ein treuer Husar!« wurden und werden gesungen. Eine uralte Düsseldorfer Weisheit: Es ist eine Lust zu leben, wenn man Spaß an der Freud' hat.

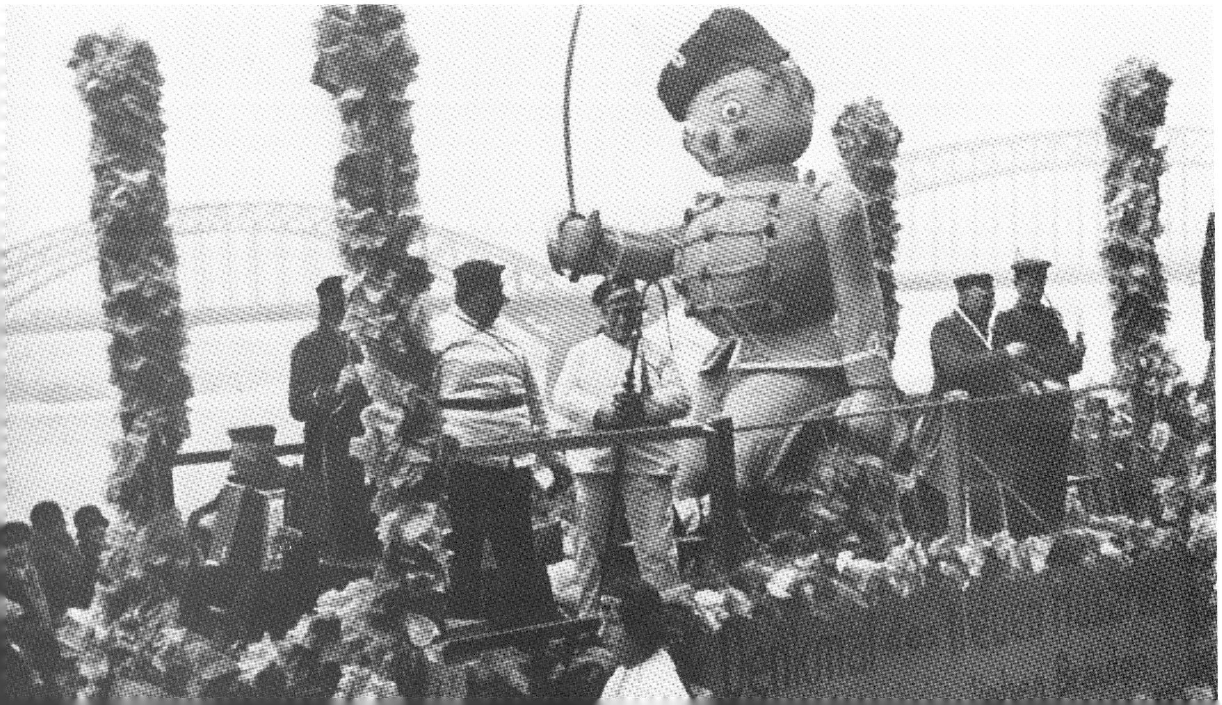

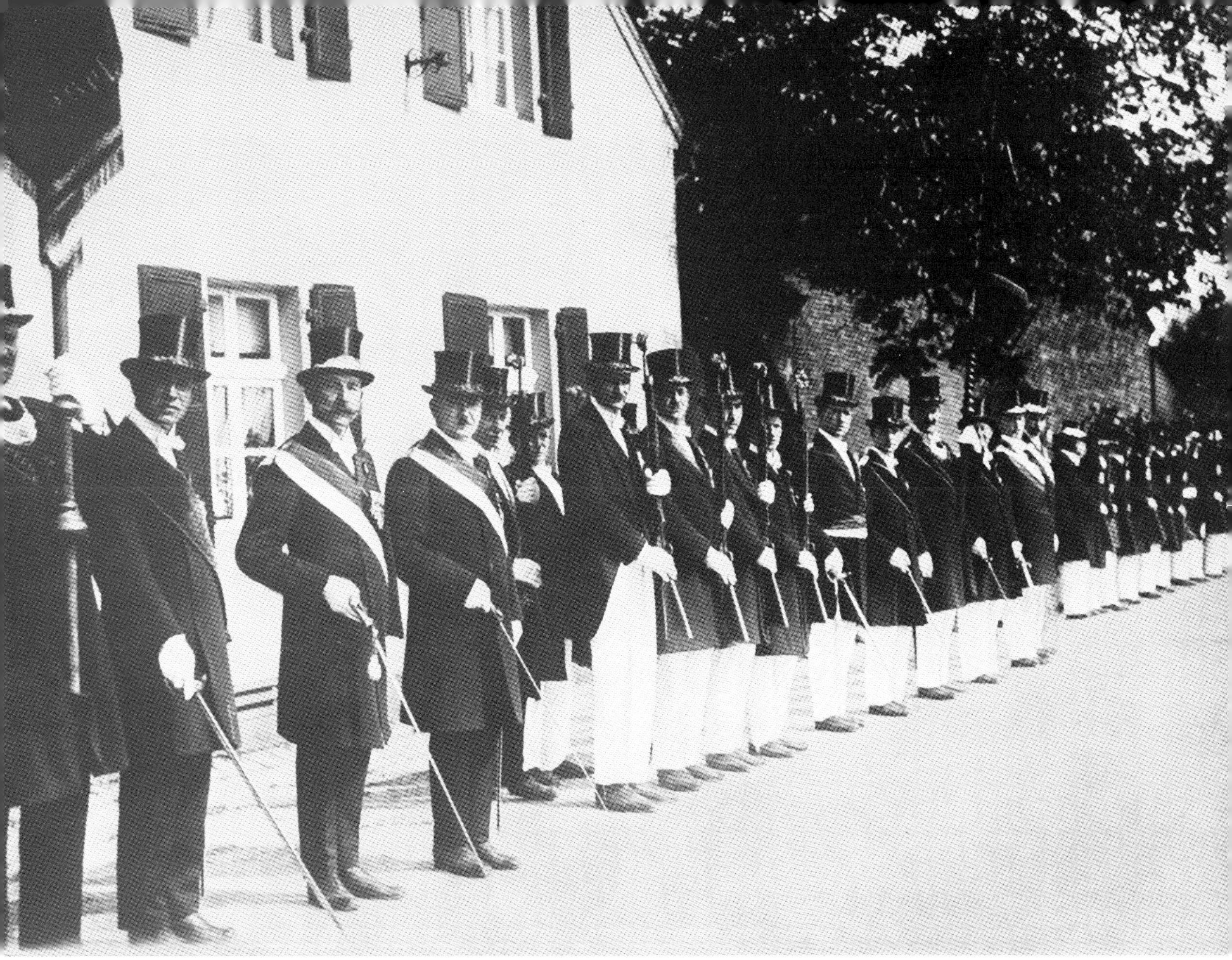

Die Schützen

mit ihrem herzhaft fröhlichen Zusammengehörigkeitsgefühl, ihren alten Bräuchen, Schützenfesten und Kirmesfeiern hat der Düsseldorfer seit vielen hundert Jahren bis zum heutigen Tage geliebt.
Wenn der glückliche Schütze, der den Königsschuß getan, im Triumph ins Festzelt gebracht wird – vom Schützenkönig sagt der Volksmund nur: »Se bringen ihm gebracht!« –, dann gibt es Laune und viel Durst. Hier sieht man das Niederkasseler Schützenregiment vor der historischen Gaststätte »Im alten Bierhause« angetreten.

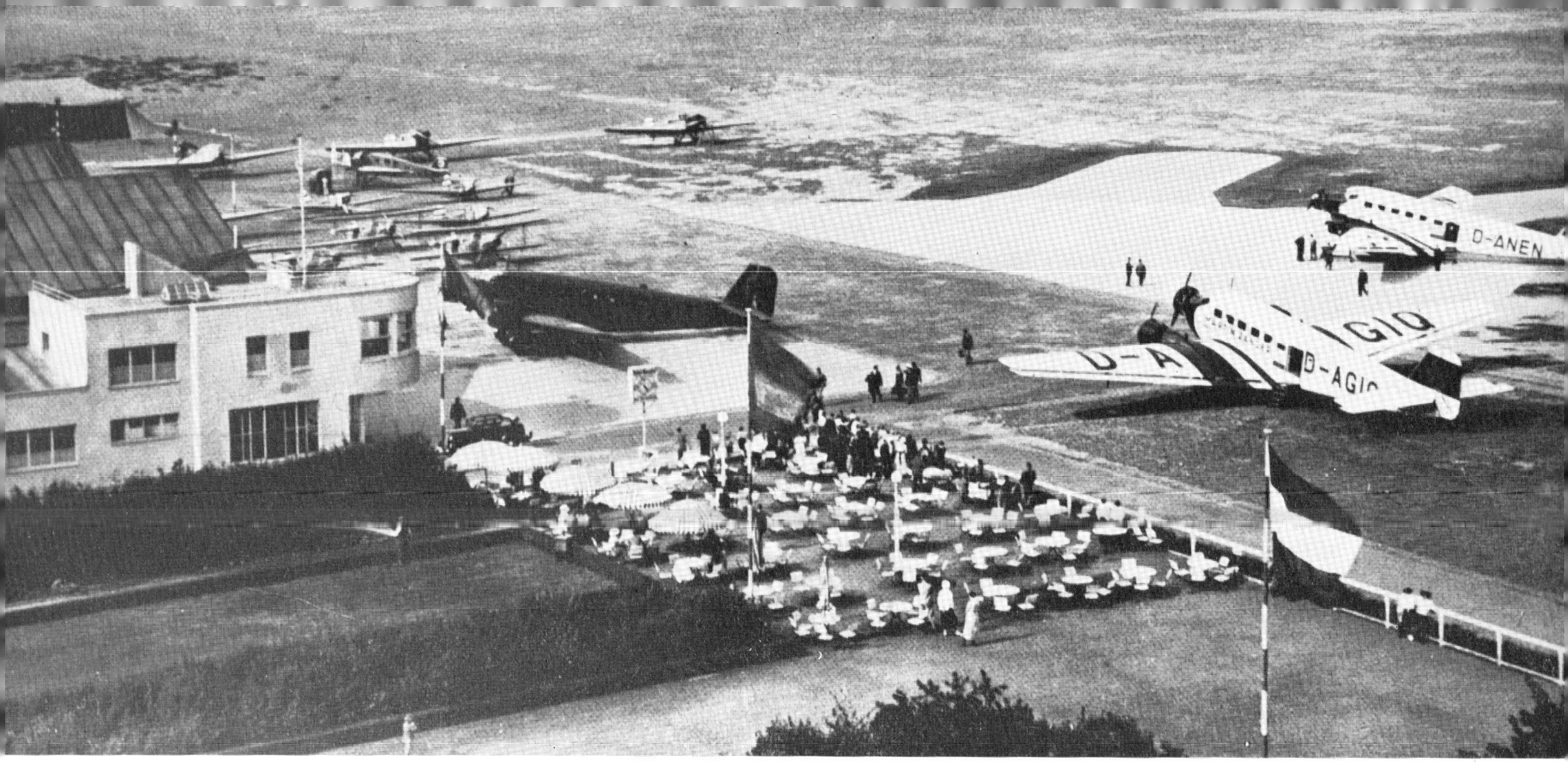

Der Beginn des Flugverkehrs

Die Düsseldorfer Albercron, Erbslöh und Dr. Niemeyer zählten zu den ersten erfolgreichen Ballonfliegern. Ihr Gruß: »Ein hochachtungsvolles Glückab«. 1910 landeten die frühesten »Zeppeline« auf der »Golzheimer Heide«. Der Düsseldorfer Flugsport-Club schuf sich hier seinen ersten Flugplatz. 1927 flog die deutsche Lufthansa erstmalig Düsseldorf im Linienverkehr an. Empfangsgebäude und Abfertigung befanden sich in der alten, nun nicht mehr existierenden Lohausener Luftschifferkaserne. Aus ihrem Fenster ist unser Bild auf das Rollfeld gesehen, auf dem heute die Düsenmaschinen landen und starten. Wo die alten »Junkers« stehen, sind jetzt die Hallen der Touristen-Maschinen. 1929 folgte die erste ausländische Gesellschaft, die Sabena. Lange Zeit blieb Düsseldorf ein bescheidener Luftverkehrslandeplatz – selbst wenn die DO X vor Oberkassel wasserte und in kühnem Rückflug zum Bodensee startete.
Erst nach der Währungsreform 1948 begann der große Aufschwung des Luftverkehrs in Düsseldorf. Frankfurt am Main und Düsseldorf zählen zu den großen Luftverkehrskreuzen in Deutschland.

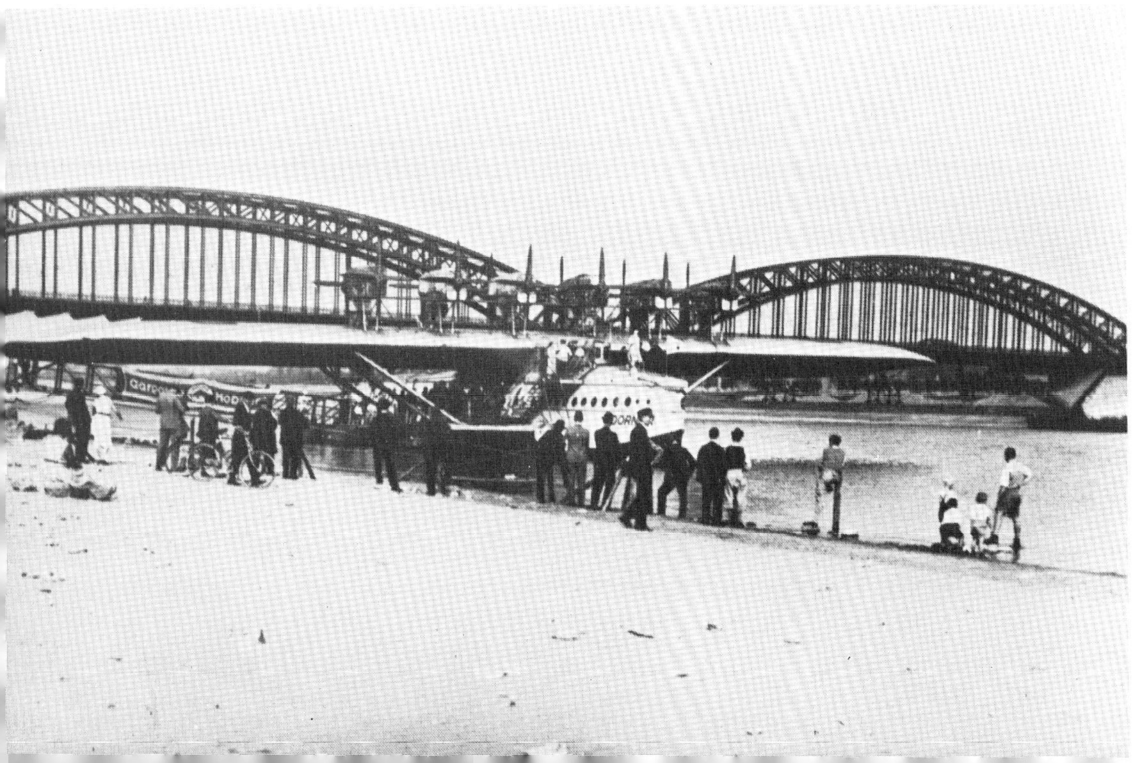

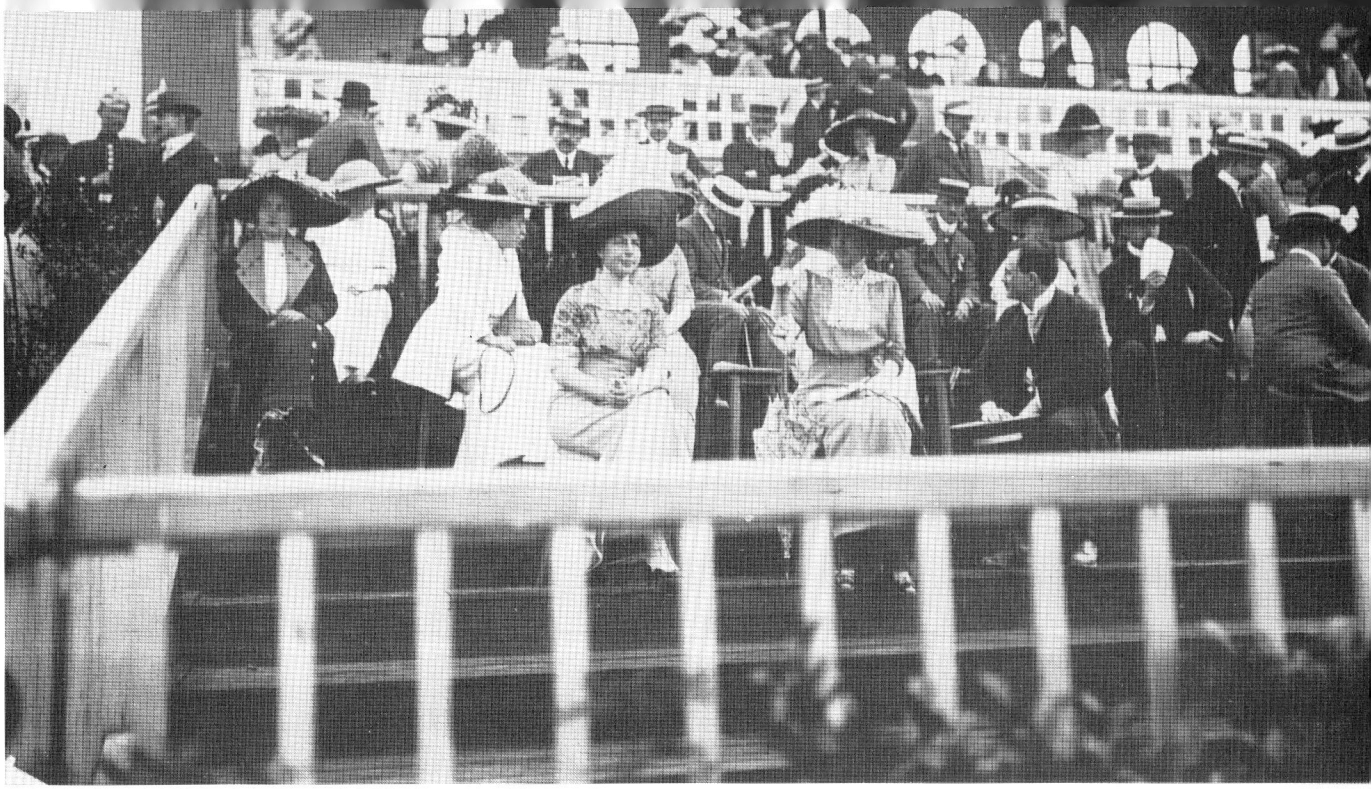

Sport mehr als Spiel

Am 25. und 26. Mai 1836 erlebte die Garnisonstadt Düsseldorf ihr erstes Rennen auf der Golzheimer Heide. Selbst Ernst von Schiller, Sohn des Dichters, der als Regierungsrat in Köln im August 1836 zum Niederrheinischen Musikfest unter Felix Mendelssohn-Bartholdy nach Düsseldorf gekommen war, vertauschte den Konzertsaal der Tonhalle mit dem Rasen des Rennplatzes. »Das Düsseldorfer Musikfest war pompös, aber heiß. Nicht minder brillant war das Pferderennen. Es ist ein Spiel der Aristokratie. Prinz Heinrich von Preußen und zwei Grafen waren Kampfrichter«, schrieb Schiller an seine Tante Karoline von Wolzogen.
1909 eröffnete der Düsseldorfer Rennverein auf den Höhen des Grafenberger Waldes seine mustergültigen Rennbahnen, und auf der Tribüne der Rennbahn blieb die Düsseldorfer Aristokratie (Adel und Geldadel) meist unter sich. Die Karrenräderhüte der Damen erforderten Distanz. Unser Bild zeigt die Tribüne auf der Golzheimer Heide. Heute ist der große Preis des Landes Nordrhein-Westfalen, die zweithöchste Dotation der Bundesrepublik, das Turfereignis für den Westen. Typisch für Düsseldorf ist auch der Rochusclub, dessen Tennis-Turniere auch gesellschaftliche Ereignisse sind (Bild unten).
Engländer – Arbeiter einer englischen Firma in Ratingen – haben den Fußball am Rhein eingeführt, als sie um die Jahrhundertwende in den Düsseldorfer Sportclub 1899, den DSC, eintraten, der durch seine Mittwochabend-Meetings zwischen 1920 und 1930 weltweiten Widerhall gefunden hat. Nurmi und Dr. Peltzer starteten gegen den Düsseldorfer Emil Bedarff zum 1500-m-Lauf.

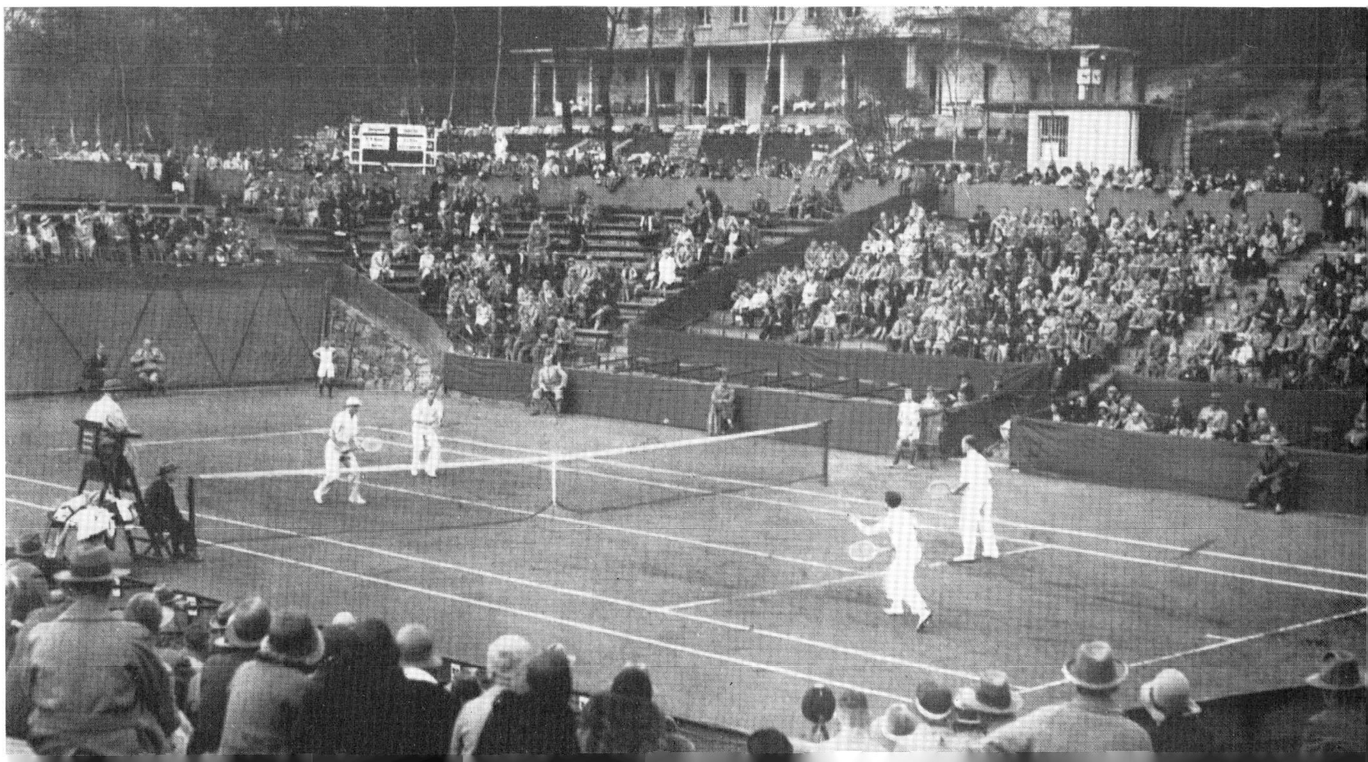

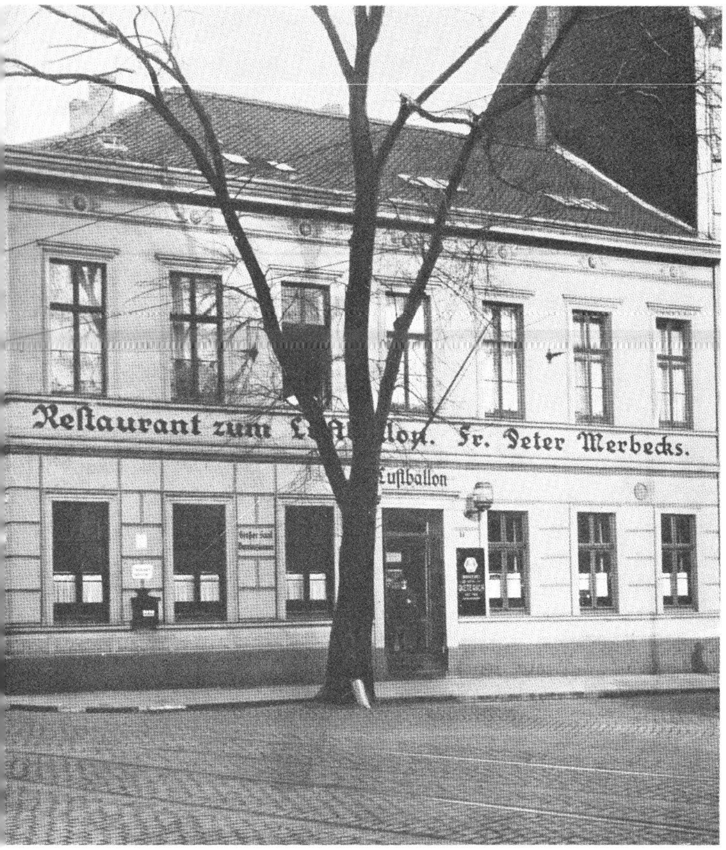

»Zum Luftballon«

Diese Wirtschaft stand an der Stelle, wo die Kaiserstraße sich in Nord- und Fischerstraße spaltet. Die Bezeichnung Luftballon taucht schon im achtzehnten Jahrhundert als Flurname auf und ist 1817 als Name für ein Einzelhaus registriert.
Es trifft sich besonders gut, daß »Miß Polly«, deren Start mit einem Luftballon meist im Flora-Garten erfolgte, bei besonderen Windverhältnissen sonntags von einer Wiese hinter der Wirtschaft aufstieg und, bewundert von den Düsseldorfern, in der Luft Kunststücke am Trapez vollführte. Eine Pionierin der Luftfahrt.

Doch nur der Düsseldorfer Fortuna 1895 hat die launische Fußball-Göttin deutsche Meisterehren geschenkt: 1933. Georg Hochgesang (Schorsch geheißen), Kobierski und Paul Janes, noch heute der deutsche Rekord-Internationale, bestimmten den Ruf der Elf aus dem Flinger Broich in den Stadtfarben Rot und Weiß.

Fortuna, Deutscher Meister 1933

von links: Pesch, Breuer, Bender, Janes, Wiegold, Trautwein, Hochgesang, Zwolanowski, Mehl, Bornefeld, Kobierski.

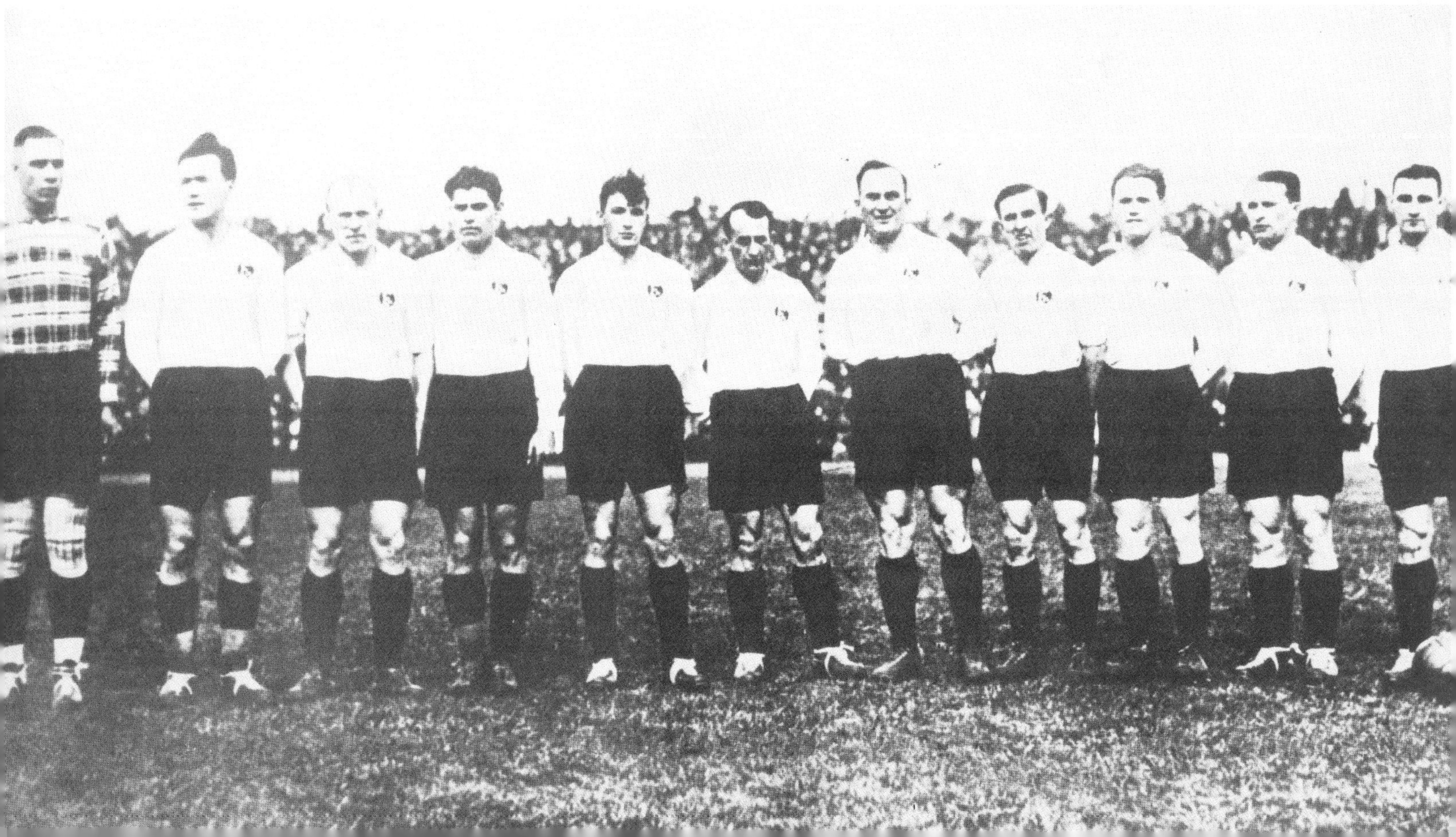

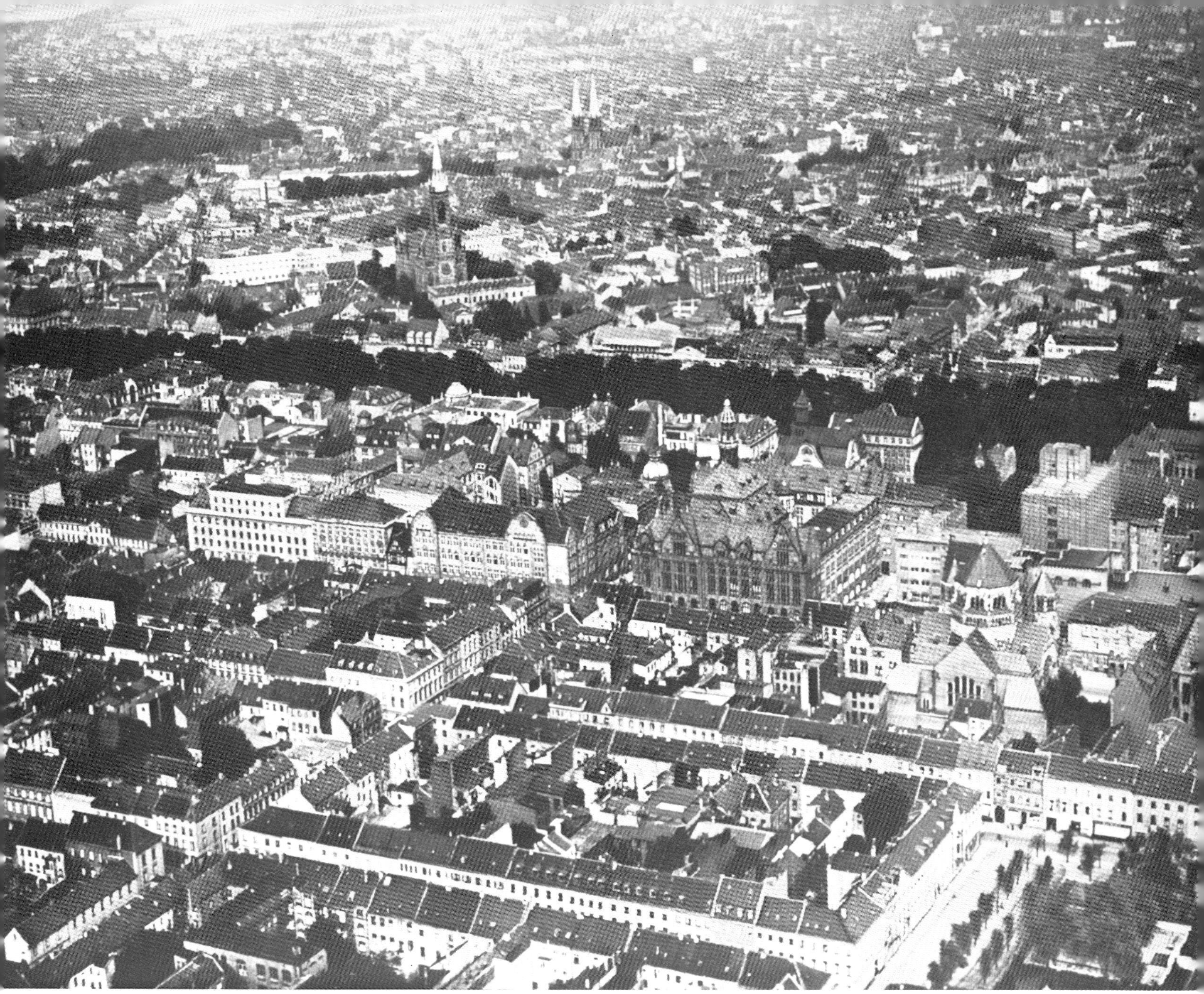

Blick von oben auf Düsseldorf in den dreißiger Jahren

Ein alter stoischer Weisheitsspruch der Düsseldorfer heißt: »Kapott e neu« ... was entzweigegangen ist, muß man neumachen ... Vieles, was auf diesem Luftbild zu sehen ist, ging in Schutt und Trümmer. Im Vordergrund der Schwanenmarkt, die alte Bilker, die Hohe und die Bastionstraße, dahinter das Bankenviertel mit Stahlhof und Schauspielhaus auf dem ehemaligen Kasernen- und Exerzierplatzgelände, begrenzt von der Königsallee, hinter der die Johanneskirche hochragt. Doch wie ein Phönix aus der Asche stieg inzwischen ein verjüngtes Düsseldorf empor.
Die Stadt hat ihr zerfetztes Kleid durch ein neues ersetzen müssen, aber sie hat ihre Seele behalten.

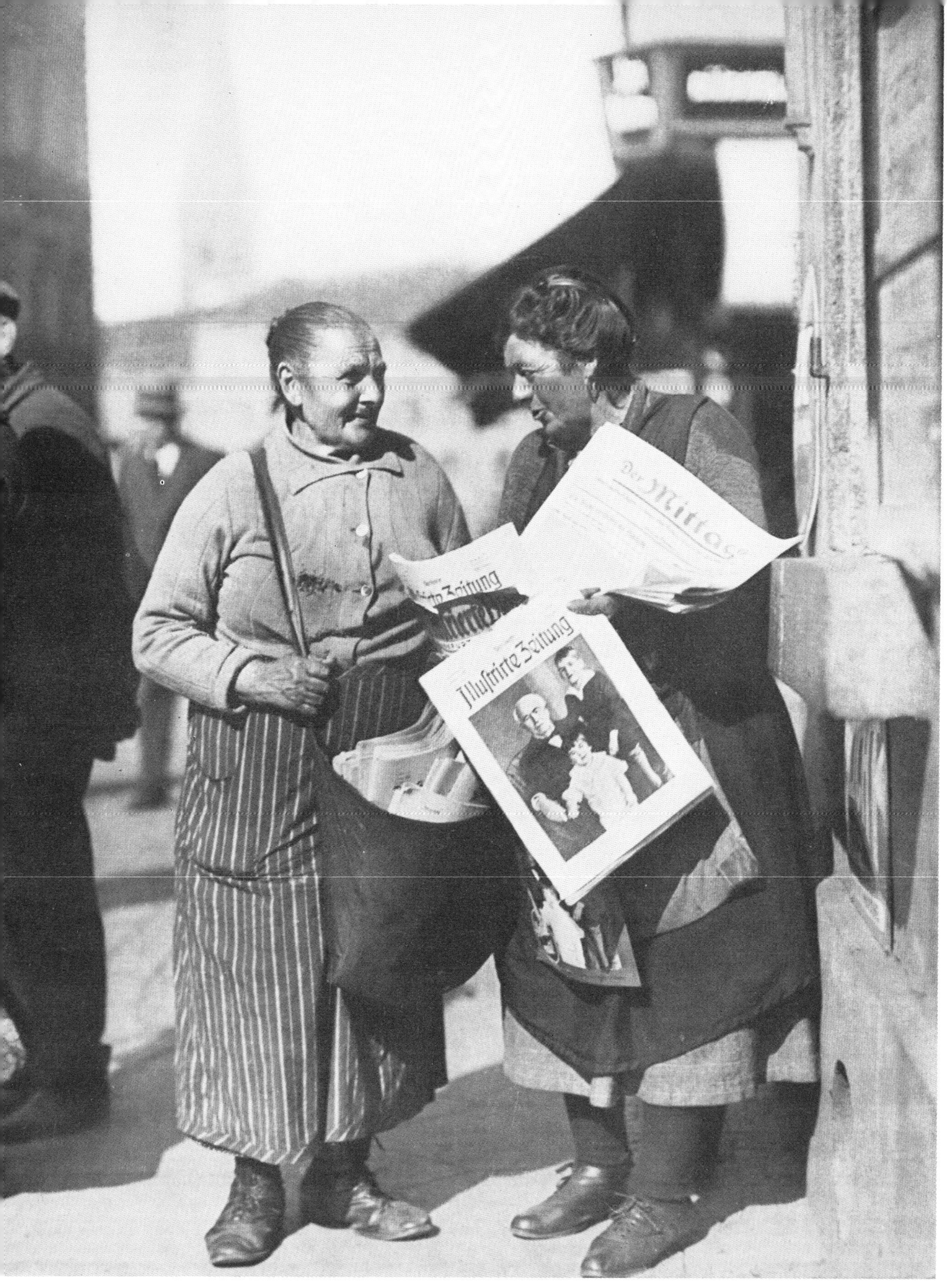

»Ja, dat wore Ziede!«

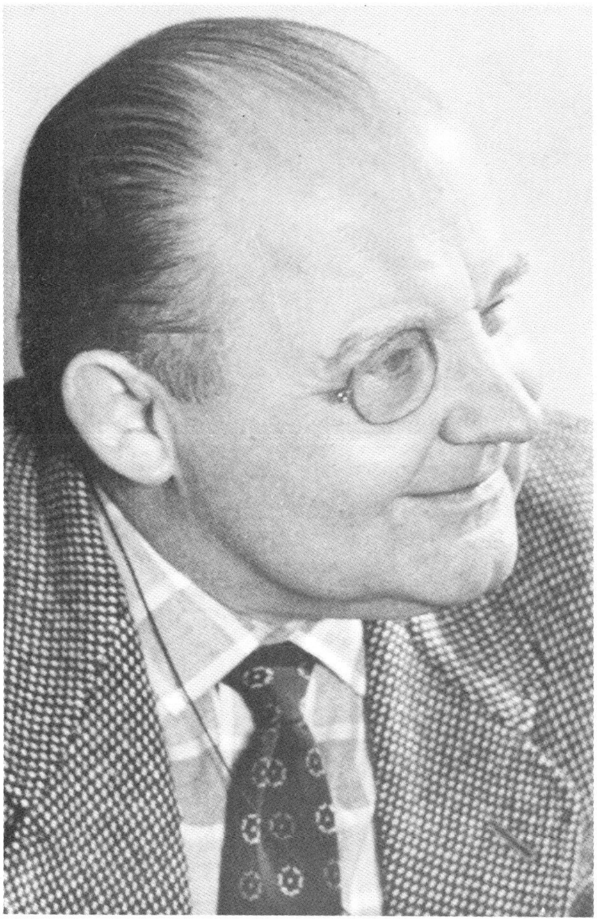

Rudi vom Endt

»Düsseldorf, so wie es war« – dazu gehört nun auch der Autor dieses Buches: Rudi vom Endt, gestorben im Dezember 1966, lebendig aber in der Erinnerung vieler, vieler Düsseldorfer, lebendig auch durch dieses Buch, das nach seinem Tode bei der Neuauflage ergänzt und erweitert wurde.
Zwischen dem jungen Offizier der türkischen Armee im Ersten Weltkrieg vom Endt und der tätowierten Dame des Malkasten-Kabaretts im Gesoleijahr 1926 bestehen nur zeitbedingte Unterschiede. Der Träger der Bombenrollen heißt in beiden Fällen: Rudi vom Endt. Fast ebenso lange wie die Düsseldorfer ihre Geschichte zurückverfolgen können, sind die vom Endts an Rhein und Düssel zu Hause. Und da ihre Höfe meist am Ende des Dorfes lagen, haben sie sich diesen Namen zugelegt und behalten bis auf den heutigen Tag. Der Architekt Hermann vom Endt ist auf diesen Blättern schon gewürdigt worden. Sein Sohn, der Malerpoet Rudi vom Endt, hat alle Zeit in Düsseldorf als ein Kind des Glücks gegolten. Die leichte Muse hat ihr Füllhorn über ihn ausgegossen. Die Verse aus seiner Feder sprudelten frei und froh empor und füllten manches liebestolle und weintrunkene Bändchen. Denn seine Musenkinder trieben mit Wein und Weib allzeit Allotria. Seine Bilder beweisen die Kunst des Zeichners, das Weglassen in der Vollendung. Mit wenigen Strichen, aber auch mit wenigen Worten sagt Rudi vom Endt alles. Gescheite Köpfe haben den Malerpoeten der Species subrhenana zugeordnet, weil seine Spottlust und Daseinsfreude ganz und gar niederrheinisch sei. Doch Rudi vom Endt denkt auch tief und hintergründig in »Worten, Linien, Strichen und Gedankenstrichen« über das seltsame Sein nach: »Seht, zwischen Etwas und dem Nichts da steht die Hoffnung!« – Rheinischer Optimismus mit Verstand und Herz.
In seinem schönen Haus Osterhase in Lohausen, zwischen Flughafen und dem großen Strom, mit einem Blick auf Felder und Gärten hat Rudi vom Endt gelebt. Seine Familie, die Enkelkinder, Bücher und Bilder, seine Freunde und ein guter Tropfen waren seine Welt. Und natürlich: Düsseldorf.